葉至誠————著

社區長期照顧

出 版 心 語

　　近年來，全球數位出版蓄勢待發，美國從事數位出版的業者超過百家，亞洲數位出版的新勢力也正在起飛，諸如日本、中國大陸都方興未艾，而臺灣卻被視為數位出版的處女地，有極大的開發拓展空間。植基於此，本組自二〇〇四年九月起，即醞釀規劃以數位出版模式，協助本校專任教師致力於學術出版，以激勵本校研究風氣，提昇教學品質及學術水準。

　　在規劃初期，調查得知秀威資訊科技股份有限公司是採行數位印刷模式並做數位少量隨需出版（POD＝Print On Demand）（含編印銷售發行）的科技公司，亦為中華民國政府出版品正式授權的 POD 數位處理中心，尤其該公司可提供「免費學術出版」形式，相當符合本組推展數位出版的立意。隨即與秀威公司密集接洽，雙方就數位出版服務要點、數位出版申請作業流程、出版發行合約書以及出版合作備忘錄等相關事宜逐一審慎研擬，歷時九個月，至二〇〇五年六月始告順利簽核公布。

執行迄今，承蒙本校謝董事長孟雄、陳校長振貴、歐陽教務長慧剛、藍教授秀瑋以及秀威公司宋總經理政坤等多位長官給予本組全力的支持與指導，本校諸多教師亦身體力行，主動提供學術專著委由本組協助數位出版，數量逾七十本，在此一併致上最誠摯的謝意。諸般溫馨滿溢，將是挹注本組持續推展數位出版的最大動力。

　　本出版團隊由葉立誠組長、王雯珊老師以及秀威公司出版部編輯群為組合，以極其有限的人力，充分發揮高效能的團隊精神，合作無間，各司統籌策劃、協商研擬、視覺設計等職掌，在精益求精的前提下，至望弘揚本校實踐大學的辦學精神，具體落實出版機能。

實踐大學教務處出版組　謹識
二〇一七年一月

序　言

　　依據統計，我國的人口結構在邁向「高齡社會」（老年人口居百分之十四）為世界前列，伴隨高齡化社會而來的議題之一即是老人長期照顧問題。同時，我國十五到六十四歲工作年齡人口占總人口比率於二〇一二年達到最高點，二〇一六年開始，扶老比已高過扶幼比。爰此，能因應人口老化的時間較歐美國家來得短，若不及早做好準備，讓長輩健康、獨立以延長其社會功能，不僅醫療照護體系將面臨極大的衝擊，整個國家的生產力與競爭力也會面臨挑戰。

　　高齡少子化時代來臨，人口老化已是全球重要的健康議題，隨著醫藥衛生與社會的進步，國民壽命明顯增加也逐漸邁入高齡化社會，慢性病也成為老年人的常見疾病，其所引發的後遺症時常伴隨身體的失能及障礙，其日常生活的自理及照顧也成為政府及人民所關心的議題。人人都會老，照顧好每一位老人，是需要集合社會的力量，共同努力而為。建構完善的長期照顧制度，是讓社會可安心樂活終身的生活。

　　臺灣自一九九三年起已達世界衛生組織所定義的高齡化社會，隨著人口持續老化與長期照顧人口增加及社會變遷……等，老人因慢性病致身心障礙，於社區照顧介入後其生活改變情形，各項指標均指出政府亟需投入解決長期照顧問題的迫切性並及早規劃因應及審慎以對。政府近年投入於老人、身心障礙福利措施之經費呈現逐年成長，各項服務成果的成長亦反映失能老人、身心障礙者服務的迫切需求。為強化服務輸送的連續性及服務提供的可近性，依據《社會福利政策綱領》揭示的「在地老化」與「社區照顧」理念，藉由社區照顧理念法制化、建立服務輸送體系的可近性、引導照顧機構資源的區域平衡發展、加強社區照顧多元化及增加社區照顧預算配置等項，推動現階段老人福利、身心障礙福利政策，未來將持續深化社區照顧網絡，落實在地老化之照顧服務潮流。

　　論述社區化的長期照顧體系，須援引「在地老化」（aging in place），該概念是借鑑歐美先進國家的經驗，避免世界主要工業化國家大量發展機構服務所導致過度機構化的缺點，降低照護成本，讓有照護需求的民眾能延長留在家庭與社區中的時間，保有尊嚴而獨立自主的生活。藉由二○一五年獲得諾貝爾經濟學獎榮譽的安格斯‧迪頓（Angus Deaton）於所著作《逃離不平等》：「在這個世界上，還有著巨大的貧困人群，一些成人和兒童面臨著嚴重的健康問題。對於地球上的許多人來說，若無法借助社會制度的運作，恐無法達成『老有所安』。是以，政府應增設福利設施，便利各項福利設施之使用，達成福利可及性之功能。」迪頓提出應加強政府管理能力，以治理和解決貧困，對我國是有借鑑意義的。

　　「在地安養，無憂向晚」，「回歸家庭與社區」是國人核心觀念與價值，而世界主要國家的老人照顧政策，多以在地老化為發展趨勢，認為老人應在其生活的社區中自然老化，以維持老人自主、自尊、隱私的生活品質。社區照顧強調的是：高齡長者能安全舒適的留居原宅老家，能生活於其所熟悉的社區中是其最大的期盼，也是關心老人及老人問題者一致的共識。然而老來無憂，絕非易事，有賴老年人自助、互助、助人、他助等四助之推動。社區照顧的意義是：所有推動讓老人盡可能繼續居住於熟悉的、溫馨的社區中而非如醫院或大型安養護機構的政策、措施與服務即是社區照顧。接受社區照顧的身障老人於生活各方面皆有明顯的改善，於生理方面減緩老人生活適應方面的問題；心理方面減輕老人因照顧問題所產生的心理負擔；於社會方面增加了老人的社會支持與人際的互動。無可否認的，老年人的安土重遷使老年人對社區照顧情有獨鍾，因為社區是老人原有生活圈，也代表著老人們原有生活棲息的所在。

　　壽命延長是人類重大成就，也帶來空前挑戰，高齡化使全球經濟發展陷入長期停滯，個人也面臨醫療、照顧、健康等問題；除非有新科技與產業帶動生產力，否則經濟勞動力人口銳減，需要被扶養與照顧的老人趨多，經濟將缺少動能，日本過去二十年遲滯的經濟，就與人口老化密切相關。由於醫療科技的進步，老人的壽命不但延長，更使過去可能致命的疾病，

因得以治療而保留性命。但老年人雖然從疾病侵襲中存活下來,卻有不少比例的老人在日常生活活動上需要他人協助。由於疾病的困擾再加上年齡增長引起的自然老化,促使長期照顧成為社會關注之議題,顯示長期照顧需求問題不容小覷。

　　為了生存,進一步滿足生活與生計需求者,則可構成人類文明前進的原始動力,再將其擴大,則須強調生理、心理、心靈及社會的良好狀態,以成就文明發展的源頭。隨著醫療科技的進步,國人平均壽命不斷的延長,家庭結構蛻變以及婚姻和生育觀念的社會變遷,預告臺灣無從迴避的長照制度的推展。我國於推展社區長期照顧的理念,追本溯源是一九九六年倡議「福利社區化,社區福利化」;強調的是由政府直接介入較為長期性的、開展性的兼具有永續性的社區照顧。以社區主義的觀點所推動的社區照顧是更加的多元,也更加的複雜,未來如何建構一個良好的社會服務品質是極其重要的議題。本此,本書提供閱讀者達到:能運用社會工作的知識,檢視我們生活的社區長照服務,進而共為「老有所養、老有所安、老有所尊」實踐力行,以提升高齡者於社區的生活品質,增進社會人群的幸福。

　　筆者服務於敏惠醫護管理專科學校,學校一以貫之的辦學特色是各專業領域,皆與「健康促進,醫療照護」息息相關,作為一所以健康促進為主軸的學校,這項辦學宗旨體現於增進老人的生理健康、心理快樂、社會圓融,使老人享受健康快樂的生活。為此,結合學校師生於彰化二水及臺南柳營推動「社區長期照顧中心」,以期達到長者健康促進,增進身體健康及生活品質。期盼能拋磚引玉引發更多專業探討、關懷與行動。為期推動該作為,爰將所規劃的理念、方案、做法等文字彙集成冊。感謝秀威資訊科技公司及實踐大學出版組的玉成,方能付梓呈現。知識分子常以「金石之業」、「擲地有聲」,以形容對論著的期許,本書距離該目標不知凡幾,唯因忝列杏壇,雖自忖所學有限,腹笥甚儉,然常以先進師長的著作等身,為效尤的典範,乃不辭揣陋,敝帚呈現,尚祈教育先進及諸讀者不吝賜正。

葉至誠　謹序

簡　介

　　人口快速老化所衍生的各項問題陸續出現，其挑戰也日益嚴峻，需要用更高的視野與全新的思維規劃出更完善的照護策略，無法以傳統的角度思考全新的作為。衡諸社會工作與長期照顧息息相關。爰此，「社區長期照顧中心」是以「社會工作為經，長期照顧為緯」，強調高齡者賦權充能理念，以「社區福利化，福利社區化」為基石，說明社區長期照顧的主要內涵。隨著「在地老化」理念興起，社區長期照顧的服務運用引起社會的關注。本此，本書提供讀者達到：能運用社會工作的知識，推展我們生活的社區長照服務，進而共為「老有所養、老有所安、老有所尊」實踐力行，以提升高齡者於社區的生活品質，增進社群的幸福。

社區長期照顧

目　次

第一章　社區長照的基本概論

前言

面對急遽變遷的高齡化社會,老人生活照顧及養護問題已經不是單純的個案問題,乃是整個社會的結構性問題,亟需給予必要的關注。而在家庭面臨失功能或解組之危機下,「老有所養、老有所安、老有所終」成為社會所共同的期待,銀髮族長者的頤養與生活照顧更形重要,因此如何幫助高齡者在地老化成為政府施政的重點工作。提供給老人一個有尊嚴、自主和選擇的生活環境,是老人長期照顧的主要目標,社區長期照顧被視為是實現該目標的主要模式。

社區照顧的出現源於二十世紀五〇年代,是西方國家當時機構式照顧服務所產生的許多問題而醞釀的一個新的發展趨勢。誠如學者森德(Sandel)認為:「社區的結合不只有利於個人目標的達成,或是為了共同的目的。在溝通中具有共同的語彙,且在認知和實踐上,要有一個不言而喻的背景。」社區營造強調是「生活共同體」,是人與人之間的「互助與互賴」,並共同承擔起生活中的責任,是一種從人民自發的意識,而這也正是社區照顧推展的重要價值。

壹、社區照顧的定義

社區意指「一種價值、規範與道德系統,足以對其成員在某一特定整體內產生認同感,同時也是人們在家庭生活之外,獲取基本與實質經驗的領域,是一個人學習實踐如何成為社會人的地方。」「社區」不是像國家這樣大的團體,而是結合家庭、族群、街鄰等所組成的生活共同體。社區已經有類似親人或家族的關係,在感情上很容易就能相同,絕非偶然的組合。英國是最早提出社區照顧政策國家之一,在有關眾多社區照顧意義的文獻中,自一九五七年的皇家委員會報告書《社區照顧的發展》(The Development of Community Care)為肇始,這一概念的提出經歷了較長的時間和較複雜

的過程而逐步開拓推展。隨著高齡化社會的到來,「社區照顧」已是各國日益關注的一項作為,反映的是對機構式照顧品質的反思,運用去機構化的社區照顧成為發揮「老者安之」的解決方案。

　　社區照顧發揮「社區福利」的核心價值,是藉由社會福利制度的安排,針對因社會環境或人生發展過程中遭遇特定事故,導致生理、心理或社會條件缺損的居民,透過專業人員及志願工作人員所提供的服務措施,以預防、減緩或解決其所面臨的問題,並獲得符合人性尊嚴的基本生活保障。英國一九八九年的社區照顧白皮書中指出:「社區照顧意即提供適當層次的處遇與支持,促使人們達到最大的獨立及對自己生活的把握。為使此一目標實現,有必要在多元的設施與機構中發展並提供廣大範圍的服務。這些服務包括照顧的範圍,從針對長者在自己家中提供居家支持,至需更密集性的喘息照顧與日間照顧、至庇護性公寓、群聚住宅、機構等增加照顧層級的可及性者、至住宿機構、護理之家及長期醫院照護或對長者提供其他形式照顧已形不足者。」

表 1-1　社區長期照顧的定義

提出者	內涵
Bulmer	「社區照顧」是指正式機構之外的可用資源,特別是將家庭、朋友或鄰里等非正式關係視為提供照顧的工具。是指給因老年、心理疾病、心理障礙或身體及感覺機能障礙問題所困者提供服務和支援,讓他們能夠盡可能在自己家中或社區中連接家庭的環境下過著安養的生活。
P. Arams	社區照顧是「結合專業及志工對於居家或社區的成員提供協助、支援或照顧。」該定義強調的是:服務社區化的基本精神和理念與生活正常化相通,均是希望那些需要被照顧者得到適當的支援或資訊服務,使其能有尊嚴、獨立地生活在自己的家裡或熟悉的社區內。
Walker	社區照顧是經由親戚、朋友、鄰居與志工等非正式服務網絡,加上正式的社會服務機構來共同照顧弱勢族群。
Bayley	社區照顧有三個理念,「在社區內照顧」(care in the community),「由社區來照顧」(care by the community),以及由政府、專業者與社區合力照顧弱勢族群(care with the community)。
Kane	長期照護的定義:為提供缺乏自我照顧能力的健康、個人與社會照顧的服務,通常是持續一段長時間。

Masciocchi	長期照護應包含：機構照護、社區照護與居家照護等三大類服務。此三類服務應整合為連續的服務網絡，方能提供老人完整持續的長期照護。
Weissert	長期照護是對罹患慢性疾病的身心障礙者，提供診斷、預防、治療、復健、支持性及維護性的服務。

（資料來源：作者整理）

　　社區照顧落實社區主義（communitarianism），意謂著在社區意識的基礎上，社區成員建立共同體的信賴關係，並藉此而創造生命的意義感。近幾年來社區與社區主義逐漸在公共事務領域發揮其影響力，例如環境保護、都市發展、社區總體營造、文化建設、社區安全聯防與社會福利等，這樣的發展趨勢不僅符合各領域對於社區主義的期待，也符合現代民主社會的精神，在這樣的趨勢之下，「社區」已成為新一代公共政策推動與執行的基本單位。社區主義所指的「社區」不是像國家這樣大的團體，而是類似家庭、族群、街鄰等。社區主義把這樣的團體當作一種善，即具正面意義的存在。社區主義強調經由鼓勵公民參與公共事務，透過利他、博愛、服務等精神的發揚，積極培養社區意識。需要自主性的社區意識配合，同時應確立以公民參與為前提的溝通與決策為前提的公共參與。這種社區已經有類似親人或家族的關係，在感情上很容易就能相同，絕非偶然的組合。

　　隨著時事推移，今日社區含括三種特質：第一，共同分享信仰與價值；第二，建立直接和多元關係；第三，彼此之間有實質上的互惠。社區主義期望社區在公共事務領域可以扮演更積極與正面的角色。爰此，社區的觀點既承認個人的尊嚴，又承認人的存在的社會性。長期照顧服務可經由不同的機構或非機構設施獲得。其目的在促使患者的生理、心理、及社會功能各方面皆達到最佳狀態。因而長期照護不僅具有連續性照護的概念，亦是跨越醫療與社會服務領域的照護。

表 1-2　福利社區化的理念

特性	意義	內涵	實施
在社區內服務	care in the community	將需要關懷、照顧的弱勢族群留在自己的社區內，給予妥切的關懷與照顧。	希望案主返回家庭或鄰近社區。
由社區來服務	care by the community	經由社區願意付出愛心奉獻的居民，為社區內的弱勢族群提供服務。	希望由社區的民間小型福利設施或服務團體以及案家等，以小型化的服務或社區自助的方式來提供照顧或服務。
為社區而服務	care for the community	建立社區居民休戚與共，相互扶持的生命共同體意識。	進行資源整合或服務整合，使各種機構式、社區式和居家式照顧及服務可以連結起來。

（資料來源：作者整理）

　　社區主義的精神在於共同生活空間、共同歷史文化感的凝聚感與主動參與。是具有共同歷史文化感、社區凝聚感、居住在同一個地理空間的人群，能為公益而參與公共事務，並在參與過程中，學習個人與團體的自我成長與管理方式。藉由社區自發性或組織性的運作過程而凝聚共識，及建構衛生保健施政之多元化基礎網絡，激發民眾產生自主、自發的參與動力，以由下而上的方式，對於自身所處的社區環境與健康問題能夠進行分析並願意共同參與，共同建立健康生活的支持環境，實踐健康的行為；透過民眾自身社區參與的體驗，強化社區健康促進與自我管理能力，共同營造健康的社區。

　　從照顧提供者的角度，可以將照顧分為正規照顧（formal care）和非正規照顧（informal care）。正規照顧通常指由政府承擔及提供的照顧性服務，而這些正規服務多由政府人員及專門工作人員提供。不過，隨著民間組織和志願者團體的發展，他們提供的服務也被納入正規照顧的範疇。非正規照顧則是指由家人、親友或者鄰居基於情感和人倫上的因素及動力而提供的無償照顧。社區照顧能滿足需要照顧人士多方面的服務需求。社區長期照顧基本可以從四個不同層面進行界定：

表 1-3　社區長期照顧的基本層面

特性	內涵
行動照顧	起居飲食的照顧、打掃居所、代為購物等
物質支援	提供衣物家具和現金、提供食物等
心理支持	問候、安慰、輔導等
整體關懷	留意生活環境、發動周圍資源以支援等

（資料來源：作者整理）

　　社區長期照顧是提供給老人一個有尊嚴、自主和選擇的生活環境，是老人安養的主要方式，社區長期照顧被視為是實現該目標的主要模式。一個社區化的照顧服務體系，具有可近性、多元性，又提供連貫性的服務，受照護者才能享有人性化且高品質的長期照護服務，鼓勵老人機構朝多層級照顧方向發展，視地域的可近性與便利性，發展各類型社區式照顧甚或居家式照顧服務，避免老人因身體機能退化，而需轉介到其他機構，重新適應的困擾。社區長期照顧的發展，是從「機構照顧」到「在社區照顧」再到「由社區照顧」。為期待能讓老人過著有尊嚴、自主和選擇的「在地老化」，日間照顧如托兒所，失能者白天到日間照顧中心，晚上則返家，服務內容包括生活照顧、活動參與、健康促進、備餐服務、家屬教育和諮詢。社區復健為地處偏鄉地區的復健需求者提供服務，包括復健治療、日常生活功能評估和訓練。是以，社區長期照顧體系的作為，宜朝向：

　　第一，發展多層級的照顧模式；

　　第二，奠基於公民權利的理念；

　　第三，建立明確的政策為指南；

　　第四，設計一套照顧服務標準；

　　第五，統整社區資源發揮效能；

　　第六，建構資源網絡擴大服務；

　　第七，引進社區照顧管理機制；

　　第八，強化照顧人力資源體系。

　　包括日本、瑞典、丹麥等先進國家，都把一九九〇年代提出的「在地老化」作為老人照顧政策目標。所謂在地老化就是盡可能的幫助功能障礙者留住其熟悉的家中或社區中，過獨立自主的生活，因而主張應該儘量減少機構式服務的提供，鼓勵機構式照顧轉而趨向社區化與小型化。近年來，我國長期照護體系之建立，在政策上逐漸強調社區化長期照護的發展，以支持老人「原居養老」為導向，希望能以可負擔的居家和社區式服務協助身心功能障礙者。未來家庭照顧者的社區照顧支持網絡的建構，在政策與實務上，應以有效結合正式支持系統，維持與加強現有非正式支持系統。在現今發展已開始朝向夥伴關係的形式以符合未來健康照護系統的需求。

貳、社區長照的起源

　　「社區」的民眾是生活的共同體，針對所共同面臨的需要與處境，以及共同分享資源；而「照顧」則是強調了人與人之間相處的本質，彼此需要、也相互扶持，而在這之中，共同豐富了彼此的生命。人具有社會性，俗謂「一日之所需，百工之所備。」不能離開所熟悉的家庭、親友及社區、社會而獨立存活。日受重視的社區主義則強調：「社區生活是一群具有文化價值歸屬感的人們，為達到安居樂業目標，形成共同意識，參與公共事務的精神與情懷，以促使生活共同體的實現。」因此，社區長期照顧機構的設立及各種設施的設置，宜按照受照顧者的需求規劃，才能使鄰近的資源發揮功能，又能有熟悉的社區生活作為支持網絡。

　　社區主義的倡議，發端於一九八〇年代，時值西方國家觀察到以個人主義為中心的市場決策模式，或是以國家為中心的威權統治模式，皆無法解決社會問題之後，紛紛提出社區主義的主張，以統合社會與政治改革路線的矛盾與徬徨。該觀點展現於一九九四年臺灣推動的「社區生命共同體」政策，成為社區生活最有生命力的發展軸線，成為居民重要的社區意識凝聚。開啟了對於社區意識形成過程的興趣與重視，逐步吸引社區的營造轉

向於對於常民生活世界的關注。引介運用於高齡者的社區長期照顧的發展，是希望能支持在社區中生活更長的時間；其主要原因為：

第一，老人在教育和經濟水準的提升下，追求「在地老化（aging in place）」獨立自主的生活目標。認為老人應在其生活的社區中自然老化，以維持老人自主、自尊、隱私的生活品質。

第二，科技的發展，強化居家安全照護的能力，使功能障礙者也可具有獨居的能力。支持社區長期照護體系的建構，希望以「在地」的服務滿足社區民眾的照顧需求，盡可能延長他們留住社區的時間。

第三，老年人口更加老化，使長期照顧需求快速增長，利用回歸社區與家庭的策略，減少機構式服務的使用，節約長期照顧成本，又能滿足我國民眾在地安老的願望。

第四，有效連結資源建構社區照顧網絡，評估地區長期照護需求，設定發展目標，建構財務制度，支持社區式長期照護體系發展，以提升服務成本效益。發展多元的服務網絡，以服務當地民眾。

為使失能者能夠回歸到家庭或社區當中照顧，並符合失能者所期待的熟悉環境，避免大量發展機構服務所導致過度機構化的缺點。目前日本、丹麥、瑞典都已經成功的推動以社區為單位的小規模「社區整體照顧服務計畫」。乃以發展社區式長期照顧體系為目的，並以「在地老化」作為服務提供策略，因此採取「社區優先」及「普及服務」的理念，希望每一位有照顧需求的民眾，能夠優先尋求社區照顧資源協助，在社區無法照顧的前提下，才進入機構照顧。是以，視各個社區條件、需求因地制宜，分階段發展到宅服務、社區老人廚房、日間托老、日間照顧、小規模多機能照顧服務等彈性服務模式。社區發展著重的是社區或社區居民針對社區發展進行創造性與合作性的過程，使得社區的發展更能接近民眾自我的界定與需求，社區照顧就是社會工作者動員社區資源、運用非正式支援網絡、聯合正規服務所提供的支援服務與設施，讓有需要照顧的人士在家裡或社區中得到照顧，在其熟悉的環境中向其提供照顧和幫助的福利服務模式。

社區長期照顧是於社區中對因疾病、傷害、老衰或其他原因導致失智或失能者其家屬所提供的一系列包含醫護保健、生活照顧與社會支持的綜合性與持續性的服務；該服務的目的是使受照顧者及其家屬能在適合的時間、社區獲得適切的照顧與支持，家庭生活得以正常化，受照顧者得以盡可能的保有自尊、自主、獨立性及提高生活品質。其中所強調的社區服務是指發展社區取向的組織或系統，在此途徑中，社區居民身兼雙重角色，兼及社區服務者與被服務者，並可透過參與及加強與政府、公益組織、民間社團等單位合作，增加服務品質與數量。推動社區長照的理由為：

表 1-4　社區照顧的緣由

特性	內涵
熟悉環境	給予需要長期照顧者的適當協助，舒緩其生理和心理的失序，防止其與家人正常生活的瓦解。
家人關照	使個人盡可能的留在自己的家裡就能得到照顧，而不是在醫院或機構才能得到照顧。
成本效益	提供符合成本效益的「整體服務」，以滿足受照顧者的需要與期待。
結合志工	提供資源與援助給家人、朋友、鄰居等，使其能從容應對照顧個案所產生的壓力。
整合資源	整合社區上所有資源，包括非正式照顧、醫療保健服務、個人性的社會服務（personal social services）、有組織的志工、公益團體等。

（資料來源：作者整理）

「社區照顧」的概念是由英國引進臺灣，社區照顧指由社區提供照顧給社區中需要幫助的人，需要幫助的人包括老人、身心障礙者、精神病患者、學習障礙者；提供者包括正式與非正式部門，正式部門是由政府為主要的提供者，而非正式部門則是由家庭自行負起照顧的責任。社區長期照顧包括日間照顧中心及家庭托顧，居家式服務以居家服務為代表，其特色是把功能障礙者所需的服務輸送到家，被照顧者仍可居住在原來熟悉的居家環境。此外，加入照顧住宅此一新型服務，依據美國衛生福利部（U. S. Department of Health and Human Services）的定義，照顧住宅（assisted living）

是一種提供身心功能受限者居住的住宅，其可提供住民所需的保護性服務，亦可維持住民隱私且無障礙的居住環境。照顧住宅是在社區蓋一種套房，具有單獨衛浴且有無障礙環境的設計，能讓身體不好、行動不便的人住，同時也有管理員照顧大家的安全，幫忙住在裡面的人聯絡飲食、居家服務或外出交通等服務。

隨著人口結構的高齡化趨勢，當前對高齡者照顧方向強調「在地老化（aging in place）」的發展目標，認為長期照護應盡可能協助身心功能障礙者留住家中、社區，過獨立常態生活。近年更主要以社區化為方向發展；對象群包括少數貧窮老人、一般失能老人、身心障礙者；照顧方式也從機構式轉為社區式模式。社區長期照顧的積極意義：

表 1-5　社區照顧發揮社區主義的特性

社區主義的特性	社區照顧的內涵
以社區作為政府最基礎的施政單位，強調社區的主體性及自主性。	動員社區資源，相互責任分擔，以為維持家庭的正常照顧功能。
培養社區自我詮釋的意識以及問題解決的能力。	使被照顧者可以就近留在熟悉的社區，會達到較好的適應。
強調培養能力（empowerment）過程的重要性。	培育社區長期照顧人才，與正式照顧形成一種夥伴式的關係。
發揮社區居民守望相助精神。	使被照顧者可以經由社區照顧的支持後，有辦法獨立生活。
有助於社區生活的全面的提升。	提升社會福利服務的可近性，促使社會福利確實落實於基層。
發展社區特色是有助於社會的進步。	建立社區休戚與共、相互扶持的生命共同體意識。

（資料來源：作者整理）

我國於「社會福利政策綱領」共包含六大項目，分別是社會保險及津貼、社會救助、福利服務、就業安全、社會住宅與社區營造、健康及醫療照護等。在健康與醫療照護部分，「政府應以建設健康城鄉為己任，營造有利國民身心健康之生活環境」，並「應積極推動國民保健工作，落實民眾健

康行為與健康生活型態管理，預防疾病，促進國民健康。」強調在服務提供上，結合家庭及民間力量，以居家式服務及社區式服務為主，機構式服務為輔，提供全人照顧、在地老化及多元連續之服務。

　　社區照顧的提供者依福利多元主義的觀點，分成政府部門、商業部門、志願部門、以及非正式部門。臺灣高齡化情形嚴重，長照產業面臨人力、物力匱乏問題，要解決眼前困境不是再修法限制，而是容納更多元的服務體系，在推展社區照顧系統宜充分運用社會資源，以促成以照顧者為主體，發揮最大的效益。參照從一九九〇年代起，日本政府就決心建置普及的長照服務系統，提供更彈性、支持性的服務，讓長者「在地終老」。二〇〇〇年實施「長照保險」（又稱為「介護保險」），以「只提供服務、不提供現金給付」的設計，來促成社區整體照顧服務體系的發展。在開辦長照保險十四年後，長照服務普及程度是每三十分鐘車程內，都有一整套社區整體照顧服務。根據統計，二〇一四年日本的三千一百萬老年人口中，使用長照服務者達到六分之一。日本社區整體照顧服務提供居家服務、居家沐浴、居家護理、居家復健、日間照顧、日間復健、失智症日間照顧、短期住宿、中期照護、小規模多機能居家服務、失智症社區團體家屋、失能老人社區照護之家（三十床以下）、輔具租賃與購買、夜間居家服務等。參酌先進國家經驗及衡酌我國實況，宜在我國在高齡人口於二〇二五年達到百分之二十五之前，努力從預防入手，減低失能與失智症老人的發生率與惡化速度，並加緊建置「普及、平價、優質」的社區整體照顧服務。

參、長期照顧的模式

　　老人健康問題複雜化，醫療照護及健康維護的照顧時間屬長期化；又由於社會結構型態已由傳統大家庭轉為核心家庭，老年人口的照顧問題已帶給許多小家庭經濟與生活上的沉重負擔。因此，老人的長期照顧的社會化需求亦隨之增長。在各類的福利需求之中，身心功能障礙者的照顧最為沉重，而在老年人口之中，衰老和慢性疾病而導致身心機能障礙，隨年紀

增長而急遽增加，因此對於長期照護的需求也就急遽增加。長期照護是針對不同年齡層因患有慢性疾病，或慢性狀況而喪失獨立能力，所需要之綜合性服務，例如：醫療、社會福利、生活照護等等。長期照顧的服務對象主要是指日常生活功能受損而需要由他人提供照顧服務者，服務對象包含：六十五歲以上老人，五十五至六十四歲的山地原住民，五十至六十四歲的身心障礙者，僅工具性日常生活活動（IADLs）失能且獨居之老人。

根據統計，至二〇一四年，我國老人長期照顧與安養機構（不含榮民之家與護理之家）計有一千零五十所，可供入住人數為五萬八千人，實際進住者有四萬五千人。護理之家四百七十一家，床位數三萬七千床。榮譽國民之家十六家，床位數八千五百床。三者總床位數十萬三千床，供給超過需求三萬五千床。機構式照顧老人占需求長期照顧老人的百分之二十，致使現階段機構式照顧設施仍然供過於求，比率低於歐美國家機構式（約百分之三十），顯示我國老人並不傾向機構式照顧，現有二十二萬外籍看護，受僱於家庭與機構，擔任失能老人與身心障礙者的看護。多數失能老人則由居家服務與家庭自行性照顧。顯示我國依賴外籍看護工照顧失能老人的情形相當嚴重。外籍看護工協助臺灣照顧失能老人，然而，也引發照顧品質、就業排擠、勞資關係等的多重爭議。

建構完整長期照顧體系，保障失能老人與身心功能障礙者能獲得適切的服務，增進其獨立生活能力，提升生活品質，以維持尊嚴與自主，推展社區長期照顧服務是展現社會關懷，理想的長期照護體系應具備有人性化的關懷和溫暖，不論受照護者是在家中或住入機構中被照顧，均應得到作為一個人最基本的尊重和尊嚴。其次，因為慢性病人隨著其慢性病所帶來的問題往往是身體多功能的變化，甚至是影響到家庭、社交、經濟種種層面，故理想的長期照護體系所提供的服務應是多元性、多方面的組合、以協助受照護者或家屬能充分選擇滿足個別情境所需的服務方式。

在二〇〇七年《老人福利法》修法時，面對日益突顯的人口老化趨勢，融入「在地老化－強調運用社區力量」的概念。在《老人福利法》規定：「未

來長期照顧（老人的照顧）應以在地老化、多元聯繫、全人照顧為原則。」
臺灣的長期照顧是屬於多元模式，在體制上分屬中央多個部門（衛政、社
政與榮民退輔會），在服務項目兼具住宿機構、社區、居家模式，在服務輸
送上有衛政與社政混合的照顧管理機制。長期照顧需要通常以日常生活活
動（Activities of daily living, ADLs）、工具性日常生活活動（Instrumental
activities of daily living, IADLs）及認知功能程度為評估依據，決定個案是否
有長期照顧的需要及所需要服務類型。長期照顧若依照顧服務的場所來區
分，包括有三種：機構照顧（institutional care）、社區照顧（community care）、
家庭照顧（in-home care）。在此三種照顧模式中，大部分老人受家庭照
顧，少數住到療養院接受機構照顧。但機構式照顧有其限制，乃發展出社
區式照顧來支援家庭照顧。因而，使用者和照顧者必須要以個體接受處
遇，他們有個別的需求，服務必須要能充分地感受和彈性的反映其需求。
其主要理由除基於對個人的尊重外，也欲避免地方機構以可用的資源作
為評估案主的需求，而非以案主的真正需求為考量，致使所提供的服務並
非是人們所需要的。一般將服務模式分為機構式、社區式、居家式等多元
方式。

表 1-6　長期照護的模式

類別	意涵	類型	實施
機構式	是二十四小時皆有照顧人員照顧老人的生活起居。	護理之家	收住對象為生活上需協助、或是有插管的老人，通常是由護理人員負責，二十四小時均有人員照顧。
		長期照護機構	收住的對象與護之家相似，亦是二十四小時提供照顧服務，不同之處是設立之負責人非護理人員，屬於老人福利機構。
		養護機構	收住生活自理不便，但不帶有插管的老人，同樣屬於老人福利機構。
		安養機構	收住日常生活能力尚可的老人家，亦屬老人福利機構。
		榮民之家	收住對象為榮民，大部分屬於日常生活能力尚佳的榮民，為退輔會所屬機構。

社區式	是老人留在自己熟悉的社區環境中，接受不同專業的服務。	居家照護	指老人家於出院後，繼續留在家中，接受所需的照顧，仍可與家人維持良好互動。	居家護理	係由護理人員及醫師定期前往個案家中訪視，協助家屬解決照顧上的問題，並會視老人家的需要，連結各項資源。目前為所有長期照護服務中有健保給付之服務模式，依照健保的規定：護理人員每兩週或一個月視個案情形訪視一次，醫師則是每兩個月訪視一次。
				社區物理治療	由物理治療師至個案家中協助個案進行物理治療及協助居家環境之評估，目的是使老人家或行動不便者可掌控自己家中的環境，增加生活獨立性。
				居家職能治療	是由職能治療師至家中評估老人家的需要後，擬定其所需的治療計畫。協助老人家在有限的能力或是居家環境障礙中仍可從事活動，維持老人家的活動力，以延長在家中居住的時間，預防失能的狀況更為惡化。
				居家營養	由營養師至家中提供服務，評估老人的營養需要，擬定老人所需的熱量、菜單；並教導照顧者製作老人食物。
居家式	是老人家留在自己熟悉的生活環境中，接受不同專業的服務。	居家照顧	由非專業人員所提供之服務，主要偏重於日常生活的所需。	居家服務	由照顧服務員依老人家日常生活能力失能程度，提供不同的服務，包括：家務及日常生活之照顧（如陪同就醫、家務服務、打掃環境等）、身體照顧服務（如協助沐浴、陪同散步等）。
				送餐服務	對於獨居的老人家所提供的服務，現行有數種方式，一種為定點用餐，提供固定的地方，老人家自行於固定時間前往用餐；另一種為照顧服務員至家中協助老人家準備飯菜，及協助用餐。
				電話問安	由志工或是專業人員不定時打電話至獨居老人家中關心老人，藉以防範意外事件之發生。
		日間照護	是一種介於老人中心及護理之家的照護，白天提供照護，晚上老人家即回到家中，享受天倫之樂，服務對象為日常生活能力尚可的老人，提供照護、復健、各項活動。		

特殊性	失智症的照護	針對失智老人提供的照護服務，依其性質亦可分為社區式、機構式及居家式三種。
	另類療法	非服務模式，目前應用較為人熟悉的有懷舊療法、芳香療法、音樂療法、寵物療法等，上述之各種治療方式均須接受各相關專業的訓練後，方可對需治療者提供服務。

（資料來源：作者整理）

　　一九六〇年代以回歸社會為導向的「去機構化（deinstitutionalization）」興起，而轉變以社區或家庭來照顧病人的慢性醫療為主，其中以居家照護（home care）被認為不只是使患者獲得較人性的照顧，且可有效的減少住院所需之醫療費用。在居家的環境之中，個案在自己熟悉的環境之中，在人際關係與家人的關係都能繼續維持及發展，在家庭的環境之中適當的運用相關科技輔具以及環境的改造，可以幫助個案在家庭之中繼續扮演其原來的角色。

　　社區照顧可以看作是一個社會服務網絡，非正式網絡與各種正式的社會服務機構相配合構成了這個網絡。老人長期照顧是指對身心功能有障礙的老人提供一套包括醫療、護理、生活照料與情緒支持的照顧服務。主要是基於下列的理由：一、提倡社會工作價值「案主自決」的專業理念；二、強調社會服務消費者運動，以避免公共部門對福利資源分配不公平的問題；三、避免專業者忽略到照顧者與被照顧者的真正需求；四、案主「自我提倡」理念的發揮。社區照顧落實社會福利社區化，其基本理念是：

　　第一，讓需要關懷、照顧的弱勢民眾留在自己的社區內，給予妥切地關懷與照顧。

　　第二，透過社區願意付出愛心奉獻的居民，為社區內的弱勢族群提供溫馨的服務。

　　第三，培養社區居民建立起休戚與共、相互扶持的生命共同體的共識與關懷作為。

　　長期照顧是社會整體的責任，老人照顧並不是女性、個別家庭的責任而已，而是社會整體的責任。這是由於我國近年隨著政治、經濟、社會走

向多元及開放，從農業、工業化進入以服務業為主的工作型態。勞動市場需求的改變，如產業外移、結構性之失業所帶來的變遷，連帶影響家庭的型態與需求；並對家庭照顧的角色及能量造成衝擊，隨著問題複雜化、需求多元化，間接影響老人晚年的心理適應。社區的資源依照老人的需求而取用，包括：運輸（transportation）、志工陪同購物、送餐到府計畫及家庭照服員服務（homemaker services）等以維持老人盡可能獨立在家中生活。

表 1-7　不同照顧型態的優缺點分析簡表

種類	優點	缺點
機構式	1. 院內的居住生活可以用民主的方式再予以組織。 2. 減低家屬在照顧上的壓力。 3. 為極衰弱的老人提供高密度的服務。	1. 無可避免的，所有的機構都創造了病態的環境；「制度」優先於個人。 2. 工作人員的態度很權威，缺乏人性化的管理。 3. 機構式的生活使每個人的生活統一化，缺乏變化。
社區式	1. 老人可以繼續留在家中，享受家庭的溫暖。 2. 老人因住家，被監視的感覺較低。 3. 從分析成本效益來看，社區式照護比機構式照護便宜。	1. 由於家中有老人，在長期照護之下，家屬產生社會、心理上的壓力，造成家庭關係的緊張與不協調。 2. 較無法給予老人護理技術性較高的照顧。

（資料來源：作者整理）

在過去傳統社會被視為家庭需承擔的照顧責任，因都市化及家庭結構改變等因素在照顧功能上逐漸弱化，在長期照顧需求產生時多需尋求外部資源進入協助。當國人平均餘命的增加，使老年依賴人口數量勢必增加，其依賴期間也相對延長。隨著國內迫切產生的長期照顧需求，相對應有完善的資源可供運用。社區式照護不像機構式照護將老人集中照護，而是在老人居住的社區中提供服務。因此，接受社區服務的老人，不必完全離開熟悉的居住環境，仍可享有慣常性的生活方式。建立一個完整的長期照顧服務系統，需要結合醫療衛生體系與社會福利體系的公、私部門相關機構、組織等各項資源，藉由緊密結合的長期照顧服務網絡，才能達成全人照顧、

在地老化、多元連續服務的長期照顧服務目標。社區照護的服務內容包含技術性醫療護理與一般性之個人照護和社會服務等，其目的除提供居家失能老人本身照護外，也可輔佐家庭照護者來照護老人，增加老人留住社區的可能性。因此，如何有效發揮政府照顧民眾的責任，連結民間照顧服務資源，提供完善良好的長期照顧服務，並給家庭照顧者更多的支持與關懷，減輕民眾財務負擔，增進長期照顧服務的可近性，是社會極欲努力的目標。

肆、社區照顧的特性

　　根據統計比較，未來二十年臺灣人口老化速度相較其他國家將更為加快。因此，因應老化可以準備的時間相對而言是較為短暫的。在壽命延長的趨勢下，如何能與慢性病和諧相處，則有賴於患者本身的健康管理，方能達到「健康老化」目標，透過社區照顧的推展，以方案介入及倡導的推廣，成為社會工作者應深入著力的重點。社區照顧是今日社會福利工作的重點，其主因為面對普及式的社會福利服務時，成為解決財政危機的良方；同時，當面對專業的社會福利服務人力不足時，是解決人力窘迫的契機。另外，當面對殘補式的社會福利服務時，是解決福利資源不足的法寶。這源於社區照顧的模式，著重在社區中照顧（Care in the community）、由社區來照顧（Care by the community）、與社區一同照顧（Care with the community）及在社區互助照顧（Care within the community）等的落實，此皆是社區照顧政策極重要的內容。

　　由於國人生活及飲食習慣的改變，使得慢性病患者逐年增加，慢性病罹患年齡逐年下降，亦加重長期照顧服務的需求。長期照護需要者本身特質的個別差異（如失能成因、性別等），以致其需要的長期照護服務也不相同，借鑑先進國家對於長期照顧的改革重點為，提升社區式服務的效率與效益，以降低對機構式服務的依賴，包括：將原來機構式照護轉移為居家或社區式復健，增進各類社區服務間的統籌協調，給予服務需求者適切配套措施，並加強醫院與長期照顧的連結與照顧管理制度進行評估等。以協

助老人儘量利用社區資源,維持在地老化(aging in place)的構想,政府也希望藉由支持老人的獨立來減少健康支出。

隨著醫療科技進步、平均餘命延長、社會結構變遷、家庭型態改變、少子女化及婦女就業等因素,民眾長期照顧需求日漸殷切,當照護進入工作的意義時,長期照護已不再是失能者個人與家庭的問題,而是屬於公領域的公共事務,政府的角色與責任必將加重。照顧失能者的責任亦逐漸轉移至公共部門,因此也使得長期照顧制度的規劃成為政策制定者關心的重要課題。檢視我國長照體系的運作,目前受有長期照顧服務專業訓練人員不足、相關輔具器具及設備不完備。此外,考量服務提供普及性、可近性及可負擔性,並促成永續發展,特強調長期照顧服務的專業化、社區化、互助化及產業化發展,並防範於未然及有效提升我國長期照顧服務體系的功能及健全發展。

在人口結構高齡化、疾病型態慢性化、家庭結構變遷、婦女就業率提高等背景因素下,個人或家庭已無法獨力自行解決長期照護的問題,部分長期照護問題已由個人層面轉為社會層面而成為社會問題。「社區照顧」強調的是由政府提供法定服務,並利用民間部門、家庭、親友、志願人員之資源結合成資源的綜合體。這主要是基於下列的理由:

第一,大部分的照顧為非正式的,但照顧者的巨大壓力卻為公共社會服務所忽略;

第二,基於經濟因素的考量,因為專業的照顧者甚為昂貴;

第三,非正式的照顧較富彈性;

第四,被照顧者偏好非正式的照顧,此乃由於照顧者與被照顧者彼此間是基於有情感性的相互責任和長期的關係。

為增進有組織、有計畫的福利輸送,強化家庭及社區功能,結合社會福利體系與社區發展工作,整合社區內、外資源,建立社區福利服務網絡,以確保福利服務落實於基層。其中,「社區」範圍定義為一所國中的學區,屬於民眾熟悉、親近的生活圈,於每一社區設置一套「社區的長期照顧」的長照服務,包含「支持服務」與「照顧服務」等部分。「支持服務」對應

「老人與其家庭」的綜合需求，對象包含尚未失能但衰老者，以及失能程度輕、中、重度者。「照顧服務」則對應「失能者本身」的需求，失能程度包括輕、中、重度。可同時使用兩者中之數種服務，例如「到宅服務，老人共餐、送餐，居家式長照服務」。

表 1-8　社區長期照顧的服務內涵

類型	服務	內涵
支持服務	到宅服務	提供衰老、輕、中、重度者及其家庭支持性服務，包括陪診、家事、簡易維修等，以提升老人生活自理能力為目的。
	日間托老	提供衰老及輕度失能或失智症者文康、共膳與促進生活自理活動等服務。「日間托老」為「日間照顧」之相應輔助，「日照」則為「日托」之後送管道。
	老人廚房	提供衰老者及輕、中度者共餐、送餐、購餐等服務。
照顧服務	居家服務	提供輕、中、重度者身體照顧如沐浴等服務。
	日間照顧	提供輕、中度者文康、共膳、復健、沐浴等服務。
	短期住宿	針對日間照顧對象提供短期住宿之喘息服務。
	團體家屋	對重度失智症者提供「似家」的共同生活照顧。位於社區，亦可跨社區共用。並由醫療體系協助提供安寧照顧。

（資料來源：作者整理）

　　為考量人口結構、家庭型態及社會需求，建立「社區整合式服務」的社區長照體系，以充實「支持服務」，建立社區自治機制，形塑社區共老圈。此多層次、較貼近生活模式的設計，一則可以補足目前衰老與輕度失能者欠缺服務的問題，再則可以彌補「日照」高規格、政府無能力普設、人民使用不起、非都會地區機構難以存活等等缺失，三則能平衡服務人員每日工作案量與負擔，並增加服務時數及收入，有助人才留任。有鑑於臺灣高齡化速度居世界前列，長照制度應提早因應此情勢，其中，社區照顧的構成要素或特色，可歸納如下：

表 1-9　社區照顧的特性

特性	內涵
長期照顧	社區照顧的服務對象最主要是需要長期照顧者,有些人是在接受短期的急性醫療照顧後,接著需要長期的照顧,特別是老人或失能者。
去機構化	以機構外的照顧替代機構式照顧,去機構化所著重的並不僅是情境,且是關係到整個供給的方式。避免「全控機構」式的形式,提供是開放、富彈性、非結構式的模式。
減少依賴	透過民營化、市場化,以減少對公共部門的依賴。進而達到:提供符合需求的服務;增進選擇、彈性和創新;促進效能、效率、責任和品質。
志願服務	社區照顧鼓勵或增強有照顧需求者的親屬、鄰居和朋友等非正式網絡加入提供照顧的行列。
多元選擇	透過參與服務提供的設計,以讓人們有選擇的自主權,是支持社區照顧重要的原則,它讓人們有權為自己的生活作選擇,以增進人們參與、選擇和自主的機會。
需求導向	人們有廣泛的需求,他們也許需要一些不同的支持形式,以便能過著完整且獨立的生活,包括在自己家裡過著獨立的生活,以及完全參與社區生活和廣泛的社會網絡。
降低成本	社區照顧最初倡導的原因,除基於人道的考量外,經濟的考量亦為重要因素。它使得有些原本在機構內接受照顧者,僅須提供便宜廉價的簡單服務便可在社區中生活,如此可節省許多支出。

(資料來源:作者整理)

　　隨著人口老化的加速、醫療科技的進步,使得平均餘命不斷地延長,因疾病後遺症而導致的身心功能障礙老人卻反而增加,又因都市化、工業化等社會結構變遷下,家庭照顧功能式微,使得家庭外的老人照護機構成為不可或缺的服務,尤其是兼具「小型化」與「社區化」,又能符合社會需求與未來趨勢的小型老人養護機構。此外,價值的改變與婦女的職業參與,皆弱化了傳統社會長照的形式,此時需國家介入並採取行動。同時,人口的老化而對機構照顧需求遽增,使得潛在的支出壓力甚大,又因治療方式的改善,使得有些照顧在社區或家裡進行即可。因而,機構照顧成本的上揚、較佳治療方式及專業者和個人的偏好,使得重心由機構的照顧轉向較廉價的社區照顧。

　　當我國社會所呈現家庭普遍面臨人口低度成長、家戶規模持續縮小、離婚率升高、有偶率下降、單親家庭增加的現象，家庭資源影響照顧的能量。一個具備尊嚴、獨立自主和可供選擇的老人長期照護體系已經在社會中成為日漸關注的議題，關於老人的照顧問題，國家或公共服務的介入已是不可避免的趨勢。由於老人照顧的需求，加上社區營造的風潮，使得以社區為核心的老人照顧服務成為臺灣高齡社會下的重要政策發展。居家照護個案的需求，通常涵蓋其生活照顧及醫療照顧，國內在照顧分別來自醫療服務及社會福利兩大體系，因此必須藉求團隊服務模式才能滿足個案照護需求。社區長期照顧的服務團隊扮演著直接服務、間接服務及諮詢的角色，並且要適當的教導個案及其主要照顧者相關生活照顧上相關知識及事項，讓個案及家人能確定自己的角色及職責，同時也能避免家人或照顧者過分依賴專業人員的治療。根據該精神，二〇一五年六月《長期照顧服務法》頒布，該法有五大重點如下：

表 1-10　長期照顧服務法的重點

特性	內涵
確保財源	明定長照發展基金來源，基金額度至少一百二十億元，分五年撥充編列，基金的額度及來源，在施行兩年後檢討。經費將作為持續發展長照服務體系的重要資源，用以培訓照護人力、建構偏鄉長照機構等服務網絡。
家庭照顧	明定家庭照顧者支持服務的定義以及相關提供項目，包括相關資訊的提供轉介、長照知識、技能訓練、喘息服務；家庭照顧者支持服務的申請、評估、提供，由中央主管機關定之。
統一管理	整合現行長照機構設立標準，社政、衛政及退輔系統提供的長照服務，未來民眾尋求長照服務，將不再多頭馬車、產生混淆。此外，也讓現行不同體系從事長照相關服務的機構，作必要的準備，如老福機構、護理機構等，必須在施行後五年內，申請長照機構設立，確保民眾接受長照服務的品質。
整合服務	整合居家、社區及機構住宿式長照服務的基礎，並為小規模多機能或團體家屋的整合性服務模式，取得法源依據。
外籍看護	確立外籍看護工個人聘僱、機構聘僱雙軌制（由長照機構聘僱後，派遣至家庭提供服務，或由雇主個人聘僱）；新入境的外籍看護工，其雇主可申請補充訓練。

（資料來源：作者整理）

21

　　社區長期照顧強調以社區為基礎的照顧應能滿足老人家居的支持需求，可使老人生活得有尊嚴、獨立性、有參與性，並兼顧安全、公平、及減少機構照顧費用支出之考量。理想的老人長期照護系統應能促進個人的成長並盡量維持外在資源如：居住環境，支持性及醫療系統的穩定性。誠如，英國一九八九年白皮書《照顧人民》（Caring for People）開宗明義的指出：社區照顧意味提供給因年老、心理疾病、心理或身體障礙以及感覺機能障礙問題所困者服務以支持。讓他們在自己的家或社區之「家庭似的（homely）」環境下過著獨立的生活。個案住在家中可以繼續扮演應有的角色，跟家人繼續互動，可以調適發病前後的心情。並減低部分消極的家屬將病患丟在養護機構中而太依賴醫護人員照護的情形。個案在社區之中可以繼續維持發病之前的人際關係，並且參與社區活動。除了建構長期照顧的社會安全網絡外，政府也積極結合縣市政府及健康照護機構與社區資源，推動高齡友善健康環境與服務相關計畫，包括：

表 1-11　長期照顧服務法的重點

特性	內涵
醫療服務轉型	建構讓長者無憂、優質的慢性病照護網。
醫護機構調適	營造增進長者健康、尊嚴、參與的高齡友善健康照護機構。
社區服務布網	布建活化長者身心社會功能的社區健康促進網絡。
地方建設升級	推動兼容、無礙、促進長者活躍的高齡友善社區生活。

（資料來源：作者整理）

　　社區照顧是提供給因老年、心理疾病、或身心障礙者服務和支持，讓他們能夠盡可能在自己的家或社區裡「家庭式」的環境下過著獨立的生活。提供適當程度的干預與支持，使得人們獲得最大的自主性掌握自己的生活。身心障礙者以及老人在社區生活，增加對外界生活經驗、訊息接收以及角色的扮演，同時可以減少住在機構所造成的功能以及人際關係的退縮，提升生活品質，同時也維繫家庭的正常功能。「就地老化」目標的提出，代表著長期照護提供本質的改變，一方面擴大了長期照護提供的型態，在

原先機構式照護的方式外，更引進多元化的居家與社區服務模式，提供需要者更多選擇的機會，增加留住社區的可能性。這是朝向福利社區化，目的是將社會福利中的福利服務與社區工作結合的具體措施與方法；以居家式服務和社區式服務作為照顧老人及身心障礙者的主要方式，再輔以機構式服務；當老人及身心障礙者居住於家內時，政府應結合民間部門支持其家庭照顧者，以維護其生活品質。亦即，社區照顧是福利社區化中重要的一環。

結語

　　臺灣人口老化速度太快的現象值得正視，老年人口由百分之七（高齡化社會）增至百分之十四（高齡社會）的年數代表「老化速度」，與各國相比，法國歷經了一百一十五年的時間才「慢慢變老」，瑞典則花了八十五年，而我們臺灣卻只用了二十五年。為因應社會人口老化的問題，政府有責任建立一個完善的長照制度，讓長者們都能在地獲得適切的照顧與服務，有尊嚴地安享晚年。「社區照顧」是運用社區資源來照顧社區內有需要長期照顧的人士，強調在地老化；在地老化是著眼於生活的理由，也是考量經濟的原因。它符合風俗民情、生活習慣，也比較契合長者的期待。對老人來說，比較健康，比較不需要那麼大的變動。在先進國家的經驗中，證實在地老化是提供老人服務中比較周延、適當的一種方式，亦成為我們社會努力的方向。

　　在我國傳統思想裡，家庭為核心，社區為依託；是以，《禮記·禮運》篇就說：「大道之行也，天下為公……故人不獨親其親，不獨子其子。使老有所終，壯有所用，幼有所長，鰥寡孤獨廢疾者皆有所養。」《孟子·梁惠王》中則說：「鄉田同井，出入相友，守望相助，疾病扶持，則百姓親睦。」這些思想對社會福利的發展產生了深遠的影響，民間以「守望相助，疾病相扶持」的理念為生活準則，形成了以家庭自我照顧和鄰里互助互濟為基礎的福利照顧網絡。正是這樣，自古以來就有社區照顧的傳承。鄰里相伴、

守望相助強調家庭的作用，重家族關係，進而推及鄰里關係。面對高齡化、少子女化及疾病型態轉變的趨勢，未來長期照護的需求只會增加不會減少，而以社區為核心的福利保障與服務制度，將使我們社會易於傳承以家庭為單元，拓展至社區照顧的形態。

第二章　人口老化與
　　　　社區長照

前言

隨著環境衛生的改善、醫療的服務、免疫能力的增強、營養改善及社會福利制度的建立等因素之影響，世界各地老年人口都在增加。一九五〇年以後，西方先進國家的老年人口大量成長，長期照護開始從少數貧窮老人的問題轉變為一般老人的普遍問題，長期照護的目標也開始從濟貧轉變為大量興建機構，以及提升機構品質的方向發展。我國人口快速老化、慢性病患者逐年增加，長期照顧需求日益增加。健全長期照顧服務體系的專業化、社區化、互助化及產業化，發展服務資源及確保服務品質愈顯其重要性。

活得越來越久，是人類共同的成就，卻可能成為共同的負擔；人口老化已成為世界各國趨勢，聯合國在一九九一年通過「聯合國老人政策綱領」揭示了「獨立、參與、照顧、自我實現與尊嚴」作為照顧老人的五大原則。爰此，隨著我國社會發展的需求，在人口老化帶來普遍性長期照護需求的壓力下，引導長期照護體系發展實屬必要，政府的角色不應再以救濟貧窮個人或家庭為目標，而應以個人與集體責任參與作為政策規劃的原則，由國家扮演制度規劃者、管理者與使能者的角色，建構一個以服務需要者導向的長期照護服務體系，以期讓每個人健康、快樂的生活，政府、社會、家庭與個人，都有責任！

壹、臺灣長期照顧的需求

隨著嬰兒潮世代人口進入老人期，臺灣老人人口比例不斷攀升（如：表2-1）。根據內政部的統計資料，二〇一六年止，我國戶籍登記人口數為二千三百四十九萬餘人，其中六十五歲以上的高齡人口達二百九十八萬餘人，占總人口數的百分之十二點七，換句話說，每八點三人中，就有一位是高齡者。在二〇一七年之後，我國六十五歲以上的高齡人口將會超過十

表 2-1　臺灣人口老化趨勢

年分	1981	1991	2006	2016	2026	2051
65 歲以上人口 占全國百分比（%）	4.4	6.5	9.9	13.0	20.6	37.0
0～14 歲人口 占全國百分比（%）	31.6	26.3	18.2	13.0	11.3	7.8
15～64 歲人口 占全國百分比（%）	64.0	67.2	71.9	74.0	68.1	55.2

（資料來源：國家發展委員會）

五歲以下的幼年人口，自此，臺灣將正式邁入「高齡社會」。醫療科技進步、平均餘命延長、社會結構變遷、家庭結構改變、少子女化及婦女就業等因素，扶老比也會從三點三比一，將再升高到二點三比一（行政院，二〇一四）。依據行政院主計總處（二〇一五）人口及住宅普查結果顯示，超過三十萬餘名老人需要長期照護，另有許多老人因日常生活活動能力（ADLs）的喪失，以致無法自理生活，需長期照顧（如：表 2-2）。

　　聯合國對於人口高齡化的全球報告使用了「潛在支持比（Potential Support Ratio, PSR）」作為評估人口結構對於國家的影響，也就是一國十五至六十四歲人口數比上六十五歲以上人口數，概念與國人常用的「扶老比」類似，也就是多少生產人口數來照顧長輩的想法。一般認為，這個「潛在支持比」若低於三（不到三名青壯年人口照顧一位長輩），將出現社會人口結構失衡狀態，也就是照顧長輩將成為社會的極大負擔。隨著人口高齡化浪潮來襲，臺灣不但失智人口逐年攀升，其他需要長期照護的失能人數也與日俱增。依照國發會所作的人口推估，二〇二八年時，這個「潛在支持比」將首度低於三，這意味臺灣要承受人口結構失衡苦果的一個關鍵時期，代表臺灣對於長輩的照顧投入成本將逐漸超過整體社會所能承擔。根據衛福部推估，二〇一五年需要長期照護的失能人數約七十五萬人，但十五年後、也就是二〇三〇年，會增加到一百二十萬人，其中尚且有相當比例係屬壯年、中年人口，人口老化快速增加將帶來長期照護需求快速成長。

表 2-2 臺灣失能人口老化趨勢

需求人口	2007 年		2010 年		2015 年		2020 年	
	單項人口數	累計人口數	單項人口數	累計人口數	單項人口數	累計人口數	單項人口數	累計人口數
65 歲以上ADL一項以上失能	227,595	227,595	249,607	249,607	301,990	301,990	370,256	370,256
65 歲以上僅IADL失能且獨居	6,042	233,637	6,670	256,277	8,093	310,083	9,798	380,054
55 歲以上至64歲ADL一項以上失能之山地原住民	757	234,394	926	257,203	1,154	311,238	1,246	381,300
50 歲以上至64歲ADL一項以上失能之身心障礙者	11,117	245,511	13,121	270,324	15,947	327,185	16,830	398,130

（資料來源：國家發展委員會）

　　根據衛生福利部調查顯示，全臺長期照顧需求人口為七十五萬人，推估二〇二一年將攀升至八十八萬人，二〇三一年更將突破一百二十萬人，屆時將有超過百萬戶家庭受影響。經濟合作暨發展組織（OECD）的報告指出，OECD 國家接受長照服務之六十五～七十九歲間的女性受益人比例高於男性三分之一。在八十歲以上的人口群中差距更大，女性高於男性的一點五倍，這也反映了高齡女性失能率高於男性。相較於其他年齡族群，老老人更易成為長照之服務對象，在最高齡群（八十歲以上）的失能率為六十五～七十九歲年齡層的五倍之多，臺灣亦有相同的趨勢（行政院經建會，二〇〇九）。長照家庭的開銷相當沉重，因為依據國人現在的健康情況，一生長照需求時間平均約七點三年，其中男性為六點四年，女性為八點二

年，若每月長照支出至少需三萬元，換算下來這段期間就需要約三百萬元，對一般民眾而言是一筆「沉重的負擔」。疾病或意外導致殘廢失能，所衍生的照顧費用，其實遠高於疾病或意外發生當下所需的醫療費用。換句話說，長期照顧的需求，不但和被照顧者的存活率及平均餘命有關，若長期照顧需求迫切、卻未能及時獲得資源及保障，影響的不只是被照顧者一人，甚至連被照顧者的家庭，都會因長期照顧的需求，而發生重大改變。年長者需要的除了解決日常問題，還需要更多支持性的服務，良好的晚年照顧能夠為他們的生活帶來期待，甚至延緩老化，解決末端失智、重癱療養的負擔。

臺灣許多有長照需求的家庭，多半會選擇自行照顧，除了因為家人捨不得、擔心機構的照顧品質，更主要的原因是送機構照顧的費用不低。近八成的照顧者，都是尚有工作能力的壯年人口。此外，若以每日照顧時間來看，以全天照顧的比例占大宗，也就是說，除了送機構或請專人照顧，絕大多數的家庭照顧者，必須辭去工作專心在家照顧，少了一份收入來源，對整個長期照顧家庭來說，簡直是雪上加霜。目前，各地方政府多設有長期照護管理中心，高齡者無自我照顧能力者是其重要服務對象。一般而言，身心機能受損老人、失智老人、嚴重認知退化的老人便對此一環境不再有適應的才能，除非運用部分技術或輔導，進行介入處遇來重建此種一致性或平衡性，否則對老人將有極大調適的困難。

就目前推展的照顧模式，被照顧者偏好非正式的照顧，除了是非正式的照顧較富彈性；另，基於經濟因素的考量，因為專業的照顧者甚為昂貴；同時，照顧者的巨大壓力卻為公共社會服務所忽略；同時，照顧者與被照顧者彼此間是基於有情感性的相互責任和長期的關係。然而，工業社會中普遍現象，從家庭週期發展觀點檢視老年的階段，老年時期的家庭多已進入空巢期，家庭成員如子女，常因工作或自組家庭無法在旁陪伴，若加上喪偶可能成為老年單親，普遍面臨主要家計負擔者死亡或無法工作、或因健康不佳問題，需要社會積極回應民眾需求。是以，社區長期照顧的模式因應而生，採取簡化老人生活環境之複雜性，使環境可以適合於老人之認

知能力範圍。此種方式如有無障礙環境的建構，或藉由社區中或家庭中的部分布置，可能促使老人有更高的自我適應能力。社區照顧中居家照顧便是應用此一哲學原理來介入老人生活，提升身心機能受損老人、失智老人、認知退化的老人家庭自我適應能力。目前，社會所呈現的長照體系主要問題有：

一、長期照顧制度分歧，長期照顧基礎目標有待確立。

二、照顧管理體系發展不一，服務效率與公平受質疑。

三、人力資源嚴重不足，跨專業間的團隊合作待建立。

四、長期照顧方案有限，服務品質及監督機制不健全。

五、長期照顧經費逐年上漲，健全財務制度有待建立。

六、各地區未能設置有充足適當的社區長期照顧資源。

老人家的健康狀況及心理條件複雜，對健康和社會照顧服務的需求也趨向多元化，除了透過居家照顧服務的支持系統，還需周邊照護商品與服務資源的整合，才可將前端「預防」概念及後端「照護」需求囊括進去。可以想見，要想在家自在養老，需要多元「專業」人才，包括居家照服員、看護、居家護理師、居家職能治療師，到醫療後送系統等。目前，我國雖然實施全民健康保險，並發放各種年金制度，但是，為解決人口老化日益嚴重、家庭結構變遷下扶養比逐漸下降產生的需求，政府應建構周延完整的長期照護制度與安養措施，以確保國人得到應有的福利服務。

每一個人有自己特別的「需求」，國家制度對這些「個人的問題」提出福利以「解決」問題，並對個人的社會健康問題產生真正的影響。在回應高齡化社會福利需求，落實居家化及社區化的政策導向，提供老人多元的選擇與福利服務。結合社區內各相關資源與地區醫療院所，將各類長期照護服務與醫療服務資源予以整合，建構一個完整的社區照護網絡，醫療院所應具備社區民眾健康管理者的角色。在老人的健康照護方面，除了醫療服務的提供外，更應加強從事中老年病防治以及疾病控制等工作，走入社區，與社區內相關之團體合作，共同建構一個健康的生活環境。此外，針對社區中居家支持服務團體進行品質監控，定期予以評估，並在個案有

需要時提供適當的資訊以及轉介服務，以減少個案家庭在選擇這些服務上所面臨的困難。而若個案的情況複雜嚴重，無法居住在家中，也可藉由網絡組織，引介至社區內的機構，如護理之家。也就是儘量讓老人可以在自己居住的社區內接受所需的服務，避免老人因為需要被照顧而離開他所熟悉的環境，以確保老人在經濟安全、醫療照護、長期照護、居住安養及社會參與需求滿足。

貳、長期照顧的主要類型

隨著戰後嬰兒潮逐步邁入高齡的影響、科技醫療的進步與出生率的快速下降，臺灣的老年人口由一九九三年占全人口的百分之七快速增加至二〇一七年的百分之十四，也就是由世界衛生組織所定義的高齡化國家邁入高齡國家。而二〇一七年之後，我國老年人口增加的速度更形快速，推估將於二〇二五年達到百分之二十，到二〇五〇年時甚至於每三位就有一位是老年人，而二〇六〇年時，我國老年人口的比例將趕上日本。同時，根據統計，國內長期照顧需求者，近四成是六十五歲以下的青壯年族群，每年看護費用不斷上漲，這意味長期照護已非老人專利，而且所費不貲。除了依靠政府政策，還須透過社會保障，才能安度老化海嘯，度過長照風暴。在衛生福利部進行的「國民長期照護需要」調查報告中顯示，有高達四成的主要照顧者曾表示經濟上快撐不住，更有百分之三十二已感到無法承受照顧的壓力。因為不堪長期財務壓力和身心俱疲的折磨，近年來社會上已陸續發生過多起「長照悲劇」，尤其現代社會的少子化趨勢，一旦雙親因失能而需要長期照護，其養護雙親的責任，將由獨子或獨女一肩扛起。因此，若家庭沒有事先做好長照規劃，未來子女的身心壓力將可想像。

高齡化的發展趨勢，以及社會需求，臺灣長期照護的服務提供體系逐漸朝向多元化發展，以全人照顧、在地老化、多元連續服務為長期照顧服務原則，加強照顧服務的發展與普及。主要的供給模式包括：機構式照護、居家式照護及社區式照護等三類。其中，機構式照護係指提供老人全天候

的住院服務，服務包括醫療、護理、復健、與生活照護等。機構式照護在國外最常見的就是「護理之家」（Nursing House），一般而言，機構式照護可依照顧的密集程度，再予以區分，而其中的一項：住宿照顧之家（Domiciliary Care）即是為人熟知的「養老院」。至於居家式照護則是將服務送到老人家中，以一種「到府服務」的方式讓有需求的老人無須出門即可滿足需求，服務內容包含護理照護、個人照護、家事生活照護等等。此種照護方式由於老人仍可居住在原來熟悉的環境，因此可稱為是最不受束縛與羈絆的一種長期照護服務模式。社區環境對老人所扮演的角色比年輕人更為重要，因為老人對於周遭環境控制能力逐漸降低，老人對社區環境之變化與改變，也因老化而減低改變自己、適應環境能力。

　　高齡人口趨勢下的即刻挑戰，就是就業市場的斷層，以及工作人口更為沉重的成本負擔。但是從另一個角度來看，它也代表了巨大的投資契機。根據統計，二十五歲以下的人口花費於健康醫療與照護的費用占其總收入約百分之三，但是六十五歲以上的人口數該比重大幅提高至百分之十三。隨著社會問題複雜化、服務需求快速增加，社會工作專業應如何掌握社會的動態需求與變遷脈絡，並以有效的方法回應此社會事實，成為當代專業人員必須思考及回應的議題。「長期照顧」是邁向人生終點前既漫長又艱辛的最後一里路。不但病人深受殘疾所苦，家屬更是迷惘無助，甚至衍生出許多人倫悲劇。同時，除基於對個人的尊重外，也欲避免地方機構以可用的資源作為評估案主的需求，而非以案主的真正需求為考量，致使所提供的服務並非是人們所需要的。以目前臺灣的長期照護體系而言，主要是由三大系統所組成：社政、衛政以及退輔會；

　　一、在社政方面，係以《老人福利法》、《社會救助法》與《身心障礙者保護法》作為依據。

　　二、在衛政方面，主要為慢性醫療與技術性護理服務之提供，而衛生醫療單位則以《醫療法》和《護理人員法》等相關法規加以規範，同時也有《全民健康保險法》提供護理服務的給付。

三、在退輔會系統方面，係根據《國軍退除役官兵輔導條例》提供榮
　　民就養服務，設置榮民之家等業務。

表 2-3　長期照顧的類型

類別		內涵
機構式	長期照護型	指老人福利機構及榮民之家（養護、失智及長期照護床）、一般護理之家全日型住宿的服務。
	身障照護型	指身心障礙福利機構全日型住宿的服務。
	失智照護型	指長期照護型內失智專責機構、長期照護服務機構設置失智專區、老人福利機構失智床、一般護理之家設置失智專區、榮民之家失智床提供之全日型照顧服務。
	安養照護型	指老人福利機構及榮民之家（安養床）全日型住宿的服務。未來安養床可轉型為長期照護床提供長照服務。
社區式	長期照護型	指日間照顧、家庭托顧、機構喘息、餐飲服務／送餐、社區復健及交通接送之服務。
	身障照護型	指日間照顧、餐飲服務、輔具及復康巴士之服務。
	失智照護型	指長照型內長期照護失智症日間照顧及一般護理之家設置失智專區提供之失智症日間照顧服務。
居家式	長期照護型	指居家護理、居家復健、居家喘息及居家服務。
	身障照護型	指居家服務。

（資料來源：作者整理）

　　根據行政院主計總處統計，長照居家服務開辦以來個案人數到二〇一五年底達四點六萬人，較二〇〇九年底增加一點一倍；但照顧服務員僅八千三百六十八人，增幅不及個案人數，平均每位照顧服務員約服務五點五位個案人數。一個完善的長期照顧服務系統應從人的健康時期即開始關注，一直到失能臥床、最後面臨臨終時期，均為長期照顧可以關注與投入之目標。營造適合老人之溫馨、祥和、體貼與關懷的生活環境，除了推動老人在地老化與重建家庭倫理，更應積極規劃整合性之社會福利與醫療照護服務網絡，以提供所有老人完整之服務。

　　長期照顧是一個需要長期且具連續性的照顧服務，而專業分工又很明確的服務領域，能有效回應老人照顧需求，並兼顧老人偏好及家庭的照顧

意願能力。因此如何建構一個具有無縫接軌的長期照顧服務系統就顯得非常重要。而且，在新系統的服務對象中，服務範圍將不只局限於失能老人，而是擴大服務與參與服務的年齡層，招募社區的退休人員與青年志工，將據點打造成一個讓社區長者與老朋友聚會聊天而且兼具老人照顧的多功能機構，並且投入衛生保健資源，連結地區醫院，開辦運動休閒課程與投入預防性照顧服務，成為一個提供健康促進與醫療長照的微型機構。

依據前行政院衛生署二〇一〇年報告顯示，國人的平均壽命和疾病型態等變數推估，國人一生中的長期照護需求時段約為七點三年。高齡與失能人口成長帶來長期照顧需求增加，為健全長期照護服務體系的發展，政府須結合社會力量推動照顧方案，以保障接受長期照護者之權益。老人社區照顧已是高齡化國家發展社會福利政策的主流，近年來我國社會工作的服務也朝此方向發展，且國家將老人照顧產業的發展作為重大經濟建設的焦點。面對我國急增的人口老化問題和社會結構變遷，老人照顧的責任已非家庭子女所能夠完全承擔，需要多元供給部門的協助才能有更完善的服務照顧。可以預期的是，國內機構式的長期照護未來或可為社區式照護之延伸或外展基礎，而且亦必然扮演社區式長期照護發展的喘息服務平臺，如此一來，國內機構式的長期照護將呈一成熟而穩定發展。它由國家來建立福利制度，由社區提供照顧服務，運用非營利組織的資源投入，協助現代家庭分攤照顧老人的負擔與壓力，長期照顧服務需用到團隊合作的方式以提供完整的服務，如何提升留任率，吸引更多年輕人加入是發展長照人力政策重點。「社區綜合型日間照顧站」系統的推動就像是在各個社區建立「健康老化與照顧部門」，而裡面的工作者就像是「老人祕書」一般，不但提供高齡者能於白天到日間照顧中心接受照顧，晚上依然返回家庭與親人團聚，也能成為社區裡不同老化階段的支持者，讓社區長期照顧中心，協助老人能夠面對老化、享受樂齡人生。

參、社區長期照顧的優點

建立關懷社區（caring community），即弘揚以人為本的社區精神，創造相互尊重、相互關懷的社區生活，是實現社區照顧終極目標的唯一有效途徑。由於在正式服務外，仍有高齡者、失能者因個別因素未能使用公共服務，生活在風險中。在社區中首重相互依賴關係建立，志工及專業人力的結合植基於正式與非正式的多元性關係，在此信任的基礎下，較能全面的評估及了解社區長者的生活習性及障礙類型，進而追溯生活型態中能促進健康的可能因子為何。以發揮社區關懷及在地服務。這些服務內涵有：居家服務、喘息服務、日間照護、日間照顧、緊急救援系統、營養餐飲服務、改善住宅設施設備服務；並且提供：復健服務、日間照顧、臨托服務、餐飲服務等。以建立關懷社區的過程，達成實現社區照顧終極目標的過程。因此，建立關懷社區被稱為社區照顧的過程目標，正如同英國學者笛姆斯（R. Titmuss）強調社會的集體意識會影響社會福利制度。社會福利所提供的保護是確保人類可維持一個最基本的文明生活水準，公民權包括社會權、政治權與經濟權等，人民接受社會福利是一種社會權的體現。社會福利作為實踐社會公義的機制，不僅促成資源重分配，同時也使各族群之間獲得社會的認同。

由於我國老化社會到來的時間具緊迫性，國家同時面臨了在有限時間內要回應少子女化及高齡化之雙重壓力。長期照顧服務政策逐漸受到重視並開始蓬勃發展，其中「社區長期照顧」更為近年來長期照顧服務的重點發展項目，議題在臺灣長期照顧服務政策發展中具有重要性。由於此服務發展出一種具公私部門協作意義，因此認為可運用治理觀點，跳脫傳統基於政府「由上而下」統治的觀看立場，以擴大思考和分析視野。「社區綜合型日間照顧站」將會以現有的日間照顧中心當作各區域的勤務站，然後以所推廣的「社區關懷據點」的模式，為小型工作站進行服務，這就是「社區綜合型日間照顧站」，並且強化照顧站與地方醫療單位的互動，形成一個高齡服務網絡。在社區長照的作為中，短期目標在於透過方案形成具體的

行動為步驟，結合熟悉的社區為網絡；中期目標應以專業的結盟為策略，發展有效的支持策略，長期目標形成社區內自助助人正向的文化，進而提升高齡者的生活品質。

　　二十世紀六〇年代，英國倡行福利國家思維，揭示「從搖籃到墳墓」的服務，政府承擔了越來越多的社會福利服務。為社會提供了種類繁多、包羅萬象的服務，有社區活動中心、老人公寓、家庭照顧、居家服務、暫托處、老人院等，滿足了社會各階層人民不同層次的需求。但是，由於政府職能的不斷擴大，帶來了種種的問題，如財政危機和官僚僵化等。其中，機構式照顧存在的問題主要有：

表 2-4　機構照顧模式的問題

特點	內涵
財務負擔	社區照顧最初是針對機構式照顧提出來的。在推行高福利政策的鼎盛時期，英國等福利國家對無依無靠的老年人和失能的人實施機構式照顧，即政府透過興辦大型的福利機構來集中供養和照料，形成財政負擔。
不符人性	這些大型的福利機構常常是與被照顧者的生活社區分離的，脫離了受助人生活的社區，把他們置於一種非正常的環境之中，這些人實際上失去了同正常人進行交往、進行正常社會生活的條件，從而漸漸失去重新適應社會的能力。社會學家指出，與世隔絕的機構式照顧實際上成了住院者致病的一個重要原因。
無助健康	大型機構裡的工作人員往往會形成一種控制甚至是虐待居住成員的行為方式。大型機構往往會強調機構的需求以維持其順利運轉，而不是服務於居住者的官僚主義作風。如某些住院者受到的是非人的待遇、在福利院中生活對心理成長不利、對住院人員的不尊重、剝奪了自由和選擇的權利等。

（資料來源：作者整理）

　　二十世紀八〇年代以來，資本主義瀰漫全球，使社會福利也越來越商業化與市場化，社會福利政策已淪為邊緣及附屬政策，社會福利私有化盛行、社會企業備受矚目。在「經濟優先」的指導原則下，政府部門不斷將公共服務私有化，並以「新管理主義」的講求績效為理論依據，「契約文化」造成更深的專業化（professionalization）與組織正式化（formalization）。面

對社會工作市場化，購買式服務是政府公共服務民營化（privatisation）的機制，採取購買式服務是基於經濟成本的考量，典型的市場化，被認為是可以改變戰後福利國家的福利供給，可以使福利供給節省成本、有效率、與有成效。然而，社會福利會不會因市場化而忘記了崇高的使命，藉助社區營造的精神，社區長照中心的推展應透過社區，創造有利於老人心理健康的環境與氛圍，年齡的觀點會影響到個人如何看待老化過程及自我意象之形成；由社會及文化層面影響看待「老化」的新契機，透過社區雙向互動的結果，達到社區關懷的目的。

　　正如同，英國自二十世紀八〇年代以來由保守黨柴契爾夫人主持政府工作，面對日益龐大的社會福利和社會保障開支的沉重負擔，修正調整福利政策，採取了一系列改革措施，其社會服務也從以機構照顧為主轉為以社區照顧為主，嘗試減輕地方政府的服務提供者角色，試圖鼓勵更多非正規服務及私有化服務的發展，提倡社會服務的資源和決策權應下放至社區層面，而服務的提供應由政府和政府以外的民間組織及志願團體共同去承擔，甚至進一步大力發動親友和鄰居為社區內有需要的人士提供非正規照顧。誠如 Green & Haines（2008）指出：「社區是人們與自然環境互動最多且最直接的地方，在解決環境和社會問題時，社區行動和策略往往是最有效的。」社區照顧通常為社會中有需要的一群人提供照顧和支援服務，促進社區中的居民對有困難對象的關懷，從多方面為他們提供協助，同時也直接支援處於危機時期需要援助的任何個人和家庭，提倡建立相互關懷的社區；發揚社區互助精神，建設互尊互愛的社群生活。社區長照人員應能主動結合各社區內相關專業團隊，透過組織網絡善用其專長與資源，對問題討論形成共識，將能事半功倍。在提供服務之前，參與者需能對整合性照顧有具體認知及共識，才能依服務對象之發展階段與需求，設計出符合該家庭、社區文化與現況的適用模式。具體來說，社區照顧的服務對象包括：

表 2-5　社區照顧的服務對象

項目	內涵
社區成員	社區中的老年人、退休人員等，強調非正式照顧的作用；注重利用社區中存在的非正式的關係網絡和正式網絡的結合，提供幫助和服務。
老弱傷殘	社區中存在著需要被照顧的弱勢群體，如失能、慢性疾病等。發揮社會支援網絡中的正面的社會資本作用，避免由此引起的社會排斥。
處於危機境況的人	獨居老人、單親家庭、慢性病人、輕度及中度弱智人士、精神病康復者等。他們長期處於危機困境，隨時可能惡化，需要社會的援助。
受照顧者	長期的照顧工作使其處於很大的壓力當中，身心疲憊，生理和心理都受到影響，也需要社會的援助。

（資料來源：作者整理）

　　Robert Park 認為人類社會或社區內具有其他生物界所沒有的社會性組織關係。社會性組織是指人與人間的關係而言。人類的生物組織是指生物體的自然結合，社區往往是這種結合體的具體單位。在這個結合體內人與人間的相互依賴如同生物界個體間的相互倚賴關係一樣，此外生物層次的結合型態也由競爭過程所自然形成。當社區連結著力不夠，會影響資源的開發與整合程度，為能建構老人自我發展的能力，應在社區中積極發展多元服務模式。社區照顧也和「非政府化」運動相聯繫，以服務對象原來熟悉的正常化的環境和方式向其提供照顧，修正機構照顧引起的疏離的問題。因而，使用者和照顧者必須要以個體接受處遇，他們有個別的需求，服務必須要能充分地感受和彈性的反映其需求。社區照顧模式的優點：

表 2-6　社區照顧模式的優點

特點	內涵
體現人文關懷	社區照顧強調把需要照顧的物件留在社區內，解決他們的困難，強調發掘社區的各種人力資源，建立社區支援網絡，實現社區成員之間的互助，以發揮照顧的功能，增強人性化的關懷，密切社區居民之間的關係。
鼓勵民眾參與	社區參與和社區民主是社區照顧的核心原則，推展居民的參與和互助意識，鼓勵社區居民對有特殊需要的服務加以關心和接納，為社區中有需求的人提供服務，為有需要的人建立一個社區互助網絡，才能有助於建立一個關懷互助的社區環境，促進社區發展。這樣社區照顧最高層面上的價值理念才能得以實現。

促進資源整合	在社區照顧體現了服務策略的改變，即透過服務的非機構式及支援性服務的加強，使被照顧者留在自己熟悉的社區中生活。「由社區照顧」則突出了服務資源的綜合運用，即發動被照顧者的親朋好友及鄰居等提供協助照顧。社區照顧注重利用社區中存在的非正式的自然關係網絡，使其和正式網絡相結合，向服務對象提供幫助，從而建立一個關懷性社區。

（資料來源：作者整理）

　　臺灣人口正以全球最快的速度老化，但長期照顧則由於久受忽視，弊病叢生，再不及時改正，恐難救燃眉之急，因為當前的難題，無從逃避，只有面對它、解決它；近年來，「在地老化」的思維成為臺灣老人照顧政策發展的重要基礎，如何透過預防及延緩老化、健康的追求與維持、對疾病能有良好的適應成為社區長照工作人員提供服務時努力的目標。機構化照顧的初衷，本是基於為改善收容者的居住環境條件而出發的美意，但它卻也將收容者與他人和社區隔離，及讓他們在沒有隱私與選擇的情況下，幾乎完全依賴機構，因而，有人認為若能將其問題帶至一個社區化的照顧，案主將會覺得較為舒適。這種「機構照顧不足」的想法，也就衍生對「社區照顧期待」的推展。在此一策略之下，國家的政策方向是輕機構照顧而重社區照顧。是以，建立與社會福利團體的溝通與說明管道，適度引進民間資源，帶動長照產業發展，促進其可近性，確保民眾基本優質的照護服務。

　　在社區照顧實踐中，已充分證明了建立強有力的地區支援網絡是實行社區照顧不可忽略的策略。社區照顧稍早的概念是以社區中的照顧（Care in the community）為主要意義，其對象以精神障礙者為主；重點在強調使大型庇護所機構的精神障礙者能回到社區去；至其目標則是在去除病人的汙名化（stigma），也期待使受服務者可以在社區正常化的生活。「由社區照顧」的重點是要積極協助弱勢群體和有需要的人在社區中重新建立支援網絡，從而幫助他們繼續留在社區或他們原本的生活環境下維持獨立而有尊嚴的生活。社區長照機構的服務團隊有其獨特的專業角色，特別在於案主充權、個別化照顧以及社區連結方面，有助於社區民眾生活品質的提升。此外，隨著人口的老化而對機構照顧需求邊增，使得潛在的支出壓力甚大，又因

治療方式的改善，使得有些照顧在社區或家裡進行即可。因而，機構照顧成本的上揚、較佳治療方式及專業者和個人的偏好，使得重心由機構的照顧轉向較廉價的社區照顧。社區照顧的構成要素或特色，可歸納如下（黃源協，二〇〇〇）：

表 2-7　社區照顧的特性

特點	內涵
長期照顧	社區照顧的服務對象最主要是需要長期照顧者，它相對於短期或急性照顧，但有些人是在接受短期的急性醫療照顧後，接著需要長期的照顧，特別是老人或失能者。然而，並非每位需要長期照顧者皆須納入社區照顧。
去機構化	去機構化為社區照顧中重要目的之一，即偏好以機構外的照顧替代機構式照顧；若照顧必須在機構內提供，也應避免「全控機構」式的形式；即機構的組織和照顧的提供應是開放、富彈性、非結構式的，且不能以一套固定的模式為之。因此，去機構化所著重的並不僅是情境，且是關係到整個供給的方式。
減少依賴	政府企圖以鼓勵非正式部門提供社區照顧的服務外，更欲透過民營化、市場化、強制性競標，以及購買者與供給者分離等經營方式，以減少對公共部門的依賴。進而達到：1.提供符合需求的服務；2.增進選擇、彈性和創新；3.促進效能、效率、責任和品質。
非正式化	社區照顧政策欲鼓勵或增強有照顧需求者的親屬、鄰居和朋友等非正式網絡加入提供照顧的行列。
積極參與	透過參與服務提供的設計，以讓人們有選擇的自主權，是支持社區照顧重要的原則，它讓人們有權為自己的生活作選擇。
多元選擇	這種增進人們參與、選擇和自主的機會，主要是基於下列的理由：1.提倡社會工作價值「案主自決」的專業理念；2.強調社會服務消費者運動，以避免公共部門對福利資源分配不公平的問題；3.避免專業者忽略到照顧者與被照顧者的真正需求；4.案主「自我提倡」理念的發揮。
抑制成本	社區照顧最初倡導的原因，除基於人道的考量外，經濟的考量亦為重要因素。它使得有些原本在機構內接受照顧者，僅須提供便宜廉價的簡單服務便可在社區中生活，如此可節省許多支出。
需求導向	人們有廣泛的需求，他們也許需要一些不同的支持形式，以便能過著完整且獨立的生活，包括在自己家裡過著獨立的生活，以及完全參與社區生活和廣泛的社會網絡。

（資料來源：作者整理）

　　透過社區增進老人社會參與的機會，鼓勵及早參與社區，除能增進自我價值感外，亦能在社區中形塑出正向的文化，進而提升高齡者的生活品質。社區長期照顧為從健康時期的健康維護、健康促進與預防等方式著手，急性與亞急性醫療系統的建構，到當人出現有長期照顧之需求時，需建構一個綿密的社區照顧服務與機構式照顧服務網絡，並能確實依照個體身心疾病的程度、家庭支持系統、經濟狀況與取得資源之難易程度建構不同程度之照顧系統，以滿足所有需長期照顧之個案與家庭。因此，社區長期照顧在老人照顧上扮演主要的角色。

　　社區長期照顧除了能夠提供日間照顧以外，並且可以獲得與地方醫療單位、社政單位的協助，調整出適合社區居民的照顧模式，例如可以和其他團體工作者合作來進行團體治療，或是與地方醫療相關單位建立緊急救護系統。社區長照中心內由洽詢護士接案，初步根據問題安排需要的人員訪視，如：單純傷口護理，安排居家護理師，若需要進一步評估的，由個案管理人訪視後，視需要安排各種醫療或非醫療人員提供照顧，若需要進一步周全性老人評估（comprehensive geriatric assessment, CGA）者，可由中心安排家庭醫師作家庭訪視，嚴重需要住院評估或日間病房照顧者，可轉介醫院老人短期評估及治療中心（Short Term Assessment and Treatment Center, STAT center），老人科醫師或老人精神科醫師則是屬於被諮商的醫師。加強老人安療養機構的輔導與監督管理，並透過證照制度以培訓居家服務員，建立老人在宅服務輸送體系。此外，政府亦應積極推動並補助社區多元化的老人休閒育樂服務與設施，結合政府與民間各相關部門，建立老人照護網絡、推動銀髮產業。而這樣的模式隨著各社區日照中心服務的不同，各社區可依據其屬性推出不同的加值服務項目，例如一些到府支援或是就醫陪伴的項目，讓需求者評估自己所支持的社區服務有什麼樣的需求，吸引更多家庭使用社區長期照顧系統。

肆、社區長照的人力資源

社區長期照顧強調社會工作或護理人員背景擔任之個案管理人（case manager）的判斷，單一窗口的政策，不論在醫院或社區，均能得到良好的服務。這個服務也具有醫院社工與社區個案經理人相互轉介的特色。個案管理人負責安排在宅服務（in home support services）、居家服務、特殊支持服務及機構（client-centered model），病人本身也參與決定接受服務項目的選擇，而不是被動的被安排。然而，就現況當長照人力不足之問題，將嚴重影響未來實際可提供服務之質與量。根據統計：長照十年實施的結果是，外籍看護工從十六萬人快速增加到二十二萬人，而本國居服員卻僅九千餘人，嚴重失衡。日本長期照護也面臨照護人力不足、流動性大的問題，因此推動整合式社區照護模式，依據老人個別需求提供最適當的照護情境及日常生活的服務是很重要的。有學者針對長照人力不足問題進行過相關研究，且指出各類長照人員之缺口將會越來越大，其中最嚴重的部分在於照顧服務人員的不足。同時，目前我國仍有超過二十五萬的外籍看護工在提供服務，若他們回國後，接替的照顧人力何在？政府有何政策與誘因能吸引更多人員願意投入此基層服務？此外，在各類專業人員的訓練中，因長照服務迥異於醫療服務，然長照服務也需部分醫療專業人員的投入，只是在專業知能與技能的培養上，不應也不能僅獨厚醫療專業人員，醫療專業人員更應務實地學習與急性醫療完全不同觀念的專業知識，以及與服務對象及照顧家庭的互動技巧。醫療體系強調的是醫病比與護病比，但在長照服務體系中，照服比（指長照人員與服務對象之百分比）的明顯落差，亟待解決。

臺灣已培育超過十一萬照顧服務員，目前每年新培育近一萬人，但政府論時支付，居家服務單位百分之九十五採時薪，少有升遷機會、缺乏成就感，故留任率低。政府已開始提供缺工獎勵金，企業提供實習津貼，鼓勵人才留任；政府透過量能提升計畫，以加成支付，獎勵居家機構提升月薪聘僱比率、建立照服員職涯發展與升遷管道獎勵提供進階服務、全人全

家走動式服務與失能者自我照顧能力訓練、提升照服員成就感與留任率，讓年輕人看得見未來，願意投入。同時，大專校院長期照顧、老人服務科系與長照服務單位，共同推動產學合作方案，整合人力培訓課程，並成立一站式整合知識平臺。該平臺除提供民眾及居家服務從業人員可隨時查詢訓練及職缺資訊，以及有心投入居服領域者專屬諮詢與知識平臺學習服務，以期提升居家服務整體人力資源與服務品質，相關資訊可自網站查詢，以利專業人才與需求單位的媒合。

隨著高齡化社會的加劇，長照需求持續上升，同時也顯現出國內長照相關資源與人力相當缺乏、地方資源分配不均，偏遠地區尤甚……等。根據衛生福利部統計，二〇一六年全臺失能人口計有七十五萬人（其中老人有五十一萬），照顧服務員的需求將達六萬人，還需加上包括社工、護理、物理治療師、職能治療師等約近四萬人，才能滿足需求。目前照顧服務員只有二萬人，落差即達四萬人，最為不足。近年來政府雖加強招訓照顧人員，但願意投入者比例仍很低，原因乃在於薪資水平偏低，社會對於「照顧他人」的工作仍存有「下層階級」觀念，有待提升。臺灣的長照專業人力存在主要盲點：第一，雖知社會上有很大的需求，卻始終視為低端的邊際產業，不重視服務品質也怠於建立制度；第二，一味追求廉價此大量倚賴外籍看護工，使本土照護人力的培育難於突破。長期照護服務人力是建置完整長期照護服務輸送體系的關鍵因素，然而如何提升留任率，吸引更多年輕人加入是發展長照人力政策重點。同時，檢視自二〇〇七年的長照十年計畫執行至今，成效不彰，非但在最主要的居家服務項目上出現制度建立困難和人員培力的困境，且大量引入廉價勞動力的外籍看護，更使得居家服務員的工作時數彈性且不穩定；再加上居服工作所面臨的高壓低薪的情形，讓居服業務越來越難以吸引工作者投入。

我國於十年計畫中，對於長期照護所需人力，已經採取若干積極措施，但礙於各地區資源落差甚大，照管中心的整合運作與服務提供單位均感不足，加上勞動條件不佳，難以留住長期照護人力，很多民眾只好借重外籍看護，連帶造成發展服務資源更為困難。在社區內透過信任關係基礎，進

行深入全面性的評估，掌握社區內老人的生活習性及疾病與障礙類型，進
而追溯生活型態中促進健康的可能因子為何，提出合適的介入計畫與行
動。是以，建立一個以「社區長期照顧中心」為主要高齡照顧的服務方式，
藉由結合社區福利據點，提供老人照顧與高齡衛教服務，以解決當前面臨
低生育和高扶養比的社會情境下，家中老人的照顧困境。透過此計畫在各
社區推動並建構長期照顧服務網絡，然而當面對人口快速老化以及對於相
關服務的多元需求不斷出現時，相關服務產業的建構，已顯得刻不容緩。
並且加入預防性照顧業務，除了托顧老人以外，也協助社區長者參與健康
促進活動達成成功老化，成為一個具有多功能的樂齡據點。

表 2-8　長期照護專業人員

專業人員		內涵
醫事人力		長期照護服務依其主要從業類別，包括醫師、護理人員、物理治療人員、職能治療人員、營養師、藥師等。
社工人力		長期照護服務包括領有社會工作師專業證書人數及從事社會工作人員。
照顧人力	照顧服務員	服務單位聘任或具合約兼任照顧服務員。
	居家服務督導員	服務單位聘任或具合約兼任之居家服務督導員。
	外籍看護	服務單位聘任之外國籍人員從事照顧服務工作者。
	教保員	服務機構聘任或具合約兼任之教保員。
	生活服務員	服務機構聘任或具合約兼任之生活服務員。

（資料來源：作者整理）

　　社區主義認為人是社會的動物。自出生起就成長於社會中，就與其他
人擁有人際關係，並扮演既定的社會角色及責任，從社區主義的角度出發，
認為個人主義是一個抽象而抽離於社會真實現象的概念。個人主義不能將
人視為在真空狀態，而認為個體只能在與其他人的共同脈絡中被了解；另
外，集體主義常是政治和倫理哲學教條，可能造成個人自由的犧牲。社區
需求評估就像是要了解一個人一樣地去了解一個社區。「社區需求評估」的
重點在於注重社區和行動者的「互為主體性（intersubjectivity）」，讓彼此的
需求都能夠互動、交流。考量長期照護需求多元化的特質，在人力資源的

發展上，應擴大專業人員參與的層面，包含醫療、護理、復健、營養、藥事等。同時在人力資源規劃運用上，為強調多元整合團隊模式的重要性與功能，亦須擴大各類照護人力的培訓，提升人員服務專業度，以健全長期照護人力制度。未來，也將發展認證機制，要求投入長照專業領域人力應接受長照專業課程訓練，以加強人員管理。

　　長期照顧的需求或問題往往是多重且複雜的，為提供個案或被照顧者全人性與整合性的照顧服務，照顧管理中心的成立被賦予執行該項任務。然而，在現實環境的限制之下，照顧管理中心的運作卻面臨多重的問題。為因應這問題所帶來的挑戰，照顧管理中心的團隊運作，除必須重視資源網絡的建構外，亦可從專業團隊的建立與管理出發，透過團隊成員的分工、協調、學習與成長，來增進其服務的質與量，並透過充權個案與績效的檢視，以凝聚專業團隊的士氣，進而實現其服務人群的使命與目標。當前我國有超過二十萬戶僱用外籍看護，外籍看護政策方向，也會關係到長照成敗。為加強照顧服務員參與提供長期照顧服務及留任意願，長期照護服務要做得好，服務人力是成功的關鍵，政府於二○一○年起，即分期展開長期照護專業人力培訓，積極推動人力資料庫建置，對於缺口最大的照顧服務員，政府公布的《長期照護服務法》即明定其長照專業人員的定位，將訂定子法、授予專業資格證明；另外衛生福利部推動照顧服務員分級晉升制度，與教育部共同研議推動長照學程及建立長照實習制度，以提高民眾投入長照服務的誘因和意願。此外，提升本國照顧人員數量若有困難，長照體系完成建制後，家庭外勞可能會並存一段時間，最後，如需要將外勞納入體系中，外籍照顧員的訓練與專業證照建立，也是一項重要議題。同時，也應鼓勵在臺灣超過五十萬的新移民，在照顧自己家庭之餘，也能投入長照體系，以彌補不斷擴大的人力缺口。工作重點與策略如下：

表 2-9　長期照護專業人員運用與保障

專業人員		內涵	保障
外籍看護	政策規劃	外籍看護工係屬補充之輔助人力，並透過跨部會協作建立外籍看護工之管理制度，使成為照顧服務員之補充人力。	1. 強化照顧服務員勞動權益並提升實質所得，減輕服務提供單位營運成本，促進參與提供服務與留任之意願。 2. 積極透過各種宣導管道，增進社會大眾對居家服務內容與照顧服務員角色之正確認知，提升其專業形象。 3. 針對通過技能檢定之照顧服務員發給證照加給，鼓勵參與專業資格認證，並提升照顧服務人力之素質與專業知能。 4. 整體檢討照顧服務員培訓與留任制度，並修訂照顧服務員訓練實施計畫，充實照顧服務人力資源。 5. 因應服務對象之失能樣態與多元照顧需求，加強辦理照顧服務員在職訓練、失智症老人照顧訓練等，另加強感染控制之觀念與工作中自我保護課程，增進照顧服務工作安全，維護照顧服務品質。 6. 鼓勵服務提供單位聘僱男性照顧服務員，逐步改變社會文化對照顧工作的性別刻板印象。
	專業培訓	外籍看護工入境後接受在職訓練規範，若其通過與本國照顧服務員相同之訓練、認證，仍可成為長期照護人員，與本籍照顧服務員之要求相同。	
	監督管理	實施外籍看護工申審機制與國內照顧服務體系接軌方案，將聘僱外籍看護工需求評估資訊化並納入監督管理。	
	多元服務	統一聘僱外籍看護工，再外派至家庭、社區，提供居家服務、長期照護體系發展。	
本國照護	擴大培訓	修正照顧服務員訓練計畫，取消學歷限制，加強輔導新住民參與培訓課程。	
	培訓輔導	增加居家服務提供單位為實習場所，加強訓練課程內容有關居家服務之介紹與認識，積極輔導學員結訓後投入居家服務工作行列。	
	精進配置	補助居家服務單位提供輔助照顧工作之簡易配備。	
	在職培訓	照顧服務員每年須接受一定時數在職訓練課程。	
	專業督導	聘具有社工或護理專業之居家服務督導員，主責照顧服務督導事宜，提供專業支持之工作環境，提升居家服務競爭力。	
	薪資保障	明定照顧服務員薪資保障，核發照服員績效獎金、年終獎金、保費等必要支出；補助偏遠地區照顧服務員交通費以保障照顧服務員之實質收入。	

（資料來源：作者整理）

在社區長期照顧的拓展下，有愈來愈多的老人可能同時接受家庭照顧與正式的服務。正式照顧體系較能處理可預測的、例行性的、需要技術性的知識工作。建構一個連續性的長期照顧服務系統、跨專業團隊整合的重要性、朝向產業化模式發展及擴大向外發展長期照顧相關產業，需照顧與照護程度及需求之輕重，可以安排不同專業人員介入主導服務之進行與發展，接納不同專業人員進入到團隊當中，讓團隊能有好的合作與協調，共同努力跨越不同專業的藩籬而彼此合作，謀求社區長照系統的建立，以及達到服務對象與家庭、社區及服務提供者的最佳利益為優先原則。在實務上，外籍監護工並不會結構性的搶走本國照顧服務員的工作，反而是幫助臺灣穩定了目前的照顧需求，因此應該要思考的是要建立一個融合了「納入照顧管理」與「私人僱用」皆能運作的「以服務使用者為核心」的管理體系，才是符合現況的需要。並視需要進行跨專業團隊的協調，以增進專業間的對話與成長。為使長照系統得以有效率、效能及永續性經營，朝向產業化模式發展有其絕對之必要性。

即使在世界上老齡人口比率最高的日本，在一九八九年推動「高齡者保健福祉推進十年戰略」時，便明訂以「本國籍看護工」為老人照護的主要人力來源，開始大量培育專業的「介護福祉士」。在日本，要成為一位專業的介護福祉士，必須通過國家的專業考試，包括溝通技巧、心理與生理構造、老化的認識、殘障的認識以及失智症的認識等十二個科目，同時還要經過五百個小時的專業性訓練，才能夠取得介護福祉士證照。在嚴格要求下，每年的通過的比率只有六成。雖已制定相關策略應對有關挑戰，但長者照護的問題仍然存在（Japan Institute of Labour, 2003）。統計顯示，家庭照護員不滿意薪資，兼職或鐘點家務助理抱怨薪金不穩定。這使許多曾經受訓的工人不願投身這個行業，以致閒置合資格的人手。為了應對人手短缺的挑戰，各國都試圖制定不同的策略來解決這個問題。長期照護實務檢討策勵，是機構應提供「實惠措施」，事業前途和晉升機會等重要措施，以吸引和挽留照護人員，而培訓和學習新技能，則有助提升工作滿足感，

更有利於挽留人才。還有其他可用策略，例如澳洲政府鼓勵雇主採取彈性工作時間，靈活的休假安排，以及臨時兼職工作等。

為儲備老年長照領域及身心障礙相關服務領域所需各類人才，能迅速開發充足長照人力，並予以高效率運用，以因應即將到來的高速高齡化時代需求，應採取下列概念及舉措：

表 2-10　長期照護專業人員培育方式

培育方式	內涵
擴大人才	降低進入長照職場就業的門檻，由簡易的一端吸引各種人力。
強化職訓	加強社會成員投入長照產業的專業培訓，所有照顧職類之職訓，建立初階與進階的連續關係，例如，「到宅＋日托加訓」，「居家＋日照加訓」。
逐級培育	逐步培訓以提升其照顧能力與職級，並逐步強化其職能與人才分流的培訓管道，使能升級為進階人員。
學校養成	中等與高等教育體系之人力儲備配套，學校教育的技職體系，與高等教育中的照顧相關科系（例如社工、老服、運動休閒等）培育，以強化學生未來就業力。
志工培訓	「初級預防」由志工體系的「社區關懷據點」（或長青、樂齡活動、老幼共學等）來達成，以促進活躍老化與社會參與為目標。

（資料來源：作者整理）

培訓課程的提供地點應考慮近便性，且課程應設計為時間更濃縮、加訓更多元之整合式課程，先培育基礎人力設立「老人日托」並提供「到宅支持性服務」，再逐步加訓人力，以升級達「微型日照」功能，並能提供「居家式長照服務」。同時，建立普及輔具流通網絡，減輕照顧人員負擔，並建立普及輔具流通管道，才能創造本國人願意就業的條件，以及足以因應高度高齡化時代需求的照顧體系。

臺灣長期照護的主要人力，除了家屬之外，就是移工。為落實長期照顧必須持續擴充增加照顧服務員人力，鼓勵專業人員投入服務。為使長照專業人力養成有明確規範依據，內政部訂有《老人福利服務專業人員資格及訓練辦法》以確立照顧服務專業資格。目前我國長照服務員養成包含三

大主要訓練機制，分別為內政部、勞動部及教育部，各有不同的教育訓練模式與取得證照的輔導機制，以促使我國照顧服務人力素質得以提升。進行跨專業團隊的協調，以增進專業間的對話與成長。為使長照系統得以有效率、效能及永續性經營。

「長期照護（long-term care）」之實質內容自古有之，可追溯自兩千多年前西方遠古時代之希波克拉底（Hippocrate）時代的健康照顧，即包含了較為長期之照護內容；另在中國遠古時代（西元前五百年《禮記・禮運・大同》篇）亦揭載有：「老有所終，壯有所用，幼有所長，鰥寡孤獨廢疾者皆有所養，是謂大同。」二千多年前，西塞羅（Cicero）曾完成一部以老年人為研究對象之專著《老年與友誼》（*Old Age and Friendship*）。其後從十六到十九世紀，歐美相繼出版了二十餘種老人問題研究之專論。足見自古以來，雖未必有此一正式「長期照護」之辭彙，但卻已含括老年人或身心障礙或特殊照顧需要者「長期照護」的涵義，與今日之認知與涵義雖稍有不同，但相去不遠，亦能串接或連貫。社會福利政策的制定往往涉及價值取向抉擇，擺盪於個人主義與集體主義兩個取向之間，而此價值抉擇亦又會影響政策的給付對象、資源形式、輸送方式與財務結構。提供老人參與志願服務有其積極意義，包含化被動的受照顧者為主動的照顧者、化消費性為生產性、從無角色變有角色、助人亦自助。讓老年人可以藉由志工參與，發展他們的社會資本，就微觀而言，增進老人的人際交流網絡；就宏觀而言，高齡者透過擔任志工，達成文化智慧經驗傳承的使命，將使社會更祥和、更美好。

長期照顧服務需用到團隊合作的方式以提供完整的服務，整個長照體系的關鍵樞紐就是照護個管師與照服員。考量長期照護是多重面向的服務，包括老年失智、身心障礙、精神障礙、發展遲緩、特殊需要，因此必須有效運用一系列工作與方法，以進行篩選、評估、目標界定、資源確認，介入計畫的擬定與執行、品質監控，再評估、追蹤、結案等，來達到個案客製化目標計畫（如滿足需求、品質促進、資源運用、成效控制），完成一個長期性多層面且具服務廣度的密集照護管理。因此如何接納不同專業人

員進入到團隊當中，又如何讓團隊能有好的合作與協調，共同努力跨越不同專業的藩籬而彼此合作，謀求長照系統的建立，以及達到服務對象與家庭及長照參與者的最佳利益為優先原則。同時，任何組織發展的關鍵在於人才，組織如何留任與吸引相關專業人才是一個重要的課題。人才的留任貴乎有效地任用、賞識與有計畫的栽培；而人才的吸引貴乎組織的願景與成果共享；當組織有遠見時，勢必能夠有更宏大的發展。爰此，宜朝向提升照護服務資源的誘因及市場競爭力，藉由增進勞動條件，提升留任意願，並塑造良好就業環境，以發揮長期照護服務功能。

結語

　　世界主要福利國家為因應沉重的社會福利負擔，開始於一九六○年代末期倡議和發展多元主義觀點的福利服務模式，政策上也開始朝以「社區為基礎（community-based）」的服務走向；主張透過社區多元資源的投入來滿足居民照顧服務的需求，以期建構結合政府部門、非營利組織、志願部門及商業部門的多重服務供給模式。英國在社區照顧政策發展中，歷經了從去機構化到福利國家，以及解除福利國家之政策發展歷程，亦即特別強調政府、市場自由經濟與志願服務部門共同的競合角色，以達到福利的最大效益。此舉能提供我國在整體照顧政策上之參考。社區化和產業化的方式更能夠促進更多投入社會工作的機會，讓長期照護工作同時「制度化」與「產業化」，像播種般在每一個獨立社區中推廣與成長。

　　老人福利政策重點，在回應高齡化社會福利需求，落實居家化及社區化的政策導向，提供老人多元的選擇與福利服務。周延的老人福利，應保障老人基本生活需求並提升老人生活品質，同時，追求維護老人尊嚴及自主的政策目標，以確保老人在經濟安全、醫療照護、長期照護、居住安養及社會參與需求滿足。我國規劃長期照顧對象，係為滿足人口高齡化導致之照顧需求，故以老人為主要服務對象。社區綜合型日間照顧服務的發展模式以社區為單位推廣，也正因為是以彼此熟識的一群人為服務對象，不

但能增加老年人的接受度，也同時增進社區居民參與的可能性，因為這不再只是一個單只屬於老人的機構，它也會是未來每一個社區居民年長後享受服務的地方，而這樣的觀念正是「社區」之所以能夠成為民眾互助系統的原因。

第三章 社區長照與社會需求

前言

當前臺灣民眾長期照顧需求日漸殷切，照顧失能者的責任亦由家族化轉變為社會化，青壯人口的老人扶養負擔明顯加重，老人的經濟安全、社會與健康照顧、高齡就業、住宅、社會參與、休閒消費、交通與溝通等規劃均待加強。「長期照護」含括生活、健康及安全三大方面之需求之滿足、照護之提供、規劃與發展。此乃為人類所必需，亦是現代文明社會所必須面對的議題。不只是公共部門不可避免地必須擔負起一部分責任，即使產業界在西方先進國家早在二十世紀八〇年代已大幅投入照顧服務產業，不只是非營利組織與非正式部門家庭社區等，結合前二者並推展私人營利部門投入照顧服務產業，以共同建構普及完善的長期照顧體系已刻不容緩。

由於社區照顧服務尚在起步階段，資金短缺、場地限制、缺乏專業人員以及社區福利資源的整合等困難較多，「社區能養老嗎？」仍然成為人們普遍的疑慮。這些擔心恰恰反映了從政府到公眾對社區照顧的認識不足、政策支持力度不夠。例如，談到老年照顧往往只強調機構養老的床位數和公共財政負擔的一面，而看不到辦好社區照顧也是擴大內需的機遇，看不到照顧需求所蘊含的市場和就業潛力。這一認識的滯後，也反映了社會工作、管理學、經濟學等學科在高齡問題研究上介入不足。有鑑於此，政府大力推展照顧服務產業，開放老人住宅營利事業單位經營，二〇〇七年大力推動「建構長期照護十年計畫」，發展福利產業，建構「投資型的福利」，創造就業機會，也帶動醫療產業，產業化與市場化所面臨的是專業化品質另一面的挑戰。面對此一急遽產業化快速發展，社會工作者如何在老人長期照護產業中，定位社會照顧專業品質是極重要的議題。因此，在社區長期照顧服務中如何達到預防性目標，從醫療照顧到預防保健，以能達到降低障礙的可能與增加健康生活的生命期間，成為專業服務與老人應努力的目標。

壹、社區長期照顧的理念

自古以來，有人、事、物的存在即有「照顧（care）」之問題與需求，普天之下萬事萬物均可能出現或發生照顧之情況，也均離不開照顧之事務；將照顧情況集中在人身上時，則有的人可照顧一些人、事、物，是為照顧（提供）者（giver, provider）；有的人則接受照顧，乃為照顧接受者（receiver, recipient）。相較於一般成年人，高齡者的疾病較多，且失能的狀況也明顯為高，因此，高齡者的健康照護有其特殊性，需要同時兼顧疾病治療與功能照顧，具有其特殊性，必須採取特殊的照護模式。在人類社會裡，衰弱老人大多數是由家庭來照顧，由於臺灣近年來家庭型態的改變和大量婦女投入勞動市場，影響了家庭成員相互照顧的責任，老人照顧的重要性備受重視。社區照顧，它傾向於對案主提供一個適當層次（right level）的處遇與支持，促使人們達到最大的獨立及對自己生活的掌控。其關鍵在於「促使人們達到最大的獨立及對自己生活的掌控」。因此，社區照顧的政策不再是在何處（where）提供照顧、或由誰（who）提供照顧的議題，而是如何（how）提供照顧的議題，亦即只要能達到案主最大的獨立與自主便是社區照顧的目標。社區式照顧服務，讓子女方便探視陪伴，或許更貼近臺灣老化實際需求。在地老化不難，可重新打造閒置空間，樓下作市集或社區關懷站，樓上改建日間照顧中心，同時由健康者扶持亞健康長者，亞健康長者扶持不健康長者，創造出長者的社會價值，讓老人走出家中，和老鄰居共同互動學習，安養中心能給予的服務，在社區就能做到。

日本是全球高齡化社會明顯的國家，多年來，因老年社會所衍生的老人「孤獨死」、高齡者受虐，及高額醫療負擔等問題層出不窮。為了避免家庭裡的照顧者掉入「照護地獄」的深淵，日本政府從二〇〇〇年便著手推動「介護保險制度」。根據這項制度，年滿四十歲以上公民須強制投保，屆滿六十五歲以上若有需要即可申請介護服務，被保險人僅需負擔百分之十的介護費用，其餘的百分之九十皆由保險支付，以全民共同分擔的方式來解決老人照護問題。從長期照顧的演進，在先進國家約可分為四個階段：

表 3-1　長期照顧的演進階段

階段	年代	內涵
家庭照顧	一九四〇至一九五〇年代	為「濟貧」到「防貧」的時代，視長期照顧為家屬應負的責任。
專業照顧	一九五〇至一九六〇年代	為福利理念的時代，由選擇主義到普遍主義，特性是「制度化」、「普遍主義」及「社會福利制度」，老年人的照護專業領域便已逐漸成型，長期照護領域從一般性描述逐漸轉成為專業性探討，亦蔚為整體照護體系中重要的一環。
多元服務	一九七〇至一九九〇年代	前期為社區資源之正常化與統合時代，強調需要「住宅」、「福利」及「醫療」的整合規劃，後期則重視互助、他助、自由選擇。
市場機制	一九九〇年代以後	1. 強調個人責任，推展契約化、自我選擇福利及服務方式。 2. 重視個別需求，縮短家庭、照護機構所提供服務的差距。 3. 公共與民間力量並重，透過市場機制，提高競爭與效率，同時引進民間力量（如非營利組織[NPO, NGO]），以減輕政府負擔。

（資料來源：作者整理）

　　根據臺灣人口結構與社會發展的實況，居家服務的方式明顯不能當作解決照護問題的主要方法。為了找到合適的照顧模式，需以重新打造一個互助模式來當作政策主力，改革現行的長照政策逐步轉型以社區網絡為基礎，建立一個以「社區綜合型老人日間照顧中心」為主要高齡照顧的實物給付方式，藉由結合基層民政單位（村里系統）的社區小型福利據點，提供老人照顧與高齡衛教服務，以解決當前面臨低生育和高扶養比的社會情境下，家中老人的照顧困境。並且加入預防性照顧業務，除了托顧老人以外，也協助社區長者參與課程成功老化，成為一個具有多功能的樂齡據點。老人社區照顧屬於長期照顧的一環，老人社區照顧是要發掘並連結正式與非正式的照顧資源，讓這些資源單位輸送照顧服務給有需要長期照顧的老人，使他們能和平常人一樣居住在家裡生活在社區中，而又能得到適切的照顧。照護服務的提供從單方決定及給與，轉而賦予利用者選擇的權利，即依使用者需求提供服務。社區照顧提供適切的介入與支持，使人們擁有較高的獨立自主性，強化生活正常化及生涯規劃能力，讓長者能參與社會

生活或勞動，以自立、參與、創造價值，維護尊嚴。並能掌握自己的生活，其中不僅強調政府服務供給的主要角色，更要協助家庭、親友、鄰里成為主要照顧者的幫手。推展老人社區照顧的理念有如下數點：

表 3-2　推展社區長照照顧的理念

原因	內涵
回應社會需求	隨著高齡化社會的來到，老年人口愈來愈多；也隨著醫學的發達，老人長期慢性病患也愈多。
改善機構照顧	與社會隔離式的機構照顧，易使案主們在心理上受到損害，並妨礙他們獨立生活能力的需要。
補強家庭照顧	實際上長久以來，大部分有需要照顧的老人都是留在家裡尤其家人照顧。但長期照顧下往往會造成照顧者疲累與壓力。
考量財政因素	建造和經營照顧機構是相當昂貴的，尤其是因應福利國家導致的財政危機而縮減福利預算，社會福利部門沒有能力再大量收容有需要照顧的老人。
促進長者融合	讓有需要照顧的老人留在家裡生活在熟悉的社區環境中，並且又能就近得到適切的照顧，相對於遠離家園去到一個陌生的機構接受照顧，這種方式是更具人性化且較符合社會融合的原則。

（資料來源：作者整理）

　　由於「人」永遠存在一定之生活暨健康照護之需求等待滿足。當論及照顧問題的解決時，則須連上關聯性密切或更進一步需求配套之滿足（well-met）、幸福安適（well-being）及安全（safety）之考量，故僅僅照顧當不敷應此必然之配套而來之監督、保護需求與實務，故須擴大為照護（care）之設計與落實。目前臺灣的長期照護，主要仰賴兩種方式來提供。其一是「病房化」的長期照護機構，另外則仰賴外籍看護。在長照機構中，以私人經營為主，其價格並非一般家庭能夠長期負擔，若家中有兩個以上的老人入住，更是讓家中無法負擔。然而，老人卻未獲得適當的照顧。幾乎所有的機構都以醫院病房的模式，來規劃與安排老人的生活照護，此外在壓低成本提高利潤的經營軸線下，人力不足、超收住民等威脅品質的事件層出不窮。這一方面使得「住養老院」成為「被遺棄」的負面標籤，而

低薪高工時的勞動條件，也使得照護服務員無法成為吸引人的工作，缺工成為常態。

提供長照服務的窗口沒有整合，醫院和安養護機構、居家社區沒有連結，也使我們目前提供的長照服務，呈現片段化。長照服務都是一項一項發展出來，如老人送餐、日照、居家服務等，缺乏全面通盤、有脈絡的整體規劃，各社區的長照服務也由不同單位承接，民眾想申請服務時，送餐、日照、居服可能來自不同窗口，加上每個服務都有其局限性，無法一次到位。相對於片段化的長照服務，只要請一位外勞，家裡所有需要的服務，一個人就解決了。正因為外勞提供的是整合性的服務，所以臺灣家庭外籍看護工申請人數攀升不下。醫療院所和照服員之間缺乏橫向聯繫，也使失智或失能老人在醫療和照顧間的連結度不足。歐美國家為整合老人的醫療和照顧，訓練一批通曉長期照護的醫師，給予病人持續性治療照護，安養護機構內也有長期合作的醫院及物理治療師，不會在機構老人出現病癥或其他問題時，逕至送請醫院急診室處理。臺灣長照服務發展多年，以現在最關鍵，應整合已發展的服務，否則面對未來急遽增加的高齡照顧需求，將是更大挑戰。

面對高齡人口比例的快速上升，加上疾病與失能的雙重壓力，老人醫療照護與長期照護的需求，勢必隨之快速增加。同時在家庭功能改變與壽命延長趨勢下，在社區場域中落實適切服務，在老人及身障人口快速增加趨勢下，確實已成為急迫與重要的議題。因此，我國的高齡者健康照護與長期照護服務，也必須要快速的提出，以減輕長者與家屬的照顧壓力。為了發揮社區照顧功能與目的，針對長者的需求將發揮統合的功能，包括：

表 3-3　社區長照照顧的角色

項目	內涵
協調者	案主不可能只有一個問題，他們需要很多服務好滿足需求，所以協調聯繫者必須與具有專業知識者或機構一起合作，才能確保資源是整合的。
倡導者	當案主無法表達意見或無人理會案主的時候，就要代表案主發表他的意見。

經紀人	協助案主選擇最合適的服務資源，並且去協商怎麼輸送資源，促使團隊中的人能互相溝通，以減少衝突增加資源的功效。
合作者	在協助案主滿足需求上，能和其他專業者一起工作，互信、溝通、互相尊重。
協助者	個別案主需要特定資訊與專門技術時，顧問可以協助案主作個案管理。
諮商者	了解案主需求且教導案主自己去開拓、維持資源。
治療者	對應案主需要短期或長期治療的處遇方案，短期治療是有生活問題或家庭危機，而長期治療是因為有人格或家庭問題。
評估者	案主與其他專業者所蒐集來的訊息，要去評估能否滿足案主的需求。
供給者	解決雙重服務、資格不符、服務品質不好的問題，要確保服務有效率。
規劃者	從服務初期開始到結束這段時間裡，規劃出案主所能接受的方法。
服務者	提供專業意見或改變體制，讓機構有更好的運作，長者獲得周延照護。

（資料來源：作者整理）

　　政府雖制頒《長期照顧服務法》，然而，以長照基金來源採「稅收制」，經費的穩定性是關鍵。根據計算，光每週一天的喘息服務，財源就高達七十億元。長照服務法強調居家式、社區式、機構住宿式及家庭式等服務模式，哪一種模式的經費來源尚未著墨，勢必引進多元力量，諸如長期照護的專業發展，不僅是帶動新型態社區產業轉型與發展的契機，更能夠將家庭的勞動力釋放出來。目前社會採取僱用外籍看護來照護家中老人，成了最「經濟實惠」的選擇。臺灣目前有超過二十五萬的外籍看護，肩負起全國最重要的長期照護職責。在每個失能者的家中，外籍看護被期待提供廉價的一週七天，二十四小時的服務，沒得休假或者喘息。這種「好用」的人力，近年來更成為長照機構的主力：本國照護服務員在照顧服務事業當中杯水車薪，長照機構聘用愈來愈多的外籍勞工。這同時也意味著，照顧服務的整體勞動條件不斷地下降惡化。事實上，長期照護可以不是造成國家財政負擔的「拖油瓶」，它是帶動新一代的社區產業轉型的發動機。最為關鍵的思維改變，在於賦予「照護」工作應有的報酬以及地位。目前臺灣接受照顧服務員訓練的人員，已經將近十萬，然而真正從事相關工作者仍然是寥寥可數。這一方面使得照顧人力不足，另一方面也無法讓照顧服務工作的專業性繼續累積提升。過去「照護」被視為一種主要由家中女性從

事的非專業性付出，其貢獻與報酬也往往被低估，這也是第一線的長期照護工作地位無法提升的文化與結構性因素。

從西方國家的經驗觀之，自一九八○年代以來，在全球政治經濟發展脈絡下，社區又重新受到各方重視。需要指出的是，社區照顧服務應當是適度普惠型的，而不是救濟型的；對老年人的長期照顧是多方位的，是從家庭支持、社區照顧到機構照顧的無縫銜接。這就要求我們必須更新觀念，從政府到民眾都需要認識到快速高齡化的形勢很嚴峻，如果不踏踏實實地在社區推進養老服務和長期照顧制度，那麼私德意義上的「孝敬」多半會淪為遐思。因此，大力推進社區照顧安全網建設勢在必行。在經濟全球化風起雲湧的發展下，單靠政府與市場並無法完全回應全球化所帶來的問題與困境，社區的角色因而日益受到重視。另一方面，由於福利國家的擴張出現瓶頸，但民眾的需求與期望日益升高，單靠國家的資源並不足以提供民眾各項生活需求的滿足。在這樣的背景之下，社區的功能也不斷受到重視。透過「社區共同照護老人」體系的建立，長期照護不僅能夠脫離營利化機構的架構，也透過社區照護網絡的建立，讓照顧者進入公共領域。這是一項我們必要的社會投資，把那些只發錢的津貼、補助調整用途，投入能夠讓社區照護體系建立起來的必要軟硬體發展，讓照護工作成為一項受尊敬的工作，從已經荒廢的小學、社區活動中心、廟埕或教會出發，透過社區之間不同家庭、組織的網絡的形成，成為推動社區照護和就業的發動機。

高齡化社會所帶來的老人問題可歸納為健康、居住、經濟、社會適應及休閒等五方面，其中又以健康和經濟方面的問題最為迫切，對於老人積極的生活安排與預防延緩疾病的意識也愈加受到重視及提升。需長照服務的長輩，程度有輕有重，需靠社會各界集思廣益，共同解決日益明顯的「高齡化」現象！社區長期照顧要有周密設計，首先要認識到專業化的社區照顧不僅是社會福利服務的重心，而且是與醫療衛生體系並行的促進健康和注重養生的照護體系和健康工程。在這方面，我國傳統醫學對慢性疾病的照護及處置可以有諸多的引介，社區照顧就是在發揮「營養均衡，保養到位，涵養深化」上落實。還可以借重二十一世紀以來的健康醫學逐步導正

傳統「以治療為中心」的偏頗，轉而強調養生保健和預防醫學為主。傳統的醫療模式忽略了人體自行調節機能和健康生活方式的重要性，導致過度醫療和濫用藥物，因而帶來了高額的醫療護理費用。恰恰是這一費用的居高不下，使得許多國家的養老財政負擔沉重。由此可見，要從政府到民眾都能認識到做好社區長期照顧是一項健康增進的工程，在努力實現社區長期照顧的同時，將會大大減輕老年人口對醫療照理資源的壓力。

貳、推展社區照顧的理念

根據世界衛生組織對於健康的定義來看，所謂的健康是指：身體、精神及社會生活中的完美狀態。「醫學」發展的終極目標並非在於「治病」，而是在於教導人們「如何促進健康，進而預防疾病的發生」。日本高齡現象，世所矚目，藤田孝典以《下流老人》一書描繪高齡安養的重要性，強調所謂的「下流老人」係指在「經濟」及「人際」方面，皆陷於貧窮狀態的高齡者。「下流老人」是社會因素造成的，因此，當前的年輕世代，亦有成為「未來的下流老人」之危機。表面上看來，「下流老人」似乎是一個專屬於高齡階段的特定議題；然而，事實上，「弱勢老人」卻是與整體社會及各世代緊密相連，甚至是攸關整體社會能否存續的嚴苛挑戰。目前，因高齡失能者隨著人口結構老化而增累，由於使用外籍家庭看護者不能使用政府補助的長期照顧服務，因此形成雙軌制度，民眾被迫在外籍家庭看護工與國內長期照顧之間做出抉擇。自一九九二年開放外勞以來，因為國內長照服務的不足，外勞成為民眾不得不的選擇，此一「補充性」人力之人數從一九九二年的三百零六人一路攀升至二〇一六年的二十五萬多人。相對地，同時期本國居家服務使用人數，卻僅及家庭外籍看護人數的百分之十三。長照政策將僱用外勞家庭排除在國內長照服務之外的效應是，讓家庭與外勞獨自承擔照顧重度失能者的負荷。

隨著老年人口的快速成長，經常造成以下問題：親子兩世代因照護壓力而一同崩垮；社會價值觀崩解，所有經濟無法自立的群體皆被歧視、排

擠；年輕世代不願消費，經濟景氣難以恢復；年輕世代考量到養育子女的
花費恐使自身淪落為弱勢老人，因而加重少子女化危機等。慢性病與功能
障礙的需求將逐漸浮現且增加，這些功能障礙者與缺乏自我照顧能力者，
除健康與醫療服務外，亦需要廣泛的長期照護服務，提供二十四小時貼身
照顧的外籍看護，無疑具備服務時間高度彈性的優點。但是，絕大多數的
外籍看護工皆與被看護者同居一室，看護工常難以獲得足夠的休息，間接
損害了對被照顧者的照顧品質；例如外籍看護工因身心負荷，致使工作疏
忽而致被照顧者跌倒受傷。

依據二○一○年國民長期照護需要調查之結果顯示，在各年齡層的失
能率方面，七十五至八十四歲者之失能率為六十五至七十四歲者的三倍，
八十五歲以上者近半數是失能；推估至二○三○年失能人數近一百二十萬
人，其中六十五歲以上占整體比例亦增加為百分之八十，至二○六○年失
能人數近二百萬人，其中六十五歲以上占整體比例亦增加為百分之九十，
可見未來我國長期照護的需求將大量增加。

為因應高齡化社會，疾病型態改變，國人對於長期照護需求日益遽增，
針對個人與社會層面，克服「弱勢老人」問題的因應對策如下。

在個人層面，包括對相關保障制度的正確認識，心態上需趁早為老年生
活作準備，放下自尊、接受他人幫助，以及透過參與義工或市民活動，來維
持社會網絡，並培育接受支援與使用資源的能力；使老人或障礙者可居住在
自己熟悉的社區內，提供服務給因身體健康不佳，但只要獲得社會照顧與
健康照護而仍能夠生活在家中者，以降低或延緩機構式照顧的時間與機會。

在社會層面，在高齡化現象的趨勢下，催促著社會福利國家都扣緊著
長期照顧服務的途徑、成本、品質等議題，找尋提升所有失能者的長期自
主生活方法。從所得重新分配、制度改善、消弭住居窮困、年金革新等層
面切入，主張修正貧窮、貧富不均與不平等，並破除年輕人與孩童的貧窮
再製問題。

同時，為建構完善的長期照護制度，政府是從需求、供給、法制、財
務等四面向分三階段發展建置。

表 3-4　推展老人社區照顧的理念

面向	主軸	內涵
需求面	十年計畫	期程為二〇〇七至二〇一六年，主要為建置基礎服務模式，發展長期照護服務方案，以提供民眾需要的評估，連結服務提供單位並提供所需的服務，政府並提供一定比率的經費補助。藉由十年計畫已完成服務模式的規劃建立，十年計畫的中程計畫更以此為基礎，以擴大長期照護服務對象為主要規劃。
供給面	長期照護服務網計畫	期程為二〇一三至二〇一六年，為充足我國長期照護服務量能，使服務普及化，並作為長期照護實施的基礎，長期照護服務網需加速推動。長期照護服務網計畫主要係為均衡長期照護資源之發展，使長期照護機構及人員合理分布，針對資源不足區予以獎勵設置，以均衡長期照護的在地老化及可近性。
法制面	長期照顧服務法	健全長期照護制度，除了服務供需面建置外，仍需透過法規制度給予相關規範，訂定長期照護服務法，以確保所提供的長期照護服務具有品質，保障接受服務民眾的尊嚴及權益，以利長期照護制度穩定發展。
財務面	健全長期照護財務措施	我國為保障人民獲得健康醫療照護服務，減少國人承擔昂貴醫療照護費用負擔，已推動全民健康保險；同樣長期照護費用負擔，因現今高齡化日益嚴重，政府財政拮据，為減輕民眾取得長期照護服務之財務負擔，著手規劃長期照護財務制度，希望藉由國人自助互助、風險分擔精神，確保民眾均能平等與有效獲得長期照護服務，降低整體社會成本，屆時整個國家的社會安全保護網絡即得趨於完備。

（資料來源：作者整理）

　　臺灣隨著人口結構特徵帶來了高齡化、平均餘命的延長、疾病型態的轉變及失能人口大幅的增加等因素，有關長期照顧服務的需求也日益增加。又為維護民眾獲得長期照護服務權益，服務資源分布普及性與合適性為首要考量，目前，家庭及社會結構的改變，如核心家庭及雙薪家庭增多、婦女較高的勞動參與率、少子女化現象等等，都影響了整個社會生產及照顧人力之供給。同時，觀諸我國長期照護資源分布不均，長期照護服務又為人力勞動密集單位，其中以照顧服務員為主要人力，現因薪資水準及專業角色尚待建立，及國人偏好成本較低之外籍看護工等因素，致使人力需求培訓缺口最大。爰此，需要積極獎勵長期照護服務資源發展，並規劃將各類醫事長期照護人力需求缺口補足，塑造良好勞動環境以留任人

才，並提升照護機構服務品質；同時宜規劃建置長期照護機構管理資訊系統，依據財政狀況及服務資源整備情形，規劃逐步擴大長期照護服務對象；建立長期照護需求盤點系統。隨時掌握長期照護供給資源之分布與量能狀態，俾利建置健全長期照護體系，以確保失能者能獲得妥善長期照護服務。

綜上，建置完善長期照護制度，需要將醫院和長期照顧連結，一方面奠定長期照護實施的基礎，另一方面滿足民眾獲得照護權益，這為長照整合的重要策略。多樣化出院後照護措施目的在降低住院天數與醫療花費，並可協助病人從住院過渡到社區。這些健康照護措施包括居家健康照護（居家護理與家事服務）、復健服務、出院後持續服務，讓急性醫療資源得到最高效益的使用，為促成資源整合與使用的有效性和效率，照顧管理成為關鍵。

參、老人社區照顧的需求

一個完整的「健康服務模式」，不僅是要致力於「健康促進」及「疾病預防」的推展，更重要的是還要建構一個完整的「預防治療及照護」模式。因為，唯有替民眾建構一個從「疾病預防」到「疾病治療及追蹤」皆完善的社區健康照護網絡，才可以幫助每個民眾可以免於疾病之恐懼。需要被長期照護的病人最明顯的轉變除了生理層面的變化外，會因疾病或意外事故而喪失生活自理能力，產生情緒困擾，感覺失去生命的尊嚴、掌控經濟的能力，進一步產生悲憤、憂鬱、焦躁、自怨自艾、沮喪、恐懼、擔憂等等的負面反應。需要被長期照護的時間一旦拉長，容易衍生出更多的負面情緒，例如：久病厭世、自暴自棄、恣意的在周圍的人身上發洩情緒等等，這些情緒壓力都有可能會影響自己面對疾病的態度以及最親密的家人，導致自己和周圍的人都籠罩在負面情緒循環當中。

我國在一九八八年核定的兩個三年計畫，促使機構式服務資源大量成長，但是，支持老人留住社區的服務資源卻依然十分欠缺。顯示我國的發

展趨勢如不進行調整，將與去機構化的世界潮流背道而馳，使我們社會必須負擔機構昂貴的照顧成本，又無法滿足民眾「在地安老」的願望。由於臺灣地區人口快速老化，長期照顧的需要勢必日益增加，加上長期照顧事故與急性醫療保障事故在風險性質上的差異，臺灣社會有必要建構長期照顧制度。其功能在於連結照顧需求與供給，提供長期照顧需要者基本需要的滿足，減輕家庭部門的負擔以及確保服務的品質，而在市場機能未有效運作情況下，政府有介入提供基本保障的必要。因此，老人長期照顧政策應積極朝向「社區化」的發展方向，需要努力的推展包含：

表 3-5　推展老人社區照顧的應對作為

社區照顧的推展	社區照顧的迷思	社區照顧的對應
社區照顧有其需求	社區照顧並非是家庭照顧的替代方式	評估地區長期照顧需求，設定發展目標。
應長照需求的增加	社區能提供足夠實施社區照顧的資源	發展多元的「在地」服務，服務當地民眾。
建立社區志工服務	建立志願部門以參與分擔社區照顧的責任	優先提供居家支持服務，降低對機構式服務的依賴。
人性化及社會整合	是否有建構完整且足以擔當協調和合作的服務網絡	連結資源建構社區照顧網絡，提升服務成本效益。
考量財務上的負擔	社區是否能有足夠的財務資源	建構資源確保投入，以支持社區式長期照顧體系的發展。

（資料來源：作者整理）

　　長期照護是指對失能者或失智者，配合其功能或自我照顧能力，所提供之不同程度的照顧措施，使其保有自尊、自主及獨立性或享有品質之生活。其內涵為：對身體功能障礙缺乏自我照顧能力的人，提供健康照顧（health care）、個人照顧（personal care）、及社會服務（social services）。服務可以是連續性或間斷性，但必須針對個案的需求，通常是某種功能上的障礙，提供一段時間的服務。因此長期照護應包含有診斷、預防、治療、復健、支持性及維護性的服務。

目前臺灣的長期照護，主要仰賴兩種方式來提供。其一是「機構化」的長期照護機構，另外則仰賴外籍看護。在長照機構中，以私人經營為主，其價格並非一般家庭能夠長期負擔，若家中有兩個以上的老人入住，更是讓家中負擔沉重。然而，老人卻未獲得適當的照顧。幾乎所有的機構都以醫院病房的模式，來規劃與安排老人的生活照護，此外在經營成本的經營考量下，人力不足、超收住民等影響品質的事件層出不窮。這一方面使得「住養老院」成為「自生自滅」的負面標籤，而低薪高工時的勞動條件，也使得照護服務員難以成為吸引人的工作，缺乏專業投入工成為常態。因此，僱用外籍看護來照護家中老人，成了國人最「務實實惠」的選擇。這種「務實好用」的人力，成為長照機構的主力；本國照護服務員在照顧服務事業參與中愈來愈少，長照機構聘用愈來愈多的外籍勞工來壓低成本。這同時也意味著，照顧服務的整體勞動條件難以提升。

長期照顧財務負擔沉重，照顧品質無法確保，且服務提供不夠普及。長期照顧所需費用，醫療相關部分由全民健康保險提供慢性病床及有限度居家護理給付；全民健保提供出院計畫病人居家護理。社政單位僅針對低收入、中低收入老人提供機構及居家式服務的補助。隨著社區人口持續老化，社區中需要長期照護的老人越來越多，再加上居家個案希望儘量延長住在家裡的時間，居家個案的依賴程度越來越為嚴重。因此，在社區化照顧已是許多歐美先進國家的長期照護政策之主流之下，未來臺灣也勢必受此趨勢影響，使社區化照顧在未來成為臺灣長期照護服務主要的供給模式，在此前提之下，社區長期照護體系則必須要先朝向一種跨領域、多元化的照顧模式發展。積極考量高齡者的需求，例如：結合衛生所的護理人員或相關資源進行訪視，量血壓、提供營養資訊或接受健康諮詢，適時提供保健知識和建議，以使老人長輩可以依需要前往就醫。參酌 Bradshaw 將需求分為四大類：規範性的需求（normative need）、感覺性的需求（felt need）、表達性的需求（expressed need）、比較性的需求（relative need）。相應於社區長期照顧的具體作為：

表 3-6　老人社區照顧的需求

類別	內涵	實例
規範性的需求	是專業人士或規範來界定的需求，亦即是以一種標準、規範或判準來對需求作評量或評估，亦可以依社區自己所訂標準、規範或判準來對需求作評量或評估。	社區長期照顧針對社區中 ADL 巴氏量表評估分數在八十分以下失能老人長輩及身心障礙者提供送餐服務，認定低於此一標準者為合乎標準可提供送餐者。
感覺性的需求	透過對於案主的感受作評估而得，在生活方面針對案主人口群的生活適應情形作一測量，以了解案主在生活感受上之困境與需求情形，如生活適應量表。	可以針對老人長輩之生活情形以生活適應量表作測量，以低於一定分數者，提供生活適應關懷訪視服務。
表達性的需求	是針對案主所表達的需求內容或項目作調查，此一種形態可以是以問卷調查針對福利服務之需求作測量。如是否需要此一種福利措施？是否使用過此一種福利措施？	社區照顧關懷據點如要提供健康保健服務，可以針對該村里辦公室獲得有關中低收入之老人長輩名冊，或直接訪視其所屬村里的家戶進行調查，建立老人長輩的信賴關係。
比較性的需求	是以區域正義的觀點、人口群體的比較、垂直分配或平行分配比較的結果，再來決定案主人口群是否有服務需求。	在社區關懷據點中，我們當然有服務的優先順序，界定此優先順序是以家庭的所得作為主要依據。

（資料來源：作者整理）

　　長期照顧的需求通常以日常生活活動（Activities of daily living, ADLs），如盥洗、穿衣、用餐等。工具性日常生活活動（Instrumental activities of daily living, IADLs），如購物、清洗、烹飪等；及心智功能程度作為評估依據。因此，可以針對中低收入老人人口、身心障礙人口優先提供服務；其次，是針對低收入戶邊緣人口之兒童提供包括救助、關懷訪視、安親課業輔導等；再其次，是針對此種邊緣家戶之青少年提供休閒與課業輔導服務。社區長照針對高齡者的需求包括：健康醫療需求、心理適應需求、社交活動需求及經濟安全需求等層面。

表 3-7　社區長照針對高齡者的需求內涵

原因	內涵
健康醫療需求	由於老人疾病型態的改變帶動老人社區照顧的需求，從需求評估指出身心障礙老人因身體上缺陷而造成在生活自理或行動上的不便，他們最需要協助的是有人陪伴聊天及照護，或在健康有問題時能有人在旁照顧。
心理適應需求	部分的身心障礙老人會因為自己身體上的殘缺或是他人異樣的眼光而心理上產生自卑感及行為之退縮，他們最需要的就是能得到家人、朋友及生活周遭的支持及照護，從這些互動中可幫助身心障礙老人心理上得到滿足、成就感及增進自尊並拓展人際關係，慰藉與滿足，並增進其自尊心，增添其快樂感受與生活情趣以降低焦慮和憂鬱狀況，讓他們不再陷入悲觀並能建立心理上正面之價值。
社交活動需求	身心障礙老人由於身體功能衰退及體力的受限，使得他們的身體活動範圍僅局限於家中或是住處附近，減少了與外界接觸及社交的機會。因此，身障老人的社交活動應考量其身體功能的缺陷，並針對其功能的退化設計活動予以刺激及復建，以減緩其身體退化，幫助其拓展生活圈，結交新朋友，並增強身心障礙老人之反應能力及活化知能，讓身體未缺陷的功能可更加活絡。
經濟安全需求	雖然我國已實施全民健康保險，並發放各種敬老津貼，但是長程而言，政府應建構周延完整的長期照護制度與安養措施，才能解決目前人口老化日益嚴重、家庭結構變遷下扶養比逐漸下降產生的需求，津貼福利之措施，並不能保障老年經濟安全，亦無法確保老人得到應有的福利服務。

（資料來源：作者整理）

　　高齡化對社會的影響層面廣泛，即使社區照顧關懷據點可以對社區中所有老人長輩提供全部的關懷訪視服務，並不是所有老人長輩都需要服務，可能只對社區中生活適應不佳之老人長輩，如初期喪偶、獨居、中風或身障者，才需提供服務。老人人口增加，獨居老人也顯著地增加，從相關研究顯示老人的健康照護需求主要有三方面，包括：健康講座與指導、巡迴醫療、流感疫苗接種。由於生理與心理疾病的增加、獨立生活功能的衰退，各式各樣的需求隨之而來，例如，生理與心理健康服務、個人照顧、社會服務、所得維持、住宅、休閒活動、交通、溝通、教育等。

　　對於老人而言，長期受疾病的折磨是一件非常辛苦的事，但長期罹病並不代表人生的終點，即使無法再像一般人那樣的工作生活，只要不放棄，還是可以讓自己的人生充滿希望。若病人對於自己的病情有完善的了解，

配合醫療人員進行治療同時適當的抒發心理壓力，用正面積極的態度面對接下來的人生，即使處於長期照護狀態，也能為自己的人生開啟一扇明亮的窗。參照長期照顧十年計畫服務項目為：

表 3-8　推展老人社區照顧的理念

項目	內涵
照顧服務	含居家服務（家庭及日常生活照顧服務）、日間照顧、家庭托顧。
輔具服務	居家無障礙環境改善、生活輔助器具及復健輔助器具購買補助及租借。
餐飲服務	送餐服務由承辦單位遴選志工負責送餐到家。
機構服務	將老人送至長期照護機構接受照顧。
交通接送	由合約交通接送機構至重度失能者的家中接送就醫。
居家護理	一般傷口護理、各種導管更換及護理、各種依個案需求的護理指導等。
喘息服務	受照顧者在護理之家、安養護中心等機構，短暫停留接受機構工作人員的照顧，讓主要照顧者獲得短暫休息的機會。
居家復健	由專業人員（物理治療師或職能治療師／醫師）親赴案主家中，協助失能者居家生活能力上的重建與訓練。

（資料來源：作者整理）

健康生活是充滿生命力、創造力及參與力，健康生活的實踐有助於社區和國家之發展。過去，民眾被動地等待由專家學者提出的健康資訊，無法真確地達到民眾健康的需求。為使民眾能夠主動關心自己的社區健康，及呼應世界衛生組織健康城市的理念，我國自一九九九年開始推動「社區健康營造」計畫，藉由參與社區資源，使民眾發掘出社區的健康議題，產生共識並建立社區自主照護健康營造機制。

英國的社區照顧已大幅擴張其服務範圍，部分的地方政府也協助民間團體提供失智者家屬支持服務，包括提供資訊、諮詢與社會支持的服務。專業人員也針對日托中心的服務提供休閒服務與就業服務，另外也結合安養護及護理之家，來提供臨托喘息服務。大致來說，其照護對象有以下幾種人口群（NHS Tayside, 2003）：

表 3-9　英國針對失能者社區照顧的實施

原因	內涵
失能老人	包括家庭支持、個人照護、社區警鈴、餐飲服務、日間照顧、臨托照顧、安養護與護理機構服務、特殊庇護公寓、照顧管理、倡導服務、早期出院支持及預防入院服務、獨立之照顧中介服務、老人特殊醫藥服務、日間醫療服務及持續之國民保健服務等。
失智老人	開發特殊失智老人日間照顧、有評估與處遇服務之日間醫療服務、附加之臨托照顧、附加之安養護與護理機構服務、附加之居家與個人服務、附加之支持性居宿選擇服務、增加支持照顧者服務等。
精神疾病	包括組成社區精神健康團隊、居家支持與個人服務、臨托照顧、專業之失智與精神疾病老人護理之家、持續之國民保健服務、住院病人之評估工作。
感官失能	此種對象包括視覺障礙、聽力障礙或二者兼具者。提供評估服務、照顧管理、支持團體、辦理登記、評估需求、視覺感受訓練、點字聲音服務、支持團體、安養護與護理機構服務。
肢體障礙	包括評估與照顧管理、居家照護、職能治療、住宅調整改善、臨托照顧服務、日間照顧服務、交通服務、休閒服務、資源中心、醫療及護理服務、團體支持服務、地方支持團體。
學習障礙	部分地方政府設立資源中心來提供服務，有些中心甚至針對老年學習障礙者提供支持，另外此一人口群也提供專業評估與照顧管理服務；針對學習障礙的青少年兒童，特別有提供未來需求整合服務者提供評估及整合性的服務規劃。
腦傷病人	包括腦傷復健中心的服務、社區治療服務、腦傷診所的服務、社會工作評估與照顧管理服務、居家照護及專業支持人力服務、失能者就業服務、日間照護服務。
精神障礙	大部分地方政府均能建立社區精神健康團隊，其成員包括醫生、護士、照顧管理員、社團支持工作人員等成員組成日間服務中心、社居支持住宿服務、以及鄰友服務計畫、照顧者支持服務、倡導服務及住院服務。
疼痛照護	包括臨終關懷服務、專業的醫院服務及日間照護中心的服務。
酒精中毒	包括社會工作評估與照護、酒精中毒問題管理與服務。
藥物濫用	此類人口群之服務目的在協助拒絕藥物毒品的使用，並提供一個較為安全的社區環境，提供有效的照護及處遇服務，減少非法藥物的可得性。部分地方政府針對此類人口群會組織藥物及酒精中毒的專業服務。
重症服務	地方政府會組織 HIV、AIDS 團隊提供照顧及管理服務，專業的醫院也建立社區護理團隊來提供以案主為導向之全人服務，另外也協助組織所謂自助支持團體，包括資源、資訊的中心提供服務。

（資料來源：作者整理）

　　社區長期照顧是採取連續性的照顧，所謂連續性的照顧是以案主導向的體系，該體系是由服務和整合機制所組成，透過提供一段時間全面系列性的健康、心理健康和社會服務之所有層面的密集照顧，進而引導和追蹤案主。亦即全面性的是考慮個人的健康、心理健康和社會及經濟狀況。所有層面的密集照顧是指從急性醫療到家務服務的結合，即醫療系統和長期照顧系統整合機制的結合。針對社區照顧的服務，強調地區的衛生健康照顧部門與社會服務部門的整合，要求提供一個聯合社區照顧計畫（Joint Community Care Plan）。

肆、社區長期照顧的內涵

　　「長期照顧」的內容包含生命維護、生活生計、健康照顧、安全幸福與未來展望等，涉及多方，舉凡政治、經濟、社會、傳統、文化習性、時代特殊情境等。我國長期照護服務方式隨居家及社區照護日益充實，機構式照護成長漸呈趨緩。依統計，二〇一四年我國長期照顧及安養機構計有一千餘所，可供進住近六萬人，使用率約七成（衛福部，二〇一五年）。

表 3-10　社區長期照顧的內涵

類別	內容	服務
居家復健	提供無法外出接受積極性復健治療之失能個案，由專業執照之「物理治療師」或「職能治療師」至家中提供復健服務，以促進其體能及日常生活功能自主的能力。	提供肌力、動作、感覺、技巧教導等訓練。
居家護理	協助目前除健保以外仍有居家護理需求之失能個案，由「居家護理師」提供到宅的服務，協助護理諮詢及更換管路，透過持續性的居家照護服務，以減少疾病合併症與再住院之狀況發生。	一般傷口護理，各種注射，符合個別需求之護理措施，一般身體檢查，代採檢體回院送檢，各種依個案需求之護理指導，營養及基礎復健運動指導，醫師訪視。

輔具改善	為協助失能者藉由輔具購買、租借及居家無障礙環境改善,以增強其日常生活照顧、機能訓練及活動安全。	以日常生活需協助者,包含:1.六十五歲以上老人。2.五十歲以上身心障礙者。3.失能且獨居之老人。
居家服務	由合格照顧服務員定期至家中提供日常生活及身體照顧等服務,以紓解照顧者照顧上的壓力。包含換洗衣物之洗濯及修補、服務對象生活起居之環境清潔、文書服務、備餐服務、陪同或代購生活必需用品、陪同就醫或聯絡醫療機構及其他相關服務。	包含協助如廁、沐浴、穿衣換衣、口腔清潔、進食、服藥、翻身、拍背、簡易被動式肢體關節活動、上下床、陪同運動、協助使用日常生活輔器具及其他服務。
日間照顧	讓失能長輩在熟悉的社區中就近得到照顧,是提供失能長輩白天開講作伴、活動筋骨、體驗學習,傍晚回到熟悉家裡輕鬆安心夜夜好眠的好所在。	生活照顧,自立訓練,健康促進,文康休閒活動,提供或連結交通服務,家屬教育及諮詢服務,護理服務,復健服務,備餐服務。
家庭托顧	提供失能長輩社區化及家庭式的照顧環境,協助家庭照顧者減輕照顧負擔,並藉由辦理服務,提供照顧服務員在家創業的機會,家庭照顧者亦可突破無法外出工作的限制,增加收入來源。	注意異常狀況、緊急通報醫療機構、協助危機事故處理及其他相關服務。
交通接送	為協助中度、重度失能長者,藉由交通接送而能使用長期照顧各項服務資源,並解決其搭乘一般交通運輸工具之困難,維護其行的權益。	住家至醫療院所間之交通接送,其中起訖點一端須為使用者之居所。
長者送餐	為協助老人得到所需之持續性照顧,藉由提供營養餐飲服務,促進老人飲食衛生與身體健康,並透過送餐活動,適時關懷老人生活狀況及了解需求。	適時關懷老人生活狀況及了解需求,俾利提供服務、諮詢或轉介,以提升生活品質。
喘息服務	當家庭照顧者如有事需離家一小段時間或覺得自己需要休息的時候,由訓練合格並領有證照的照顧服務員到宅協助照顧,或送至市政府甄選合格之長期照顧機構接受照顧,以舒緩家庭照顧者長期照顧下的壓力。	機構喘息 安排失能者進住適合之長期照顧機構,接受全天候的照顧。 居家喘息 安排照顧服務員至家中照顧失能者。

(參考臺南市政府照管服務中心)

　　社區中建置多元化照顧資源，追求在地老化，讓長輩或身心障礙者能於居住之住宅或社區便享有即時的照顧協助，嘗試於社區內建立周延適當的照顧服務提供。從人類歷史文明的發展軌跡來看，人類的進程先有生活之考量，繼而健康及安全的考量接踵而來。因此，只要有人的存在即有生活、健康與安全問題，有生活、健康與安全問題的存在即有相關之照護問題，有照護問題的存在即有介入照護、如何執行、由誰執行、專業要求、服務體系、照護時點、執行時程、資源耗用、品質管制，還有相關權利義務及監督管理等配套之系列問題或事務。

　　長照發展以社區為基礎的健康照護團隊，向前銜接預防保健，向後發展在宅臨終安寧照顧，以期延緩老化，壓縮疾病期間，減少長期照顧壓力。橫向整合衛生、社會福利、退輔、原住民等部門，發展以服務使用者為中心的服務體系。普及以社區為基礎的小規模多機能整合型服務中心，提供在地老化的社區綜合長照服務。並提高服務時數、擴大服務範圍、增加新型服務樣式，滿足人民的長照需求。日本雖推行公共介護制度已有時日，卻仍不斷地朝著「照顧高齡者」之社會目的前進；臺灣從其中至少可學習到：

表 3-11　借鑑日本社區長照的作為

項目	內涵
整頓照顧服務基盤	以實際需要被照顧人口總數，施以「居家式、社區式、機構式」服務方式來奠定長期照顧服務基礎；對不同生活、知能障礙程度之老人，應依個別需求提供不同內容、方式之照顧服務；服務之選擇與提供應以尊重當事人「需求意願」為首要。
加強長期照顧服務	長照服務涉及醫療、復健、護理、藥事、保健、福利（尤其是區域性福利）、教育等領域之通力合作；推動「疾病綜合性管理」制度亦為照顧服務工作之要環。
鼓勵居民參與服務	推動「社區照顧教室」、鼓勵居民志願參與照護服務，建構完整之社區支持系統，形成「照顧社區」，達到「自助、共助、公助、共生、導入民間資源」之服務目標。
活化照顧日托服務	小規模、社區式長照模式為較易被接受、較易管理之服務方式，日後可朝此方面多作謀對。

鼓勵預防介護作為	鼓勵高齡者參與「社區性社會活動」,「預防性介護」係講求預防癡呆、退化、疾病等問題之提早罹生,高齡者若能多參與社區性活動,生活自不封閉,並可減低年紀增長後需被照顧之依賴程度。
設立老人研究中心	老人之諸多議題與問題定要有專業機關或單位負責研發工作,才能確切掌握老人相關訊息;我國目前尚未設有如是之專責機構。

(資料來源:作者整理)

　　老人人口遽增所附帶之需求與問題已趨複雜化、多變化及擴大化;長期照顧既被視為是必要之政策性措施與制度,則要被推行得宜。實體上,若政府能設定以「照護預防」為推動之發展基礎與目標,鼓勵民間致力參與「社區式照顧」服務、佐以「居家照顧為主、機構照顧為輔」策略性服務措施,則長照制度對提升老人之晚年生活內涵與品質,必然是水到渠成。一個完善的長期照顧服務系統應從人的健康時期即開始關注,一直到失能臥床、最後面臨臨終時期,均為長期照顧可以關注與投入之目標。社區長期照顧提供:

一、由社區提供在地服務,透過社區活動據點辦理,建立社區自主運作模式,促進長者社會參與,營造永續成長、健康的社區環境。

二、以長期照顧社區發展之基本精神,提供老人社區化的預防照護。

三、結合相關福利資源,提供關懷訪視、電話問安諮詢及轉介服務、餐飲服務、健康促進等多元服務,建立連續性之照顧體系。

　　為應社會發展需要,長期照顧除了在醫療體系之下建立一個醫療型的日照中心,與著重於活動型的日照中心有所分別。醫療型的日照中心可以專門照顧中、重度失能與失智個案,照顧重點著重在身體與醫療照顧方面,在照顧系統上可以明顯區隔,又能符合大多數個案與家屬不願太快進入機構的需求,同時若能靈活搭配居家服務與社區照顧服務的提供,在服務提供上應能滿足大部分家屬之需求,而這也是在未來邁入長期照顧服務可努力的方向。

結語

　　多年來隨著臺灣社會結構的改變，民眾對於社會福利服務的需求日益殷切。在二十世紀八〇年代主要受到工業化、都市化與全球化的影響，其中人口結構變化帶來的挑戰，必須面對老年化、少子化與跨國移民的問題。當「預期壽命增加不等於健康增進」時，社會民眾日益重視從健康時期的健康維護、健康促進與預防等方式著手，急性與亞急性醫療系統的建構，到當人出現有長期照顧之需求時，需建構一個綿密的社區照顧服務與機構式照顧服務網絡，並能確實依照個體身心疾病之程度、家庭支持系統、經濟狀況與取得資源之難易程度建構不同程度之照顧系統，以滿足所有需長期照顧之個案與家庭。解決的策略仍須從「社區化」著手，社區照顧、福利社區化與就業服務社區化均是主要的解決策略。

　　長期照顧是一個需要長期且具連續性的照顧服務，而專業分工又很明確的服務領域，因此如何建構一個具有無縫接軌的長期照顧服務系統就顯得非常重要。社區照顧代表的是一種「集體性」、「參與性」、「自助性」的照顧，一種從個人和家庭向群體的方向移動；「社會福利社區化」代表的是從國家往社區移動的服務取向。在強調老人充權的同時，如何藉由社區的力量，使照顧的家人能對老人在家中的角色有所省思與調整，使老人能有更多的參與及自我實現生活期待的機會。

社區長期照顧

第四章　社區長照與
　　　　　健康促進

前言

　　人口高齡化趨勢，舉世皆然，世界衛生組織（WHO）將一九九九年訂為「國際老人年」，並呼籲全世界重視此一議題。養兒防老？這個想法隨人口老化、家庭結構改變、社會觀念西方化而逐漸由肯定句到疑問句，不久將來則是否定句，長期照顧制度益顯重要。臺灣於二〇一六年的老化指數（老人／幼年人口）是超過百分之一百，表示老人人數高於幼年人口，而預計至二〇六〇年是百分之四百；二〇一六年則是每六個工作人口（十五～六十四歲）要負擔一個老人，但是到二〇二五年時，則是每三點四人負擔一名老人，而到了二〇六〇年則是一點三人負擔一名老人，數據顯示「照顧高齡人口的擔子越來越沉重」。為了實踐「老有所屬」和「持續照顧」的社會需求，改善家居及社區照顧服務提供綜合模式服務，使體弱長者可以繼續留在熟悉的家居及社區環境接受護理及照顧服務，並維持最高的活動能力。

　　健康促進的目標是為了提升個體與社區的健康狀態，促進及改善健康的行動，包括將個體及社區衛生提升到一個進階的、完整的、支持的及鼓勵的境界，來達到健康的目的。動員社區的人力資源，運用社區支援網絡開展照顧服務能彌補機構照顧的不足，甚至代替機構照顧的許多功能。改善家居及社區照顧服務亦為護老、安老所需，以達致老者安之及家庭融和的目標。

壹、社區長期照顧體系的內涵

　　自一九二八年社區照顧開始出現在英國正式文件中至今已近九十年，社區式照顧體系，以英國為最早倡導社區化照護的主要國家之一，英國一九八九年的社區照顧白皮書中指出：「社區照顧是指給因老年、心理疾病、心理障礙或身體及感覺機能障礙問題所困者提供服務和支援，讓他們能夠

盡可能在自己家中或社區中類似家庭的環境下過著獨立的生活。」社區式照護方式有別於「在家照顧」和「機構照顧」，意味著「在社區照顧（care in the community）」，它係指對需要被照顧者的服務，要在家裡或社區內提供，而不是在與日常生活隔離的機構內。因而，它包括的不僅是個人，也包括家庭、朋友、工作上的同事以及社區的廣泛網絡。推展老人社區照顧的理念有如下數點：

表 4-1　推展老人社區照顧的理念

項目	內涵
老人需求愈來愈多	隨著高齡化社會的來到，老年人口愈來愈多；也隨著醫學的發達，老人長期慢性病患也愈多。
機構照顧有其不足	與社會隔離式的機構照顧，易使案主們在心理上受到損害，並妨礙他們獨立生活能力的需要。
家庭照顧有其限制	實際上長久以來，大部分有需要照顧的老人都是留在家裡尤其家人照顧。但長期照顧下來往往會造成照顧者疲累與壓力。
財政投入日益困難	建造和經營照顧機構（院舍）是相當昂貴的，尤其是因應福利國家導致的財政危機而縮減福利預算，社會福利部門沒有能力再大量收容有需要照顧的老人。
人性化及社會融合	讓有需要照顧的老人留在家裡生活在熟悉的社區環境中，並且又能就近得到適切的照顧，相對於遠離家園去到一個陌生的機構（院舍）接受照顧，這種方式是更具人性化且較符合社會融合的原則。

（資料來源：作者整理）

　　社區照顧強調的是指正式機構之外的可用資源，特別是將家庭、朋友或鄰里等非正式關係視為提供照顧的工具。同時，老人在社區環境中，要能跳脫以往單向需要被提供照顧服務的弱勢族群的形象，使老人積極參與及安排自我在社區中的生活，以豐富生活的內涵並使其在晚年仍能有滿足自我實現的機會。

　　健康是人類追求的目標，而人類對健康的看法已由過去消極的無病就是健康，至現在積極的健康是要能充分發揮自己與實現自我；從只看生理層面的健康擴大至生理、心理、社會各層面整體都要考慮的健康。在近數

十年來，我國社會出現「人口結構高齡化」、「疾病型態慢性化」、「健康問題障礙化」、「照護內容複雜化」及「照護時間長期化」等現象，加上社會上之家庭、勞力、居住、經濟及期望發生結構性之變遷，即核心家庭、雙薪家庭、以及單親家庭比例大增，影響家庭照顧者角色之扮演；居傳統主要照顧角色之婦女投入職場，增加了勞動參與率，也減少了家庭照顧者的比例；不同世代（generation）間居住安排型態之轉變，獨居老人比例之增加，無法執行延續主要之傳統照顧型態；對健康照護之需求本質已由「治療」轉為「治療與照護並重」或甚至「照護超越治療」之景況。

　　社區結構的建立是由多人的多種地位、角色、團體及機關組織所構成。社區是老人日常生活中熟悉的重要場域，無論是服務的輸送及預防的教育執行皆需落實於社區，從中進行資訊的傳遞，服務網絡的建立及所需人力的彙整。社區組織在老人晚年生活的照顧服務上已扮演越來越重要的角色。從每一個人的主動關懷擴及到社區，進而影響到社區、社會、國家。社區因此成為發現問題與需求、實踐服務的重要場域，在高齡化社會中，社區工作成為落實社區照顧服務的必要工作方法。擁有健康不再只是靠個人的努力而已，更需要有支持性環境，要能使社區組織適切地參與提供社區老人照顧服務，必須要有訓練與學習成長的過程。以促使民眾擁有健康的生活型態。一般而言，健康生活模式的實踐，僅需改變個人的生活習慣，無須大環境或政策上的介入，反而像是社區介入健康促進的模式，較具成效且符合成本效益的健康促進方法，於是「社區健康營造」的概念及配套措施乃應運而生。社區長期照顧是一種「由專業人士結合志願工作在家居或工作的環境中提供協助、支援或照顧。」考量健康的生活包括：接受預防接種、均衡飲食、規律運動、減少壓力、避免有害健康危險因子、定期健康檢查及定期接受各項篩檢等。善於運用社區中的群我感覺有各自的心理距離，亦即有其心理的疆界，此種疆界會顯示在新舊居民的互動上，社區內的居民接受在社區內較長久居住成員為我群，對晚進新來的住民有較低的接受度。另外，由於系統與系統之間或系統內各部門之間的互動關係，包括個人與個人之間、團體與團體之間及機關與機關之間等數種不同層

次，也造成體系內各部門及各單位之間的相連結，就社區內某一部門或某一體系而言，社會資源與關係可存在於部門或體系內各更細部門或更小分子之間，稱為體系之內在資源與關係；也可存在於某一部門或體系與其他部門或體系之間，此稱為體系的外在資源與關係。如果體系之內在資源與關係獲取大於外在資源與關係且比外在資源與關係取得更具近便性，便可能促成社區居民對社區的歸屬與認同感，此正是社區照顧發展開來極重要的因素。老人生活圈的發展也有如此相關觀點，只是老人由所住的社區出發來建立其生活的平衡性。社區照顧的重點在建構一個老人個人生活圈，以至提供完整的服務網，若使老人得以在現有生活圈中得其所需，就能使老人在地老化有提升可能性。

　　社區長期照顧強調「由社區照顧」是藉助非正規社會支援網絡的力量，因為非正規社會支援網絡的特點是靈活、及時、方便和人性化，比較適合給有需要的人提供情感性支援、倫理性支援、資訊性支援和短期輕度服務等，所以較易得到受助者的信任及較能提供首先的支援。一般來說，不同的家庭功能如經濟、政治、教育功能，分化出不同的社區經濟、政治、教育功能，也形成社區居民由對家庭的依賴到對社區的依賴。由於國家的機器本身巨大，外在的群我關係並不具體，對國家的歸屬與認同感必須在某一特定情境下才有被激發的可能。通常社區內有需要的人士會在有困難時先尋求家人、親戚、朋友及鄰里的支援，而很少會立即尋求正規的專業援助。因此，社區工作者的主要任務是去識別社區現存的網絡，協助建立或強化這些支援網絡，並促進網絡成員的支援及互助能力。

　　社區長期照顧發揮社區主義（communitarianism）理念，該理念不同於個人主義（individualism）也不同於集體主義（collectivism）的觀點，是面對面的人際互動交流的社區。如同學者貝爾（Daniel Bell）的詮釋，依社區構成特性區分三種不同社區類型：

　　第一，社區是地區性質的社區，是以地理位置為基礎的區域。

　　第二，社區是生活性質的社區，是一種相互扶持的生活領域。

　　第三，社區是心理性質的社區，是具信任、合作與利他性質。

　　社區照顧所界定的概念，其中顯示社區互動連結功能的重要性，也是社區照顧可能發展的最重要源頭，正如同我們社會中常說的「遠親不如近鄰」。由於人是群居互助的動物，若老人對功能性的需求問題在社區中獲得滿足，而此一滿足是來自結構中各部門存在所提供互助互補所形成，社區照顧便能形成。例如子女不在時有其他家人協助，其他家人不在時，有鄰居協助；鄰居不在，有朋友協助；朋友不足，有社區組織協助；社區組織不足才由政府進入協助，這都是造成老人對社區的依附的必然結果。部分老人照顧的理論也是由此出發。而老人照顧補充模型（suplementary model）便是此一觀點的延伸。社區照顧強調動員社區內資源，積極協助弱勢群體和有需要的人在社區中重新建立支援網絡，這些策略如果能靈活地應用於社會工作過程中，便能發揮積極的支援作用，協助有需要的服務物件去面對及解決種種困難，逐步建立互相關顧的社區，達到社區照顧的理想。

　　長期照顧服務係針對照護需求者，提供滿足其照護為考量的制度，提供服務以生活照顧為主、醫療照護為輔，具整合性與連續性。服務社區化的基本精神和理念與生活正常化相通，均是希望那些需要被照顧者得到適當的支援或資訊服務，使其能有尊嚴、獨立地生活在自己的家裡或類似家庭環境的社區內。社區長期照顧的人力資源可以來自社區內外部，每個社區所具備的人力組成並不相同，例如，以鄉村型農業社區或都市型社區為例，各自組成分子的差異性，將使得服務網絡對於社區人力的供給與需求，產生不同的面貌；同樣地，具備人力資源是一回事，能加以完善運用又是另一回事，甚至運用後能否滿足服務使用者的需求，更是一種難題，其關鍵在於社區組織是否能確實地動員潛在的人力資源，並進行適當的配置。

　　目前我國服務體系對長照的投入有限，雖然社會福利體系對中低收入戶有機構式和居家式服務的補助，衛生體系將重症病患的居家護理服務納入全民健保給付，但照顧範圍狹窄，提供服務的人力與設施不足，造成如下的困擾，亟待改善：

　　第一，大多數長照責任由個人或家庭獨立負擔，造成家庭沉重身心與財務負荷。

　　第二，社區服務體系欠缺，對機構式服務過度依賴，影響民眾選擇服務的權利。

　　第三，機構照護雖已立案，但尚且未能周延保障服務使用者的安全和照護期待。

　　第四，長照需求者長期使用急性醫院病床，致醫療資源的錯置及阻礙醫院功能。

　　對健康醫療照護品質期望或欲求大為提升；經濟安全環境體系也隨著社會發展而重構。凡此種種演變趨勢，無不影響著長期照護既有需求與滿足此需求之傳統照護功能體系，成為當前社會重大的政策議題。參酌英國於推展社區照顧（community care）的發展，其概念溯源於對十九世紀英國《濟貧法案》（The Poor Law）之機構式收容的批評，因為機構化的初衷原是為了改善收容者居住環境條件的美意，但由於將收容者與他人和社區隔離在沒有隱私、選擇權及單調的生活，收容者在機構中的生活並不愉快。

　　一九五〇年代後期，社區照顧也進入老人照顧的領域。社區照顧提倡把需要照顧的人士留在原本居住的社區接受照顧，而以種種正規社會服務及非正規支援系統去為他們提供照顧，並努力在社區環境中改善他們的生活品質。它是在福利國家政策變化下宣導的一種社會福利模式，也是各國推行社會服務的一種方法，逐步邁向長照的社會化、在地化、家庭式、小型化、人性化原則。是以，一九五八年英國衛生部提出：我們對老人服務的基本原則強調，對老人而言最佳的地方就是自己的家，若必要時，可透過居家服務予以協助。

　　一九八九年英國社區照顧白皮書對社區照顧所作的界定為：社區照顧係指提供適當程度的支援，以使人們能獲得最大的自主性，且掌握自己的生活。為了實現此目標，便有必要在不同情境裡，發展並提供各項服務。這些服務包括：從提供人民在自己家裡的家庭支援、對較需要密切照護者加強提供喘息照顧（respite care）和日間照顧、透過團體之家和臨時收容所以增加可用於照顧之程度、到其他方式無法照顧者提供居家照護、護理之家及醫院的長期照顧。

依據英國推動的經驗，長期照顧是對身心功能損傷個案的長期性服務，服務涵蓋範圍甚廣，包含專業診斷與治療、生活照顧、居家無障礙環境修繕、輔具提供、與住宅服務等，和醫療服務相較，其技術層級較低，再加上服務期長，因此如何將照顧和生活融合，增進個案自我選擇與獨立自主，於是成為先進老化國家長期照顧改革的主要訴求。社區照顧就是社會工作者動員社區資源、運用非正式支援網絡、聯合正規服務所提供的支援服務與設施，讓有需要照顧的人士在家裡或社區中得到照顧，在其熟悉的環境中向其提供照顧和幫助的福利服務模式。由於我國老年人占總人口數的比率快速攀升，未來照顧需求數量肯定大幅成長，再加上未來老人教育經濟提升與家庭照顧功能式微兩大因素的推波助瀾下，將來對正式服務的需求不只數量將更為增加，對照顧品質的要求，以及對選擇服務的獨立自主性，均會一併提升，是社會發展的重要趨勢。社區照顧可以看作是一個社會服務網絡，非正式網絡與各種正式的社會服務機構相配合構成了這個網絡。爰此，社區長期照顧宜著重：

第一，發展各式居家與社區式服務資源以建造多元的社區照顧環境。

第二，培訓照顧人員提升其照顧技術，以提高照顧服務者專業能力。

第三，建立財務制度，支持服務設施與人力資源的發展、輸送系統。

第四，引進志願服務者參與體系與支援服務作業流程的建構與執行。

第五，強化照顧管理中心的組織和經費，以落實其統籌社區的資源。

「社區長期照顧中心」類似目前所推廣的「社區關懷據點」的模式，與民政單位合作設立以社區或聚落為單位的小型工作站進行服務，這就是「社區綜合型日間照顧站」，並且強化照顧站與地方醫療單位的互動，形成一個高齡服務網絡。而且，在新系統的服務對象中，服務範圍將不只局限於失能老人，而是擴大服務與參與服務的年齡層，招募社區的退休人員與青年志工，將據點打造成一個讓社區長者與老朋友聚會聊天而且兼具老人照顧的多功能機構，並且投入衛生保健資源，連結地區醫院，開辦運動休閒課程與投入預防性照顧服務，成為一個提供健康促進與醫療長照的微型機構。

貳、社區長期照顧的發展階段

「社區照顧」是世界各國近年非常關注的一個概念，這一概念的提出經歷了較長的時間和較複雜的過程。作為一種社會服務概念和策略，經過數十年的提倡和推廣，已經形成了一定的模式。社區照顧的出現源於二十世紀五〇年代，是西方國家當時機構式照顧服務所產生的許多問題而醞釀的一個新的社會運作方式。長期照顧需要性係指因為生理的、精神的或心理的疾病或障礙，對於其一般的日常生活起居造成影響，以致可能需要長期藉助輔具或依賴他人之輔助才能遂行個人身體照料、飲食起居以及家務處理等，此種個人維生服務需要謂之照顧需要性。第二次世界大戰以後，英國推行的這種福利國家政策，即政府出錢、出人照顧那些無依無靠、日常生活有困難的人，收效還是不錯的，特別是對那些生活不能自理的老人更是如此。英國宣揚和推行這種機構照顧，一些國家和地區也紛紛效仿。

長期照顧需要發生率雖較一般疾病為低，但可能持續至生命終結，因而照顧與財務負擔可能非常鉅大，非一般家庭所能負荷；社區中通常存在著由熱心人士或單位，為了某些特殊議題所形成的組織，並且訂定共同公約，積極地營造及維持健康並支援整個社區。在社區照顧的服務形式主要的是臨托、喘息服務，或是社區提供的休閒、餐飲、心理支持、衛生教育等服務。目前推行得比較好的例如送餐到家或共餐服務，藉由共餐以促進共學、共耕，以達到社區共榮，達到很綿密的系統結合。其特色為：

第一，長期照顧需要者常不具恢復性，醫療處置成效有限，且照顧專業及管理制度與醫療保障並不相同。將被照顧者安居所熟悉的社區中的家庭裡生活，並輔以社區支援性服務，如居家照顧、社區照服人員及社區志工等。

第二，長期照顧需要與年齡高度相關，通常伴隨慢性疾病出現多重需要；將社區內的大型機構改造為更接近社區的小型機構，如老人庇護所、社區日托中心等。

　　第三，將遠離市區的大型機構遷回社區內，使長者有機會接觸社區，方便親友探訪見面，產生心靈的歸屬感。

　　第四，非正式照顧的提供比例相當大，雖然失能者不必然被認定為長期照顧需要者，或實際使用照顧服務，但失能者卻是潛在的長期照顧需要人口。家人、親屬以及鄰居等在感情的因素下，可以不計酬勞的提供照顧，讓健康老人能到社區長照據點，裨益融入社區。

　　雖然機構式照顧對社群中的某些老人有其必要性，但怎樣讓機構、社區、家庭之間有對話、有交流很重要。若機構能轉型成為小型多機能，小型化、在地化，則較能達到在地老化。也就是說，機構可以送餐、接送服務、臨托，同時機構開放一些設備給人使用，以使用者付費原則營運。

　　社區健康組織發展之初，即可開始評估社區需求、能力及資源，當社區組織成員評估出社區健康議題之後，再分配社區資源到這些健康議題之中，因為資源有限，所以推動議題前需設定各議題優先順序。設定議題優先順序時，可以參考民眾意見，考量該議題是否為社區目前所亟需，在這樣的過程中社區民眾具有參與。社區長期照顧政策規劃最常面臨的價值抉擇議題，經參酌 Gilbert 與 Terrell 於歸納社會福利政策，將議題歸納為：給付對象、資源形式、輸送方式與財務基礎。推展時應考量的包括：

　　一、服務對象的選定標準應以經濟狀況、年齡或是照顧需求為原則？

　　二、服務內涵應以現金或是實物給付為主？實物給付又應涵蓋哪些服務項目？

　　三、中央政府與地方政府，以及營利與非營利組織在服務提供面向的權責劃分依據為何？

　　四、服務資源提供的財源應著重個人責任或政府預算的挹注？

　　社區照顧是由人與單位所組成的網絡，其實施成敗之關鍵在於網絡建構與運作是否順暢，當社區充滿藉由公民投入所形成的網絡，將有助於產生堅固的互惠規範與社會信任，密集的互動網絡將擴展參與者的自我意識，由著重「我」到強調「我們」，並致力於集體利益，強調由在地人提供在地服務，營造永續成長、健康的社區環境。「與社區一起照顧」的服務主

要包括：日間托老、居家護理、康復服務、多元化的老人社區服務中心、暫托服務、關懷訪問及定期的電話慰問等。結合照顧管理中心等相關福利資源，提供關懷訪視、電話問安諮詢及轉介服務、餐飲服務、健康促進等多元服務，建立連續性的照顧體系。這些服務的足夠提供，才能扶助社區把需要照顧的人留在社區裡生活，其核心是強調正規照顧和非正規照顧相輔相成、互為補充。整體而言，當前社區長期照顧包含了兩大部分：

　　一為生活照顧：個案的心理輔導、非正式的照顧、社區團體的照顧、政府與商業部門的照顧服務資源的整合。

　　一為健康照顧：居家護理、護理之家、慢性病醫院以及急性醫院診所等資源之整合。

　　社區長期照顧的落實需參照組織的發展方式，在二十世紀中葉，國際間已對於如何回應日益惡劣的環境有所共識。尤其，一九九二年聯合國於巴西里約召開地球高峰會，通過「二十一世紀議程（Agenda 21）」，作為全球推動永續發展的行動方案，並發表里約宣言（Rio Declaration）。在宣言中提出「全球思考，在地行動」的概念，並指出環境保護、社會和經濟發展為朝向永續發展的基礎工程。影響所及我國的社區發展，社區的經營也在不同專業的介入與經營下呈現出多元的發展與樣貌。公部門也在以社區為範圍，民眾為對象，應用社區工作方法，如火如荼的展開。為建置社區長期照顧須經由：孕育、規劃、發展、成熟、重整等多個階段，且隨著時間的進行，環境的改變，這些階段將循環出現。以為解決共同問題，適應共同需要，而產生一種集體的社會行動，協調合作，以群力改善其環境，發揮其宏效。

表 4-2　社區長期照顧的發展階段

階段	內涵	作為
孕育期	社區工作目標的界定是需要了解居民的需求與問題，發掘問題與需要，建立社區意識及共同理念，形成初步組織。	社區工作者所要建立專業助人關係的對象，包括社區居民、社區機構、及社區中的領導人才。與社區重要人士建立良好的工作關係是推動社區計畫的第一步。

規劃期	意指社區目前的生活、需求及資源等加以了解和分析，可利用問卷及訪問等方法進行。其目的在於了解案主，擬定工作方向。	規劃的作為有： 1. 社區生活：可以藉由與資深居民交談中，了解社區的結構並建立檔案系統，方便參考。 2. 社區需求：可用調查的方式或以問卷方式來了解社區居民，「認為什麼是社區最需求的事？」「這些需求可用什麼途徑去達成……等等」。 3. 社區資源：資源被界定為達到目的的有效工具，並解決問題、減輕壓力。
發展期	確定社區的長遠方向及架構，進行培訓工作，擴展加強活動及服務的形式與內容，加強社區成員的參與，拓展與外界的關係。	為達成其目標，事先運用集體的智慧，以邏輯的思維程序，蒐集與其相關的資料，選擇最佳可行的方案，訂定工作方法，劃分進行步驟，分配各級的責任，律定協調關係，並有效運用各種資源的準備過程，透過系統分析的技術尋求社區問題解決與引導社區變遷的方法。
成熟期	集結有關人士包括社區正式與非正式的領導者、一般社區居民，社區內其他專業人員及志願團體等。培養其對事務的態度，以採取行動來改善現況，將社區評估、計畫與組織的結果，正式納入行動運作。	1. 會議：社區內的會議是一種組織，也是一種結合社區力量，經由交換意見及分享經驗，而達成共識的一種方法與過程。 2. 協調：就是協同合作以避免不必要的重複、努力和衝突。 3. 人事：即與有關人士建立良好的關係，以對社區工作的推展有幫助。 4. 財政：募集、編列預算與支付有關社區需要與資源的基金。 5. 宣傳：目的是向社會及有關機構報導事實，以激發社會對事務的重視。
重整期	檢討組織的目標及功能，重新訂立方向與運作方式、組織架構等。	評估是根據方案的既定目標，檢討其實施的工作過程，衡量其達到的效果程度，從而提出改進建議。

（資料來源：作者整理）

長期照護關乎的是「生活照護」、「健康照護」及「安全照護」，一直因其本然的需求而存在著，其滿足與否為人類生活文明進程的指標。因此，

長期照護以「實用導向」為主體，以因應解決人的照護需要。開始著手設定議題優先順序及蒐集相關資料時，應先開始設計方法，行動計畫須包含規劃具體步驟及時程，根據設定的方向來規劃具體步驟的行動計畫，將有助於目標達成。英國學者沃克（Λ. Walker）在對社區照顧進行系統劃分時，提出除了「在社區照顧（care in the community）」和「由社區照顧（care by the community）」外，還應包括「與社區一起照顧（care for the community）」，認為要成功地進行社區照顧，單靠社區及家人的力量是不夠的，為了不至於使這些照顧者被消耗殆盡，還需要充足的支援性社區服務輔助，才能使社區照顧持續下去。社區在進行連續性照顧主要有三個層面：在急性、復健及長期照顧間需求之互動；在策略上增加提供居家照顧服務；關注特別的需求，如失智症者及其照顧者。該連續性照顧目標有：

長期照護關乎的是「生活照護」、「健康照護」及「安全照護」，一直因其本然的需求而存在著，其滿足與否為人類生活文明進程的指標。因此，長期照護以「實用導向」為主體，以因應解決人的照護需要。開始著手設定議題優先順序及蒐集相關資料時，應先開始設計方法，行動計畫須包含規劃具體步驟及時程，根據設定的方向來規劃具體步驟的行動計畫，將有助於目標達成。英國學者沃克（A. Walker）在對社區照顧進行系統劃分時，提出除了「在社區照顧（care in the community）」和「由社區照顧（care by the community）」外，還應包括「與社區一起照顧（care for the community）」，認為要成功地進行社區照顧，單靠社區及家人的力量是不夠的，為了不至於使這些照顧者被消耗殆盡，還需要充足的支援性社區服務輔助，才能使社區照顧持續下去。社區在進行連續性照顧主要有三個層面：在急性、復健及長期照顧間需求之互動；在策略上增加提供居家照顧服務；關注特別的需求，如失智症者及其照顧者。該連續性照顧目標有：

第一，透過使案主方便獲得和使用適合的持續性照顧，以增強服務品質和案主的滿意度。

第二，增加供給者的效率。

第三，最大化使用資源而達到成本效益。

參、社區長期照顧資源的匯集

　　預估到二〇三〇年時，臺灣老年人口將達全數人口數的五分之一，在未來長期性照護問題與需求也隨之叢生，需他人照顧與無自我照顧能力之老人比例日益增加。加上家庭結構及社會大環境的變遷等，在在都將影響著對長期性照護模式之抉擇。日本長照保險制度在二〇〇〇年實施，隨著社會變遷修改做法，包括減少醫院的醫療病床總數，將其中一成轉換為在家或長照機構療養。改變長照保險給付，把資源集中在需要中重度照護、失智者身上；提高照護員薪資；這些都是值得我們推動長照的參考。社區長期照顧是發揮「在地老化」的目標，就是讓老人家在自己熟悉的環境終老，與我國傳統「落葉歸根」的概念相近。營造一個健康的社區首先要做的就是動員社區中熱心的人士及相關單位形成一個社區組織。社區照護體系辦理長期照護個案臨床照護、復健等服務事宜。

表 4-3　社區照護體系的內涵

項目	內容
機構照護服務	如護理之家、老人安養及養護機構。
日間照護服務	如日間照顧或日間照護服務，日間照護也可提供護理、復健、營養、社工等之服務。
居家護理服務	辦理臨床居家護理評估及服務，包括監督正確用藥。
居家復健服務	包括物理治療及職能治療，及居家安全評估。
個案管理服務	統整老人問題及現有資源，評估安置及安排其他社區照護或支持服務。
社工人員服務	提供以個案為中心的相關社會資源。

（資料來源：作者整理）

　　社區長期照顧需對應於社區健康需求，社區照顧最初倡導的原因，除基於人道的考量外，經濟的考量亦為重要因素。同時藉由提供適當的照顧和支持，以協助人們得到高度的獨立自主性，並藉由獲得或再獲得基本的生活技能，以協助他們發揮最大的潛能。它使得有些原本在機構內接受照顧者，僅需提供便宜廉價的簡單服務便可在社區中生活，如此可節省許多

支出。此外，隨著人口的老化而對機構照顧需求遽增，使得潛在的支出壓力甚大，又因治療方式的改善，使得有些照顧在社區或家裡進行即可。因而，機構照顧成本的上揚、較佳治療方式及專業者和個人的偏好，使得重心由機構的照顧轉向較廉價的社區照顧。為因應資源的供給優先順序需考量五項原則：

表 4-4　社區健康問題的優先順序需考量原則

原則	內涵
預防性的效果	當問題未發生前，結合大量的人力資源，使志工的熱忱得以充分發揮，讓社區中需要幫助的人，獲得最及時且最適切的幫助。若有預防方法且效果越大時，越應當優先去做。
對應的優先性	社區照顧的目的是為了讓人們可以住在家中自立生活，故提供各種服務，這些服務包括預防性健康照護與社會照護服務；依影響人數的多寡、是否留下後遺症列為優先考量。
政策的執行性	人們有廣泛的需求，他們也許需要一些不同的支持形式，以便能過著完整且獨立的生活，包括在自己家裡過著獨立的生活，以及完全參與社區生活和廣泛的社會網絡。社區長照政策通常是針對共同健康問題，列為優先之工作。
可利用的資源	欲解決健康問題，需有足夠的可利用資源配合才能有成效。若缺乏足夠的資源，即使預防效果好、問題嚴重性高，也無法將其列為優先。
社區居民期待	社區內居民認為迫切、重要的問題，應列為優先之工作。社區照顧政策欲鼓勵或增強有照顧需求者的親屬、鄰居和朋友等非正式網絡加入提供照顧的行列。

（資料來源：作者整理）

經過資料收集及分析後，確認社區健康問題，接下來就必須擬定推動策略，擬定推動策略必須作全面性考量，才能有效解決社區健康問題，思考推動策略，各社區可依社區特性發展具創意的推動策略。推動社區健康營造工作首先必須了解社區資源，分析與訂定社區健康問題的優先順序，由社區民眾最關心的問題著手，凝聚社區共識。首先，收集資料，收集社區健康資料有許多方法，選擇方法之前，應先有一個大綱，知道所需要收集的資料之項目，然後再決定收集的方法。

表 4-5　社區長期照顧資源的匯集

階段		內涵
收集資料方向	訂定社區範圍	界定社區背景、地理環境、社區特色。
	人口群體特性	包括人口數及人口密度、組成、年齡、性別、成長趨勢、分布及流動性、家庭型態、職業狀態、教育狀況、婚姻狀況、社區文化等。
	社區健康狀況　生命統計	如平均餘命、粗死亡率、嬰兒死亡率、孕產婦死亡率、年齡層死亡率、十大死因等可以了解社區之死亡情形及其趨勢。
	疾病類型	透過某疾病罹病率、盛行率，了解疾病情形及其危險群體。
社區資源調查	醫療保健	提供醫療保健服務的種類、分布、及可近性。
	社會福利	社會福利資源的種類、分布、可近性及利用度。
	教育系統	各級公私立學校、圖書館、特殊教育等。
	經濟系統	社區的主要經濟活動類別、職業種類、大多數人且相近的收入狀態及貧戶比率等。
	政治系統	包括正式與非正式之領導人物，政府組織的種類、地點及服務時間等。
	娛樂系統	各種公私立休閒娛樂設施之種類、分布和其可及性與利用度；民眾主要的娛樂活動及休閒活動等。
	宗教系統	社區中主要的宗教信仰種類及特徵，影響著居民的價值觀、生活方式及行為規範等。
	家庭系統	評估內容包括社區主要的家庭型態、家庭成員之角色與權力分配、及平均子女數等，此影響著社區對健康的信念及行為特質。
社區動力來源		了解影響社區決定的團體或個人力量，其溝通形式、領導方式與決策過程，如此才能正確的認知社區採取行動的習慣，使社區健康營造的運作更有效的進行。
收集資料方法	組織的現有資料	如衛生機關的生命統計資料、醫院診所就醫資料、戶政事務所的出生登記、死亡登記、遷出遷入登記等。
	文獻查證	全國性的普查資料、相關研究調查、地方簡報（可以認識社區發展的概況）、地方地圖的探討（可認識社區之地理位置及特性）。
	人物訪問	訪問對地方熟悉人士及社區意見領袖的意見，透過其知識及經驗提供各種不同的觀點。
	正式調查	正式抽樣調查可得到有效、有代表的社區資料，但是無法將調查做得正確及澈底，就寧可用其他方法評估。

	舉辦座談	舉辦社區座談會，透過討論問題的方式，引導大家更認識問題，讓不同意見者相互溝通。但需注意參加座談會的人並不一定代表整個社區的意見，不妨應用一些現成出席率高的團體來舉辦座談會。
	田野調查	可透過家庭訪視、訪談、街頭訪視等方式，去觀察、去感覺、去參與社區活動，了解社區居民對健康的需求、生活方式、住屋的品質等，與社區的生活、發展和動力有關事項，例如：每天運動的人口比例、落實健康飲食的人口比例、家庭成員中有吸菸的家庭比例、外籍配偶比例、單親家庭比例、檳榔攤數……等；另外亦可得知社區的信仰、倫理及價值觀，以及社區的權力、影響機構與決策過程。

（資料來源：作者整理）

　　經由資料的蒐集、整理、分析以訂定社區健康問題，邀請學者專家、意見領袖、各鄉鎮市衛生所及社區一般民眾代表參與。以期能夠分析問題與擬定優先次序：資料經收集、研判後，可發現社區有許多健康需要，各社區健康營造承辦單位可就社區的人力、物力、財力及計畫執行時效性選擇適合可行的方法。

　　老年人口成長急遽，長期照護需求增長，社會、政治、經濟快速發展，家庭照顧功能式微，民眾社會福利意識提升，長期照顧資源供不應求。個人或家庭已無法獨力自行解決長期照護的問題，部分長期照護問題已由個人層面轉為社會層面而成為社會問題，高齡照顧結合多元化的發展將成為趨勢。近年來民眾社會福利意識抬頭，對醫療品質期望提升，未來對長期照護的需求勢必益加重視，政府有必要對此民意作出回應。針對照顧服務的需求，發展多元的供給系統，有心投入與營運的機構均需面對是否具備有足夠的專業與能力，以應付未來許多的需求與挑戰，本諸社會企業，在服務當中累積經驗以作為管理與未來營運之需是必要的，以免悖離福利服務的精神與宗旨。在人口老化帶來普遍性長期照護需求的壓力下，政府的角色不應再以救濟貧窮個人或家庭為目標，而應以個人與集體責任共攤的原則作為政策規劃的原則，由國家扮演制度規劃者、管理者與使能者的角色，使能建構一個以服務需要者為導向的長期照護服務體系。

肆、高齡健康促進的落實作為

　　我國於一九九三年邁入聯合國世界衛生組織所稱「老人國」，其後高齡人口比率快速增長，隨著銀髮族群的特性及需求，引起社會重視。人口老化將伴隨疾病型態慢性化、健康問題障礙化、照護內容複雜化、照護時間長期化等問題，導致長期照護需求與日俱增。在落實高齡健康促進的作為，除建置完整的照護系統外；尚須採取普及高齡教育資源，強化弱勢老人教育機會。以優惠的措施或結合社會安全制度，鼓勵弱勢高齡者們走出家門，參與學習活動。將現有的高齡學習機會整合為具有不同等級、進階性的系統化課程，讓已經參與學習的高齡者能在不同機構中繼續進階學習、不必在原課程中原地踏步，也讓還未參與學習的高齡者有更充足的機會加入學習行列。

　　一九八四年，世界衛生組織歐洲分部將健康促進定義為：「幫助人們具備控制並改進其健康能力的過程。所以，健康促進代表著在人與環境之間居中促成的策略，它將個人對健康的抉擇及社會對健康的責任予以整合，以創造更健康的未來。」建立互助與溫暖的居住環境，是大家的共同目標，讓老人能在熟悉的環境，與親人、鄰居、老朋友一起而做做活動、互相關心、分享生命的經驗，是我們積極營造的共生關係以利於老人居住的健康環境。世界衛生組織（WHO）將健康促進行為包含了多個項目：自我照顧、身體活動、睡眠形態、壓力處理、自我實現、生活目的、人際關係、環境控制與使用健康照護系統，綜合這些涵蓋了身體、心理、社會層面，可說是相當完整性的「健康行為」的概念。健康促進的目標是讓人類擁有掌控影響健康與環境的賦權（empowerment），健康包含四個領域：

表 4-6　健康的主要領域

階段	內涵
生理健康	沒有疾病和殘障，身體和生理的能力有充足的機能，個體生物學上是完整的。
心理健康	有時歸屬於精神衛生，包括情緒的健康，可以清楚的論及知識的能力，主觀的感覺健康。
社會健康	與其他人及社會、環境的互動能力，滿意的人際關係，角色義務的履行。

| 精神健康 | 它被和自我實現的概念聯想在一起，反映一個人的價值系統，或是超越信仰的力量。 |

（資料來源：作者整理）

　　「長期照護」乃指在一段長時間內於居家、社區或機構體系中針對身心功能不良（損傷障礙不全、失能或殘障）者，或身心健康功能受限制而須依賴他人之幫助以行常態生活者，提供一套包含長期性醫療、保健、護理、生活、個人與社會支持之照護服務，其目的在維持或增進身心功能，使其遂行自我照顧及獨立自主之生活能力，減少其依賴程度，減輕他人或社會之負擔，並增進其尊嚴；透過在地化之社區照顧，使老人留在熟悉的環境中生活，同時亦提供家庭照顧者適當之喘息服務，以預防長期照顧問題惡化，發揮社區自助互助功能。「健康促進」起源於一九七五年加拿大發展的健康新視角中，強調提出決定疾病和死亡的四個重要因素：生活型態、環境汙染、遺傳和醫療照顧的不足。Marc Lalonde 將環境、行為和影響健康的諸多社會因素（如失業、住宅、貧窮及文化等），導入健康政策的考量因素中。於推展社區健康促進，美國倡議「健康民眾二〇一〇（Healthy People 2010）」，對於創造健康社區，提出：

表 4-7　美國健康民眾創作健康社區的作為

階段	內涵
動員（Mobilize）	動員個人和組織去關心有關社區的健康進而發展組織。
評估（Assess）	評估社區的區域、資源和人數，以及社區內可以服務的民眾。
計畫（Plan）	計畫實施的目標，創造一個想要的社區版本，然後增加策略和行動步驟去幫助達到此憧憬。
執行（Implement）	使用具體的行動步驟去執行計畫，藉由參與社區使社區健康促進得以落實。
追蹤（Track）	長期追蹤社區進行社區健康營造工作的變遷。

（資料來源：作者整理）

世界衛生組織於一九七八年「Alma-Ata 宣言」提出以全民健康（health for all）為最後目標時，試圖以健康促進策略，提出健康城市，以發展健康社區。健康社區是一個能持續創新、改善生活物理和社會環境，同時能強化及擴展社區資源，讓社區民眾彼此互動、相互支持，實踐所有的生活機能，將維護健康之責任，擴展至更廣的範圍，包括政治、文化、經濟、環境、生態等領域追求健康上的公平。健康的社區是由健康的人群、健康的環境和健康的社會有機結合的一個整體。能不斷地改善環境、擴大社區資源，使社區居民能相互支援以發揮最大的幸福。揭示健康促進五大行動綱領，如下：

表 4-8　健康促進五大行動綱領

階段	內涵
訂定健康的公共政策	衛生與非衛生部門制定公共政策時（包括立法、財務、賦稅以及組織政策），都必須接受健康促進的責任，考量政策對健康的影響。
創造健康的支持環境	人與環境之間存在著密切關係，因此不僅要維護大自然，社區之間亦應相互關懷，社會應該幫助建立一個健康的環境，提供安全與滿足的工作環境，並以系統評估環境變遷對健康的影響。
強化社區健康的行動	健康促進必須透過有效的社區發展與社區參與，經由設定優先順序、規劃以及執行等步驟，強化社區功能，應用社區資源及人才，使社區民眾經由自助及社會支持來從事良好健康行為，以推展健康促進活動。
發展個人健康的能力	經由健康教育與資訊傳播，使人們得以學習生活技巧，作正確的選擇，為其人生各階段作準備，包括慢性疾病與傷害之調適。
調整健康服務的方向	醫療服務不能再局限於臨床治療，必須擴及健康促進，提供以人為中心，包括生理、心理、社會等全方位之完整性照護。

（資料來源：作者整理）

每個人生活形態的養成，源自於每個人之「家庭」。因此，要改善健康狀態、避免疾病的發生，就必須從每個「家庭」建立正確的健康觀念與生活形態著手，而社區正是協助家庭最直接與可及性最高的管道。要有效推展疾病預防及「健康促進」的觀念，不僅是要針對個人進行健康促進，同時也由其家庭、職場、學校及居住的社區等地方，推展各類健康促進方

案，幫助民眾培養正確的健康態度及生活習慣，而這也是近來政府致力於推動社區健康營造計畫的主要原因。二〇一五年世界衛生組織針對「健康老化」所制訂的新定義，將它視為一個持續性的過程目標，並以提升維持最佳身心功能為方法，進而追求晚年期的人生幸福。這個過程不以單一年齡作為關注要素，而是以年齡增長這個持續性過程中最佳的身心功能為目標，也是降低失能與失智比率，更要持續參與社會及工作，讓年過六十五歲也不是需被照顧的老人。建構一個完善的高齡健康照護網絡應考慮：

第一，人員：高齡健康照護管理人員或健康促進人員的培訓。

第二，網絡：健康照護服務網絡的綿密性與健康照護服務傳遞的便利性。

第三，資訊：資訊交換機制的完整性與安全性。

第四，風險：健康風險評估制度的建立。

第五，推廣：健康管理與健康有價觀念的推廣。

第六，效益：健康效益評量模式的建構。

第七，系統：一個完整的健康照護網絡包含「預防」、「治療」及「長期照護」等三部分。

社區健康營造是期望結合不同專業力量，激發民眾主動參與，提供民眾參與地方事務決策之機制，尊重文化的多元性，將健康導入日常生活中，建立社區居民自決健康照護需求優先順序，並由居民共同建立健康生活支持環境，透過居民互相支持，實踐健康的生活，共同營造健康的社區。

在長期照顧相關產業中導入管理原則的益處有下列三點：第一，有效降低成本支出，以避免不必要之浪費；第二，改善社福產業效率與效能不彰以及避免因人廢事的情形發生，使得團隊能有明確的依循，去除不確定性，並持續穩定發展；第三，賞罰分明、強調成果團隊共享。不因個人好惡影響賞罰之施行，能確實激勵團隊努力達成目標。在長期照顧服務中，社區照顧品質應有其所關注的特質，我們強調滿意度仍是極重要的指標，但那只是基礎。另外更重要的指標說明如下：

表 4-9　社區照顧品質指標

項目	內涵
家人互動的多寡	長期照顧中，社區照顧專業服務強調以照顧人本為基礎的服務，因與家人的互動多寡是其評量指標。
參與社會的高低	社區照顧專業服務的價值基礎在於老人人本價值，應追求社會參與成果，不只是滿意度。
個別差異的重視	社區照顧強調滿足部分老人失能弱勢的需求與問題，而非對全體人群的服務，個別差異的重視至為重要。
直觀感受的程度	認知對失能老人不公平的對待及壓迫是社區照顧專業服務的價值基礎，老人感受的程度是品質的關鍵。
資源的連結程度	社區照顧專業服務應滿足失能老人個人、家庭的需求，尋求相關資源的連結。關懷老人與照顧者的資源之連結程度是專業照顧極重要的品質指標。

（資料來源：作者整理）

　　以上的品質說來容易做來其實也不難，而且大多也是可測量的指標，社會照顧專業在照顧產業中有其應有的堅持，如果能有堅持便有其發展的可能性。

結語

　　世界衛生組織（WHO）對於健康促進之定義為：是讓人類對於自己的健康更有控制力的賦權過程。健康促進就應從「生理」、「心理」以及「社會」三個層面著手努力，使這三個層面的互動能達到最佳的和諧狀態。因此，政府如何結合基層醫療及社區資源，一同為民眾建構一個完善的健康照護網絡，讓民眾可以由「健康促進」、「疾病預防」到「疾病治療」及「長期照護」都可以得到一個完整的照護，應是未來提升國人整體健康的重要措施。

　　臺灣老人家最後躺在床上時間有七到九年，但進步國家約僅兩週，除了提供長照等規劃外，國人也應該改變傳統觀念，老人不一定代表衰弱，一樣可以對社會有貢獻，推廣活躍老年人口也很重要。故「促進健康」與「擁有更多控制環境的充權賦能」是健康促進的目標與過程之基礎。一個

有助於民眾擁有健康生活的社區，應該強調地域性及個人與家庭的參與，並依地方不同的需要，提供社區民眾可利用性、可接近性、可接受性的健康生活模式，其內容則以提供社區中民眾實踐健康生活方式所需之資訊與技巧為主，並應能持續促進支持性的環境，以利健康行為之實踐。

社區長期照顧

第五章　社區長照與
　　　　社區營造

前言

　　一九八六年世界衛生組織在加拿大渥太華，舉行第一屆國際健康促進大會，並通過具時代意義的「渥太華憲章」，主張健康促進的目的是在於達到人人健康與促進群體健康，為因應二十年來健康促進的發展，二〇〇五年在泰國曼谷召開第六屆全球健康促進大會，通過了世界矚目的「曼谷健康促進憲章」，強調健康促進的落實在於政策與夥伴關係的建立，共同開創一個永續性的目標、策略與行動。

　　當老人因生理機能的喪失可能迫使活動變少，甚至限制虛弱老人所能參加的活動，且多數人仍恐懼面對視力、聽力之退化及認知功能之受損，上述影響皆會改變老人對偶發環境事件的反應能力。社區長照模式，主要期望以「社區化」和「多元化」為目標，社工人員面對老人罹病及老化衰退的過程中，在提供服務時必須兼顧老人的自主意識，在人身安全的考量下，實在無法透過片段及單一型式服務滿足其需求。尤其是拒絕服務的老人，伴隨著認知功能退化者，加上信任關係建立不易，服務介入困難，常是社工人員眼中的高危險群。更需結合社區內專業團隊及資源介入，透過篩檢及就醫，確認老人認知功能虧損之程度，才能預見可能發生的意外及風險。除了讓高齡照顧更細緻外，也能藉由與社區更貼近來增加服務的「親切感」，讓需求日趨增加的老人照顧能與社區營造和在地資源結合，並且藉由社區綜合型日間照顧服務的發展，落實「社區福利化，福利社區化」的體現。

壹、居家式長期照顧的特色

　　隨著衛生普及、營養提升，以及醫療與科技等的進步，人類的壽命不斷延長，然受制社會的變遷，家庭觀念的改變，另一端的新生人口卻正不斷快速遞減中。一個社會因人口結構的老化，以致受照顧人口變多，工作人口卻變少時，不僅會影響到社會、經濟與政治的發展，對於個人而言，

少子女的家庭結構，家庭所能擔任的照護能量相對也會減少，那麼老年人誰來照顧？面對這樣的趨勢，由政府建構一套完善的長照制度就變得更加重要，讓民眾能安心地養老。二〇一五年頒布的《長期照顧服務法》將照顧類型區分為：居型家、社區型及機構型。

　　現代人觀念的轉變以及婦女就業人口的提升，養兒防老以及由家庭照顧失能老人的情況在現代的社會中已漸趨式微，而面對愈來愈多需要照顧的人口，政府所推行的相關照護措施勢必愈趨重要。理想的長期醫療照護政策，是以社區為基礎、消費者為中心的照護模式。社區居民身兼雙重角色，及社區服務者與被服務者，並可透過參與及加強與政府等其他單位合作，增加服務品質與數量，使老人充權賦能是推動老人社區照顧服務的重要概念，社區組織與社區居民共同與老人一起經營在社區內的生活，鼓勵老人積極的安排與豐富他們的日常生活，使老人獲得良好的生活與照顧服務，達到在地安老的目的。這個模式的特色為：

表 5-1　在地安老的特色

特性	內涵
社會責任	長期照顧是社會整體的責任，老人照顧並不是女性的責任而已，而是社會整體的責任。社區的資源依照老人的需求而取用，包括：運輸、志工陪同購物、送餐到府計畫及家庭協理員服務等，以維持老人盡可能獨立在家中生活。
去機構化	工作人員協助老人儘量利用資源，維持在地老化的構想，政府也希望藉由支持老人的獨立來減少疾病醫療的支出。
單一窗口	強調社工或護理人員背景擔任之個案管理人的判斷，單一窗口的政策，不論在醫院或社區，均能得到良好的服務。這個服務也具有醫院社工與社區個案經理人相互轉介的特色。
周全服務	個案管理人負責安排在宅服務、居住服務、特殊支持服務及機構照顧服務。以消費者為中心的照護模式，病人本身也參與決定接受服務項目的選擇，而不是被動的被安排。
居家訪視	訪視醫師、訪視護理師、物理治療師及職能治療師的到府服務，使得老人得以在家中接受長期照顧。社區健康中心內由洽詢護理師接案，初步根據問題安排需要的人員訪視，如：單純傷口護理，安排居家護理師，若需要進一步評估的，由個案管理人訪視後，視需要安排各種醫療或非醫療人員提供照顧，若需要進一步周全性老人評估者，可由中心安排家庭醫師作家庭訪視，嚴重

	需要住院評估或日間病房照顧者，可轉介醫院老人短期評估及治療中心，老人科醫師或老人精神科醫師則是屬於被諮商的醫師。

（資料來源：作者整理）

　　居家式長期照顧是指病友居住於家中，由專業醫療人員到宅服務的方式，提供日間的專業護理服務、醫師定期看診、日常生活照顧及訓練、物理或職能復健等服務，可維持或增進病友的健康，提供有系統的照護服務。這項照顧服務於二〇〇二年行政院經濟建設委員會推動的照顧服務福利及產業發展方案中，即將「建立照顧服務管理機制，加強服務輸送系統」列為重點發展策略，明訂照顧管理的核心工作包括：個案需求評估、服務轉介、資源通報系統。即有居家式長期照顧的角色定位。

表 5-2　居家式長期照顧的特色

特性		內涵
定義		指預期或正在對家人（或有同住事實者）提供規律性且重要照顧之個人。
定位		以家庭照顧者為主要服務對象所成立之社區型服務中心，整合當地資源，建構區域型家庭照顧者支持網絡，以保障家庭照顧者健康與福祉權益為目的，避免家庭照顧者因為照顧責任而衍生照顧負荷，並保障家庭照顧者獲得所需之個人支持及照顧，促進其生活品質、社會參與及自我實踐。
服務對象		經由照管中心評估具高危險照顧者，若照顧負荷過高、社會參與低（社交孤立）、情緒調適困難者，將轉介給家庭照顧者支持中心提供服務輔導之對象。
服務內容	諮詢媒合	提供家庭照顧者諮詢專線服務及資源轉介服務。
	教育訓練	提供照顧技巧等教育訓練課程及多元形式課程提供模式。
	情緒支持	提供家庭關懷訪視、同儕支持團體、情緒支持服務等。
服務網絡		由民間有經驗之社會福利單位承接，串連當地身心障礙及老人服務相關資源，展開符合當地需求的家庭照顧者支持性服務。
服務方式	建置家庭照顧者諮詢服務專線	設立家庭照顧者專線服務，提供失能、失智、身障者的家庭諮詢服務。為減少照顧者負擔，專線服務儘量固定協助者，強調在良好的工作關係中協助照顧者連結資源、解決問題。並定期統計分析照顧者在面對服務體系所遇到的問題，發展解決策略以回應照顧需求。
	建置照顧者友善互動平臺網站	提供家庭照顧者常問議題的簡易文宣、訓練課程影音教學線上觀看、服務介紹與常態活動訊息更新、家庭照顧者服務方案資源手冊、課程需求推薦、家庭照顧者互助網頁、講師資料庫等。

	協助成立家庭照顧者支持團體	辦理社區化的「家庭照顧者支持服務中心」，協助成立家庭照顧者支持團體含瑞智學堂及互助家庭。提供家庭照顧者知識性、技能性和情緒支持多功能服務，以滿足需求，
	積極落實家庭照顧者喘息服務	喘息服務是以家庭照顧者的需求為中心的服務理念，其形式最常見的主要為居家與機構式服務，但其關鍵在於積極回應家庭照顧者的需求。
	推動家庭訪視與關懷服務活動	與當地家庭照顧者組織建立轉介與合作關係，轉介初篩有需求的家庭照顧者提供電訪、家訪、教育訓練與情緒支持等服務，並安排配套服務以支持家庭照顧者順利使用。
	培訓專業人員具備居家服務能力	針對長期照護資源不足的地區，考量語言及文化的特殊性需求，調整勞動條件以吸引專業人員能穩定留下來服務。同步培力在地專業人員接受課程訓練養成師資，每年安排督導機制提供輔導。
	連結長照志工與家庭照顧網絡	提供友善空間讓失能、失智患者及家屬進行團體共同照顧，滿足雙方社會參與及活動需求，以及家屬之資訊性、情緒性及工具性支持需求，分擔照顧壓力及提升照護品質。

（資料來源：作者整理）

　　居家照顧的提供價格較為低廉，使得老人在服務的使用上面能夠排除財務方面的顧慮，改善生活困境。家庭照顧者之服務係以有長期照護服務需要者其家庭照顧者為對象。服務精神以保障家庭照顧者獲得所需之個人支持及照顧，以促進其生活品質。居家式長期照護指病友居住於家中，由專業醫療人員到宅服務的方式。依據服務內容的不同，區分為「居家護理」、「居家復健」、「居家服務」、「居家營養」及「居家呼吸治療」等服務。

表 5-3　居家式長期照顧簡表

項目	意義	內涵
居家護理	對於臥床或行動受限制之病友提供日間的專業護理服	服務對象1.出院後仍需醫療人員持續照顧者。 2.長期需要居家醫護照顧者。 3.病人只能維持有限之自我照顧能力，即清醒時

	務、醫師定期看診、日常生活照顧及訓練、物理或職能復健等服務，可維持或增進病友的健康，提供有系統的照護服務。		間超過百分之五十以上，活動限制在床上或椅子上，或獨居且出門需人協助之個案。 4.有明確之醫療與護理服務項目需要服務者，或過去一年曾因照顧問題導致兩次以上的住院或急診。 5.病情穩定能在家中進行醫護措施者。
		服務內容	由居家護理師到家中提供專業的護理服務如各種尿管、鼻胃管護理、鼻胃管灌食及技術指導、膀胱灌洗、膀胱訓練、傷口護理、其他有關之護理指導。
		補助方式	居家護理的收費項目分為費用及交通費兩項。低收入戶的費用及交通費全額由政府補助，民眾免自付，中低收入戶及一般戶則有部分補助。
居家復健	復健專科人員到病友家中提供復健治療與指導、輔具評估及指導、居家無障礙空間改善等服務，以維持或增加病友的身體功能，提升病友的生活品質及環境。	服務對象	1.居家失能的病友，經評估有肢體活動的障礙、復健的需求或是居家環境上的障礙。 2.居家的主要照顧者較缺乏復健知識時，可由居家復健師教導復健技巧。 3.未在醫院進行復健且有復建需求者。
		服務內容	由專業人員（物理治療師或職能治療師／醫師）親赴個案家中，協助失能者居家生活能力上的重建與訓練。
		補助方式	各縣市政府補助的金額不同，依照年度預算而有差異。
居家服務	由居家服務員到病友家中提供居家服務，協助失能之病友家庭及日常生活照護服務、身體照顧服務等，目的在協助病友維持日常生活功能。	服務對象	實際設籍於各縣市，居住家中，未聘請看護，因身心功能缺陷而導致日常生活需要協助者。
		服務內容	1.家庭及日常生活照顧服務：換洗衣物之洗滌、居家環境清潔、家務服務、陪同或代購生活必需用品、陪同就醫、其他相關之居家服務。 2.身體照顧服務：穿換衣服、進食、服藥、口腔清潔、如廁、翻身、拍背、肢體關節活動、上下床、陪同散步、協助使用日常生活輔助器具、其他服務等。
		補助方式	依各縣市政府規定而有差異。
居家營養	由營養師提供營養指導給病友及家屬，以維持或促進病友身體功能的恢復。	服務對象	1.居家失能的病友若出現食量明顯減少、體力不繼、傷口癒合不佳、腹瀉等情形，即可循求營養協助。 2.主要照顧者對於病友的飲食設計、營養供應相關的知識不足。

		服務內容	營養評估、指導照顧者營養知識與備製，如灌食食材、配方選擇、灌食方式、流質飲食原則、其他相關飲食指導。
		補助方式	依各縣市政府規定而有差異。
居家呼吸治療	為減少呼吸器依賴患者日漸增加的醫療費用支付，將呼吸器依賴患者依病情進程分為四個階段，其中居家照護階段是為了讓呼吸器患者自醫院返家後，能於家中受到妥善照護所設。	服務對象	長期依賴呼吸器或呼吸輔助器患者，其病情穩定經醫師允許且由專業人員評估能在家中進行醫護措施及照護者。
		申請條件	1. 連續使用呼吸器二十一天且每日使用六至八小時以上之呼吸器依賴患者。 2. 申請呼吸輔助器需經插管治療拔除呼吸管後仍無法脫離輔助器者。 3. 負壓使用者。 4. 呼吸器使用每日少於六小時視同沒有使用，呼吸器超過五天未使用視同呼吸器脫離成功，連續使用呼吸器之天數須由再次使用呼吸器之日期重新申請。
		服務項目	1. 儀器設備之提供：呼吸器及氧氣設備（視患者需求提供合適之設備）。 2. 定期專業人員到府訪視：執行一般身體檢查、胸腔評估及疾病診療、護理照護衛教、呼吸道照護指導、設備管路及氣切管、鼻胃管或尿管更換、呼吸器氧氣裝置使用指導，主要照顧患者之心理支持與輔導等。
		服務方式	1. 醫師每二個月到府訪視一次。 2. 護理人員每一個月到府訪視二次。 3. 呼吸治療師每一個月到府訪視二次。 4. 工程師定期設備維護及保養。
		費用支付	1. 依據全民健保居家照護費用標準支付。 2. 經健保局審核通過同意居家使用呼吸設備並領有呼吸衰竭重大傷病卡之患者，只需支付專業人員到府訪視之交通費。 3. 經審核通過同意居家使用呼吸設備但未領有重大傷病卡之患者，須支付部分負擔及專業人員到府訪視之交通費。 4. 未符合居家呼吸照護方案且審核未通過者，全額自費。

（資料來源：作者整理）

對於獨居老人而言，居家照顧的使用可協助許多日常生活事務，讓老人的基本生活需求得以滿足，提供他們在進行日常生活所需的協助。為建置周延的居家照顧機制，高齡友善健康照顧機構認證標準，包括管理政策、溝通與服務、照護流程、物理環境四大面向，提供醫院自我評估項目，讓醫院能參考遵循，從上而下，建立、落實高齡友善政策，除了形成組織文化、調整行政程序符合長者所需，更鼓勵參與志工服務，真正體現活躍老化。

貳、社區式長期照顧的特色

社區是包含一群人，居住在一地理區進行持續的社會互動，社區的成員由文化、價值、態度等共同特性所結合在一起，群體的集合，具生命共同體之關係。個人是生活在社區裡，雖然臺灣在文化層面的社區主義發展上，從「社區總體營造」的成果中，可以發現社區主義在臺灣以文化、建築與藝術的形式逐漸扎根，但社區主義在公共事務的實踐上卻起色無多。由於個人健康與社區健康相互影響，個人健康與社區的環境及生活習俗是息息相關的。社區可依本身的特性，透過社區居民共同討論社區中的健康議題，發掘影響社區居民健康問題的因子或來源，有效結合內外資源設法加以解決，進而凝聚社區共同體之信念，共創健康互助、相互關懷的社區文化。

社區長期照顧的實踐，並非想要取代國家中心或市場中心而成為一種優勢典範，重要的是在政府資源分配之優勢以及市場基於個人理性自利的作為之間，提供一種植基於人性的關懷、信任與集體群性的務實運作管道，建構以生活共同體為基礎的公民社會。受照護者居住於家中，但於白天家人上班的時間則受託於機構當中，可減輕家人照顧上的負擔，也仍保有受照護者與家庭的聯繫。透過設置社區長期照顧中心可以讓老人從家裡走到中心參加專業設計安排的健康促進活動，還可認識社區中其他的老人與熱心的志工，大家閒話家常、分享生活點滴，並可使用中心內的健康器材等，達到身心健康的效果。另針對平日較少出門或失能的長者，社區長照中心

亦可以主動出擊方式，提供社區老人關懷訪視、電話問安、諮詢及轉介等服務；依據受照護者受託時間的長短區分為日間照護與喘息服務。（如表5-4）

　　為使民眾能夠主動關心自己的社區健康，及呼應世界衛生組織健康城市的理念，政府自一九九九年開始推動「社區健康營造」計畫，結合社區力量，以內造、自發性之方式，藉由參與社區資源，使民眾發掘出社區的健康議題，產生共識並建立社區自主健康營造機制，達成健康生活化、生

表 5-4　社區式長期照顧簡表

類別	意義	內涵	
日間照護	受照護者於家人上班時被安置於機構中，家人下班後再回到家中居住。此照顧模式可減輕家人負擔，又可維繫家人與受照護者的感情與支持，讓受照護者不會產生被遺棄的感覺。	服務對象	1.輕中度失能或失智者 2.健康狀況穩定、無傳染疾病及無攻擊行為者 3.罹患慢性病需要長期照顧者 4.日常生活需要他人協助者
		服務內容	1.物理治療 2.職能治療 3.護理照護 4.營養評估 5.生活技能訓練 6.社會化娛樂活動
喘息服務	受照顧者暫時安置於機構中，可使照顧者能有適當的休息機會，減輕照顧者的負擔。	服務對象	1.家屬未聘請看護人員照顧病友 2.輕中度失能或失智者 3.健康狀況穩定、無傳染疾病及無攻擊行為者 4.罹患慢性病需要長期照顧者 5.日常生活需要他人協助者
		服務內容	1.物理治療 2.職能治療 3.護理照護 4.營養評估 5.生活技能訓練 6.社會化娛樂活動

（資料來源：作者整理）

活健康化之目標。社區長照,不但能夠依照不同的環境需求與生活習慣調整日間照顧站的照顧方式,還能確實的了解地方的情形,以達到因地制宜、符合社區需求的效益,解決長期以來像是都會區與山地鄉居民對於日照想像的差異;也因為團隊規模小與社區關係密切,使得這種型態的服務團隊能更具彈性與變化,更重要的是更能被需求者接受。此外,這種社區化和產業化的方式更能夠給當地的年輕人擁有更多投入社會工作的機會,讓長期照護工作同時「制度化」與「產業化」,像播種般在每一個獨立社區中推廣與成長。主要手段是結合資源,培訓志工,以鄰里關懷及社區活動的方式傳銷「健康自己來 DIY」的觀念並鼓吹「健康的事,大家來參與」、「健康的事,就是要大家關心」。二〇〇五年行政院長期照顧規劃小組,提出我國長期照護服務輸送具備原則,包括:

表 5-5　長期照護服務輸送具備原則

原則	內涵
服務體系	尊重失能者的個別差異(失能類別、城鄉、族群、年齡、性別、照顧者需求),建立社區自決參與的整合、普及、多元與持續性整合的輸送機制。
責信原則	服務使用者可參與、自主及服務是可近性與可被信賴的服務品質。
輸送流程	統一規範服務輸送運作流程,包括:申請窗口、接案、資格認定(含初步電腦認定)、需求評量、服務計畫擬定與核定、服務提供、服務評估與追蹤、服務計畫變更與複審到結案。
人力組成	規範服務輸送體系人力組成,包括:工作人員、行政人員、評估人員、照顧管理師、權益監督人、申覆審查委員會。

(資料來源:作者整理)

　　「社區健康」不單是整個社區的健康狀況,也包括由個人、政府機構或民間組織所致力推行的各種措施和活動,而這些行動的最終目標乃是為了促進社區民眾的身體、心理及社會三方面的健康。社區長照中心可以自行與其他的單位進行技術合作,調整出適合地方居民的照顧模式,例如日照團隊可以和其他團體工作者合作來進行團體治療,或是與地方醫療相關單位建立緊急救護系統。而這樣的模式隨著各地區日照中心服務的不同,

各地的主管團體也可以推出不同的加值服務項目，並且調整出不同的價格與服務內容選項，例如一些到府支援或是就醫陪伴的項目，自行和社區案主收費，讓消費者自行評估自己所支持的服務據點有什麼樣的需求，也藉此鼓勵各個團隊能夠提供更好的服務，吸引更多家庭使用社區日照系統。對於社區長期照顧中心之資源的了解，乃在對於社區需求之評估，一旦需求確定，便能夠開始發覺所需要的資源為何，雖然資金是其中之極重要的重點之一，但真正需要的資源不見得是資金，有時候是資訊、有時候是人力資源或者是策略的資源、機構的資源，這些大多是外在資源，茲說明如下：

表 5-6　善用社區資源

性質		內涵
把握資源提供	服務	公私立相關機構、機關或組織提供專業服務，或鄰居、朋友、親戚、無組織之志工提供個案所需求之服務。如居家服務、職業訓練。例如在社會救助部分，是低收入戶者的就業服務；社會保險部分，全民健保醫療保險服務；福利服務部分，中低收入身心障礙者的居家服務。
	資助	由公私立相關機構、機關或組織提供資金、津貼。如低收入救助津貼、急難救助金；或向鄰居、朋友、親戚尋求資助。
建立良好關係		建立並維持助人者與傳播媒體關係，保持與傳播媒體溝通，正式管道（記者會）或非正式管道；保持與傳播媒體互通有無，提供正式訊息或非正式訊息；重視機構服務形象；助人者與政府、民間機關組織關係；了解政府、民間機構功能與服務範圍；保持與政府、民間機構溝通；提供適當服務；另外，受助者族群特質與傳播媒體關係之建立亦有其影響力。
獲得外在資源		聯結社區民間資源亦是極重要的部分，包括系列的倡導與宣導：如非正式倡導與宣導：親友介紹、向社團學校介紹；正式倡導與宣導：爭取大眾媒體報導、義演與義賣。另外有可以提供系列的服務方案與勸募計畫，包括：以簡明之減稅爭取捐款，提供簡明之捐款減稅計畫，以簡便方式爭取捐款。

（資料來源：作者整理）

社區健康營造可作為以下解釋：在既有的衛生保健體系之下，結合民間資源，共同建立多元化之基礎保健網絡，激發民眾發揮自決、自主與自助之力量，透過社區發展由下而上方式，發掘、分析及解決社區之健康議題，落實國民健康生活，共同營造健康社區。落實以社區作為政府最基礎

之施政單位，期藉由民眾的學習與參與，激發社區意識與自決能力，建立健康的支持性環境等方式，共同營造健康社區。推動的目標包括：

第一，社區居民能主動的參與並推行健康生活方案，形成在地人對健康的共識。

第二，培育社區健康營造的推動尖兵，將熱心與愛心向外傳播、向下傳承，永續經營。

第三，人人都是健康資訊的高手，懂得主動尋找、吸收並運用健康資訊，與社區一起分享、成長。

第四，自己動手來實行社區的健康議題，營造最適合的健康生活環境，共同的目標－建立健康的社區、城市及國家。

社區照護型服務，彌補居家與機構式長照的不足，讓老人照護更人性化。開發非正式的社會資源，更可強化社區照顧的能力。期望以社區營造及社區自主參與之精神，鼓勵更多的民間團體設置關懷據點，提供在地的初級預防照顧服務。借鑑日本、丹麥的社區型整體照護計畫在各地發展，依照老、病人從症狀輕至重，分別推出到宅服務、日間托老等小規模多機能型的照顧服務，人力就由當地需要二度就業的婦女或相關科系學生合作照料，改善長照環境，導向社區照護型服務，透過在地化之社區照顧，使老人留在熟悉的環境中生活，同時亦提供家庭照顧者適當之喘息服務，以預防長期照顧問題惡化，發揮社區自助互助功能。讓民間長照機構能有更大的發展空間，並充分運用中高齡二度就業人口，讓老人照護更人性化。

社區照顧福利服務互助系統，是「社會權」概念的具體實踐。以建立互助與溫暖的居住環境，是我們的共同目標，讓老人能在熟悉的環境，與親人、鄰居、老朋友一起而做做活動、互相關心、分享生命的經驗，積極營造共生關係及利於老人居住的健康環境。「互助」為系統的核心價值，透過社區居民的自主參與，以建立多元的社區照顧服務型態，有照顧需求的家庭，自社區中找到照顧幫手，從照顧負荷中稍得喘息，同時提供志願服務機會，主動關懷老人、服務老人，並鼓勵志工熱情無輟的參與，同時也充分結合與開發社區各種人力、物力資源，以回饋社區。甚而創造二度就

業機會，二度就業在系統中接受訓練與管理，成為專業照顧工作者，發揮所長，增進勞動權益的保障，永續提供社區老人照顧服務，不但是讓長輩在社區中也有一個家，透過各項服務的提供，讓社區的感覺更加溫馨、有人情味。

　　社區長期照顧的服務模式，主要期望以「社區化」和「產業化」為目標，除了讓高齡照顧更細緻外，也能藉由與社區更貼近來增加服務的「親切感」，讓需求日趨增加的老人照顧產業能重新與社區營造和在地資源結合，並且藉由社區綜合型日間照顧的發展，增加更多工作機會給地方上的年輕人。而以日照為主的長照體制依然需要其他服務系統的支持，畢竟老人家的障礙情形和每個家庭的狀況與需求都不盡相同，但是以日照結合社區老化健康教育服務為主要推廣制度的模式，是當前最能同時兼顧政府的福利服務和家庭照顧支持的方式，也能為當前多元複雜的長照制度提供一個更具有穩定發展可能的方向。

參、照顧服務人員專業培訓

　　長期照顧的服務對象為日常生活功能（Activities of daily life，簡稱 ADLs）或工具性日常生活功能（Instrumental Activities of Daily Life，簡稱 IADLs）有障礙者。隨著人口結構的快速老化，與高齡人口失能比例的增加，將更突顯出長期照顧需求的重要性與迫切性。功能障礙者或缺乏自我照顧能力者，需要多元、便利的長期照顧服務，此服務可在機構、社區以及家庭中提供，老人長期照顧及安養機構就養的需求，不管是居家、社區還是機構的長期照顧需求均日漸升高，而要滿足此一照顧需求，尤需龐大的人力資源。

　　為因應我國長期照護人力需求，提升照顧服務品質，促進居家服務員、病患服務人員就業市場相互流通，增加就業機會，並整合居家服務員、病患服務人員訓練課程為照顧服務員訓練課程，以提升照顧素養，政府訂有「照顧服務員訓練實施計畫」，該內容簡述如表：

表 5-7 照顧服務員訓練實施計畫簡表

性質	內涵
服務對象	日常生活活動功能或維持獨立自主生活能力不足，需他人協助者。
服務項目	1. 家務及日常生活照顧服務。 2. 身體照顧服務。 3. 在護理人員指導下執行病患照顧之輔助服務。但服務範疇不得涉及醫療及護理行為。
受訓對象	年滿十六歲以上、身體健康狀況良好，具擔任照護服務工作熱忱者。
訓練單位	依法設立之公益慈善、醫療、護理社團法人，財團法人及公益慈善、醫療、護理人民團體，或設有醫學、護理學或社會工作相關科系所之大專院校。經內政部或直轄市、縣（市）政府評鑑甲等以上之公立或財團法人老人福利、身心障礙福利機構。
訓練場所	能容納訓練對象完成足夠個案實習之下列單位之一者，實習單位得視需要請實習人員提出健康檢查證明文件。
訓練課程	1. 核心課程：五十小時。 2. 實習課程：四十小時（含回覆示教十小時、臨床實習三十小時）。
結業證明	1. 訓練期滿後，訓練單位應將結訓人員名冊、出席情形及考核成績等相關資料，以核心課程訓練地之所在為準，送當地直轄市、縣（市）政府備查。 2. 經考評及格者，由訓練單位核發結業證明書；訓練單位並應將所在地直轄市、縣（市）政府同意備查之日期、文號載明於結業證明書內，以利查核。

（資料來源：作者整理）

　　照服員主要執行的工作範疇為照顧服務，其面對的是一個全人，並無法切割或無視於各層次其他需求的存在，因此不會期望照服員只要會做身體清潔、移位、餵食等基本日常生活項目就好，在要求照顧服務員具備各項工作能力的同時，也應改善職場勞動條件，讓聘僱薪資與其工作能力要求相互對稱，同時在工作內容與服務範疇方面，亦應提供照服員有提升或升遷的機會，將有助於照服員之就業與留任意願，增進照顧品質。

　　照顧服務員訓練課程區分為：「核心課程」、「回覆示教」、「臨床實習」等類別：

表 5-8　照顧服務員訓練課程簡表

一、核心課程－五十小時			
課程單元	時數	課程內容	參考學習目標
緒論	二	1. 照顧服務員的角色及功能 2. 照顧服務員的工作對象及服務內容 3. 工作倫理守則	1. 認識照顧服務員的工作場所及工作對象 2. 說出照顧服務員的業務範圍、角色功能與應具備的條件 3. 認識照顧服務員的工作倫理及工作守則
照顧服務相關法律基本認識	二	1. 與案主相關之照顧服務法規 2. 涉及照顧服務員工作職責之相關法規	1. 認識老人福利法、身心障礙者保護法、護理人員法等 2. 了解照顧服務相關民法、刑法等概要
照顧服務資源簡介	二	1. 照顧服務領域相關資源的內容 2. 服務對象及資格限制	1. 認識社政、衛政、勞政、農政、原住民族行政體系現有照顧服務資源 2. 了解如何轉介與供給相關照顧服務資源
家務處理	二	1. 家務處理的功能及目標 2. 家務處理的基本原則 3. 家務處理的工作內容及準則	1. 認識協助案主處理家務的工作內容及範圍 2. 了解協助案主處理家務的基本原則
人際關係與溝通技巧	二	1. 溝通的重要性 2. 如何增進溝通能力 3. 慢性病人及其家庭照顧者的心理社會反應 4. 與慢性病人及其家庭照顧者的溝通技巧	1. 了解溝通的重要性、目的、及要素 2. 了解阻礙與促進溝通的因素 3. 描述增進溝通能力的方法 4. 說出特殊溝通情境的處理（含接待訪客、回覆病人按鈴、及電話溝通） 5. 了解受助者的心理 6. 認識慢性病人的身心特質 7. 分析慢性病人對慢性病的因應方式 8. 了解慢性病對家庭的影響 9. 說明協助慢性病人及其家庭照顧者因應慢性病的方法 10. 學習與慢性病人及其家庭照顧者的溝通技巧
身體結構與功能	二	認識身體各器官名稱與功能	1. 列舉人體細胞、組織和器官的相關性 2. 認識人體各系統的構造 3. 說明人體各系統的功能

基本生命徵象	二	1. 生命徵象測量的意義及其重要性 2. 體溫、脈搏、呼吸、血壓的認識、測量與記錄	1. 了解體溫、脈搏、呼吸與血壓的意義 2. 了解影響體溫之各種因素 3. 認識測量體溫的工具 4. 了解影響脈搏的各種因素 5. 說明可測得脈搏的部位及正確測量脈搏 6. 了解影響血壓的因素及辨別異常的血壓數值 7. 認識測量血壓的工具 8. 學習正確測量體溫、脈搏、呼吸與血壓 9. 說明預防姿位性低血壓的方法
基本生理需求	四	1. 知覺之需要 2. 活動之需要 3. 休息與睡眠之需要 4. 身體清潔與舒適之需要 5. 基本營養之需要與協助餵食 6. 泌尿道排泄之需要 7. 腸道排泄之需要 8. 呼吸之需要	1. 了解知覺的重要性及意識評估的方法 2. 認識知覺相關的問題及照顧措施 3. 說明休息與睡眠的重要性 4. 了解睡眠的週期 5. 了解影響睡眠的因素 6. 描述促進睡眠的照顧措施 7. 認識身體清潔的目的對個人健康的重要性 8. 了解身體清潔照顧的種類與方法 9. 認識均衡飲食的意義及基本食物 10. 了解協助病人用膳的基本原則，並正確協助病人進食 11. 清楚灌食的定義、種類及注意事項，並能正確執行鼻胃灌食 12. 認識排便的生理機轉及影響排便的因素 13. 認識排尿的生理機轉及影響排尿的因素 14. 了解排尿常見的問題 15. 認識呼吸的生理機轉及影響呼吸的因素 16. 了解呼吸功能障礙的因素、症狀及徵象 17. 說明維持呼吸道通暢的照顧方法
營養與膳食	二	1. 營養素的功能與食物來源 2. 老年期的營養 3. 各種特殊飲食的認識 4. 疾病飲食禁忌	1. 了解影響食物攝取和營養狀態的因素 2. 辨別營養不良的臨床表徵 3. 說明滿足基本營養需要的照顧措施 4. 認識國民飲食之指標 5. 熟知營養素的功能及其主要的食物來源 6. 了解老年期的生理變化及其營養需求 7. 認識特殊飲食的種類、目的、適用對象及一般原則 8. 了解常見疾病飲食的種類、目的及適用對象 9. 說明常見疾病飲食的使用一般原則

疾病徵兆之認識與處理	四	身體正常與異常徵象的觀察與記錄： 1.一般外表、顏臉 2.排泄 3.輸出入量的記錄 4.發燒 5.冷熱效應之應用 6.出血 7.疼痛 8.感染之預防 9.老人生病的徵兆 10.老人用藥之注意事項	1.辨別一般外表、顏臉、鼻喉、口腔、聲音、皮膚、食慾、睡眠等所呈現的疾病徵 2.透過觀察與病人的主觀陳述可辨別疾病的徵兆 3.了解排便常見的問題及簡易照顧措施 4.描述噁心與嘔吐之相關簡易照顧措施 5.認識收集尿液標本須遵循的原則 6.分辨泌尿道感染的臨床表徵 7.描述泌尿道感染的簡易照顧措施 8.描述輸入輸出的途徑及輸出入記錄的內容 9.認識記錄輸出入量所需的用具 10.了解輸出入量記錄的注意事項 11.說出發燒的可能原因 12.列出發燒的處理方法 13.說出一般外傷的處理種類及處理原則 14.說出疼痛及其簡易護理措施 15.指出腹痛的簡易處理方式 16.列舉疼痛的觀察與記錄方式 17.描述胸痛的簡易處理方法 18.了解牙痛的處置原則 19.說出肌肉痠痛的處理原則 20.認識冷熱應用的基本原則並正確運用於病人 21.指出感染源 22.了解造成感染的相關因素 23.描述易造成感染疾病的危險情況 24.列舉感染的傳播途徑 25.執行正確的洗手步驟 26.認識無菌原則與常見的無菌技術 27.說出協助服藥時的注意事項及正確協助病人服藥
家庭照顧需求與協助	二	1.家庭主要照顧者的壓力 2.家庭主要照顧者常見的調適機轉	1.了解家庭主要照顧者的壓力來源 2.說明案主及其家庭主要照顧者常見的調適機轉 3.說明協助家庭主要照顧者減輕壓力的方法 4.學會如何協助案主及其家庭主要照顧者尋求社區資源
意外災害的緊急處理	二	災難（火災、水災、地震）緊急處理及人員疏散	1.說明意外災害的定義 2.列舉火災的危害與預防方法 3.認識燃燒必備的三個要素、滅火原理與滅火器的使用

			4.說明火場緊急逃生要領
			5.說明意外災害時個案的情緒反應
			6.學習如何預防與處理日常生活中常見的意外事件
急症處理	二	1.肌肉骨骼系統意外之處理 2.出血意外之處理	1.說明肌肉、關節、骨骼損傷的種類 2.舉例說明肌肉、關節損傷的處理 3.說明骨折的急救處理 4.認識出血的徵兆 5.學習各種止血方法
臨終關懷及認識安寧照顧	二	1.臨終關懷的精神與內容 2.照顧瀕死病患的壓力與調適 3.安寧照護的發展 4.案主及其家屬面對往生心理調適的過程 5.案主往生警政及衛政之通報	1.明白安寧照護的起源 2.列舉安寧照顧的照顧重點 3.說明臨終關懷的特殊議題 4.了解面對死亡時病人及家屬的反應 5.說明協助病人及家屬面對死亡的技巧 6.說明屍體護理的注意事項 7.列舉說明相關的喪葬事宜 8.說明照顧瀕死病患的壓力 9.描述照顧瀕死病患的調適方式 10.案主往生警政及衛政的通報流程
清潔與舒適	八	1.個人衛生與照顧 2.床上洗頭 3.床上沐浴 4.口腔清潔 5.更衣 6.鋪床與更換床單 7.剪指甲 8.會陰沖洗 9.床上使用便盆 10.背部清潔與按摩 11.梳頭修面	1.認識床鋪整潔維護的目的及鋪床原則 2.學習適當維護病人床的整齊清潔 3.認識毛髮護理的目的、原則及注意事項 4.學習適當維護病人毛髮的整齊清潔 5.學習正確協助病人床上洗髮 6.了解口腔清潔的重要性及目的 7.正確提供病人口腔清潔衛教及協助病人執行口腔清潔措施 8.認識背部護理的重要性並正確提供背部護理促進病人的舒適 9.學會正確協助病人床上沐浴 10.學會正確協助病人更換衣服 11.了解指（趾）甲護理原則及注意事項並正確協助病人修剪指（趾）甲 12.學習正確執行會陰護理及協助病人床上使用便盆

活動與運動	四	1.身體姿勢 2.病人的姿勢與支托身體的移位 3.運動障礙與被動運動 4.輔具之使用 5.按摩法 6.制動合併症的簡易處理原則	1.說明活動及運動的重要性 2.描述活動及運動的種類 3.了解滯動的原因及滯動對人體的影響 4.說明維持良好身體姿勢的原則 5.陳述病人各種姿勢擺位的重點 6.描述各項支托病人身體移位程序的重點 7.了解引發運動障礙的因素 8.說明被動運動的項目 9.了解各種輔具的使用方法 10.學會執行各種按摩方法 11.說出預防長期制動合併症的方法 12.學會執行褥瘡傷口簡易的照顧方法
急救概念	四	1.異物梗塞的處理 2.心肺復甦術	1.說明急救的定義、目的和原則 2.說明急救的優先次序與注意事項 3.了解異物梗塞的原因及危險 4.了解異物梗塞的處理方法與注意事項 5.學習正確執行異物梗塞的急救措施 6.了解心肺復甦術的方法與注意事項 7.學習正確執行心肺復甦術的操作步驟
綜合討論與課程評量	二	針對上述課程內容作一整體評值	1.分享照顧服務員訓練課程的心得 2.提出照顧服務員訓練課程的相關疑慮 3.通過針對課程內容整體評估的測試

二、回覆示教－十小時的教學項目

舖床及更換床單
協助用便盆、尿壺及包尿布
翻身及拍背
協助輪椅患者上下床
基本關節活動
生命徵象－測量體溫、脈搏、呼吸、血壓
個案運送法－單人搬運法
人工呼吸
胸外心臟按摩

三、臨床實習－三十小時的教學項目

舖床及更換床單	翻身及拍背
協助沐浴床上洗頭洗澡	背部按摩法
協助洗澡椅洗頭洗澡	協助輪椅患者上下床
協助更衣穿衣	基本關節活動

口腔照顧（包括刷牙、假牙護理）	約束照顧
清潔大小便	修指（趾）甲
協助用便盆、尿壺	刮鬍子、洗臉、整理儀容
會陰沖洗	測量體溫、呼吸、心跳、血壓
尿管照顧	熱敷及冰寶使用
尿套使用	垃圾分類廢物處理
鼻胃管灌食	感染控制及隔離措施
鼻胃管照顧	異物梗塞的處理
正確的餵食方法	協助抽痰及氧氣使用

（資料來源：作者整理）

　　隨著人口結構的老化，照顧服務員的需求日益增長，秉持職業倫理，運用照顧相關知識、技能與情意，提供案主在日常生活中所需之協助與支持。為確保專業知能，我國訂有「照顧服務員技術士技能檢定」，該職類檢定之知能包括「身體照顧」、「生活照顧」、「家務處理」、「緊急及意外事件處理」、「家庭支持」、「職業倫理」等六項，並建立照顧服務員具備照顧服務所需「知識」、「技能」、「情意」的基本標準，以保障案主之福祉。

表 5-9　照顧服務員技術士技能檢定規範表

工作項目	技能種類	技能標準	相關知識
一、身體照顧	（一）協助案主盥洗工作	1. 能正確協助案主盥洗及整理儀容之技巧 2. 能正確執行指（趾）甲清潔與修剪 3. 能正確執行口腔及假牙清潔	1. 身體清潔對健康的影響及重要性 2. 身體清潔與舒適之需求
	（二）協助洗頭洗澡工作	1. 能正確執行床上式之洗頭洗澡 2. 能正確執行盆浴式之洗頭洗澡 3. 能正確執行淋浴式之洗頭洗澡	1. 案主衛生與舒適照顧重點與技巧 2. 皮膚及足部照顧的知識及技巧
	（三）協助衣褲更換	能正確執行穿脫衣褲	穿脫衣褲相關知識
	（四）鋪床與更換床單	正確鋪床與更換床單	

	（五）協助大小便及便後清潔	1.能正確執行協助大小便之擺位 2.能正確執行便後清潔技能 3.能正確執行尿片之使用 4.能正確執行尿管、套之清潔 5.能正確執行尿壺之使用 6.能正確執行便盆之使用 7.能正確執行人工肛門基本處理 8.正確協助執行大小便之訓練	1.腸道及泌尿道排泄之需求 2.排便、排尿之生理機轉及其影響因素 3.腸道及泌尿道常見之問題及照顧 4.翻身及拍背的重要性及方法
	（六）協助會陰清潔	熟練的操作會陰清潔	
	（七）照顧皮膚	能正確執行皮膚及足部照顧	
	（八）協助翻身及拍背	能正確執行擺位、翻身、拍背及拍痰	
	（九）協助基本關節活動	能正確執行基本關節活動	基本關節活動的項目及方法
	（十）測量生命徵象	能正確測量生命徵象 1.體溫 2.脈搏 3.呼吸 4.血壓	1.知覺的重要性及變化之意義 2.生命跡象改變的影響因素
	（十一）熱敷及冰敷之應用	能正確使用熱敷及冰寶	1.使用冷、熱敷的相關知識 2.影響睡眠的因素 3.促進睡眠的照顧措施
	（十二）促進合宜睡眠的方法	能列舉案主合宜休息及睡眠的方法	
二、生活照顧	（一）協助進食	1.能執行正確洗手步驟 2.能正確測量案主之體重 3.能依據案主進食能力執行備食、餵食、管灌食	1.洗手之正確方法及意義相關知識 2.營養及進食的相關知識
	（二）協助生活活動之安排	能正確協助案主 1.上下床 2.協助輪椅患者上下床 3.熟練單人搬運法 4.協助助行器及輔具的使用	1.協助移位的運用原理與注意事項 2.輔具的操作要領

	（三）協助生活活動	能適當安排案主日常生活及休閒	日常生活活動及休閒之相關事項
	（四）協助用藥	能正確協助案主依時依量使用藥物	用藥安全的相關事宜
	（五）陪伴就醫	能陪伴安全就醫	就醫的程序及注意事項
	（六）感染控制	能正確執行感控流程	感染管制的基本知識
三、家務處理	（一）協助家務處理	1. 執行衣物洗滌及修補 2. 居家環境清潔與整理之要領 3. 居家安全的維持 4. 陪同或代購生活必需用品之技巧 5. 文書服務	1. 家務處理相關知識 2. 居家環境安全注意事項
	（二）家電及爐火使用安全	能正確使用家電及爐火	用電、用火安全須知
	（三）垃圾處理	能正確執行垃圾分類及醫療廢棄物	醫療廢棄物及垃圾分類相關知識
四、緊急及意外事件處理	（一）維持呼吸道的暢通	能依據壓額、抬下巴的方式達成呼吸道的暢通	1. 急救的意義及優先順序 2. 異物梗塞之處理方法與注意事項
	（二）異物梗塞的處理	1. 能正確執行擊背法 2. 能正確執行哈姆利克法（腹戳法） 　（1）站姿 　（2）坐姿 　（3）臥姿	3. 心肺復甦術之原理與步驟 4. 止血原理與方式 5. 休克的原理及立即處理要領 6. 肌肉骨骼損傷的初步處理要領 7. 包紮的目的與方法 8. 防火及安全設備之操作與使用時機
	（三）人工呼吸	具備執行口對口或口對鼻人工呼吸的技能	9. 緊急災害的疏散方式
	（四）胸外心臟按摩	1. 能找尋胸外心臟按摩的正確位置 2. 能正確執行胸外心臟按摩的程序	10. 其他常見急症之初步處理（如低血糖、抽筋、嘔吐、燙傷、燒傷）
	（五）止血技能	能正確操作止血方法	

	（六）休克簡易處理	能正確執行休克病人的姿位擺放	
	（七）肌肉骨骼損傷初步處理	能具備肌肉骨骼損傷的初步處理技能 1. 休息 2. 冰敷 3. 固定 4. 抬高	
	（八）燒傷、燙傷的立即處理	1. 執行緊急求救之步驟 2. 正確執行燙傷、燒傷之立即處理「沖、脫、泡、蓋、送」	
	（九）災害（火災、水災、地震）緊急處理	1. 熟練的操作滅火器 2. 能列舉災害發生時緊急疏散的方法	
五、家庭支持	（一）人際關係與溝通技巧	1. 能認識案主及案家的生理、心理及社會反應 2. 能與案主及案家有效溝通 3. 能說出與案主及案家相處常見溝通之問題及應對方式 4. 列舉各類身心障礙者的特質及需求	1. 溝通的要素及技巧 2. 人類生命週期的特質 3. 罹病對案主的影響 4. 與慢性病案主、老年案主或案家溝通常見之困難及應對要領 5. 身心障礙者的特質與需求
	（二）家庭照顧需求與協助	1. 能列舉家庭主要照顧者常見的調適機轉 2. 能協助案主及案家尋求專業協助	1. 壓力與調適的相關知識 2. 社會資源的類型及運用
	（三）臨終關懷及認識安寧照顧	1. 認識安寧照顧之精神及意義 2. 協助案主及案家面對死亡的相關事宜 3. 說出相關喪葬及警政衛政通報流程	1. 臨終關懷的精神、內容及措施 2. 安寧照顧的相關知識 3. 屍體處理的相關事項 4. 死亡的後續處理事宜
六、職業倫理	（一）遵守工作倫理	1. 能尊重案主及其家庭的隱私 2. 能維護案主的權益 3. 具備友善、敬業的服務態度 4. 維持儀容整齊、清潔 5. 認識預防照顧工作職業傷害之重要性	1. 照顧服務員工作範圍、角色及功能 2. 照顧服務的倫理及工作守則 3. 照顧工作職業傷害之相關知識

	（二）照顧	1.具備照顧服務相關法律及常識	民法、刑法、老人福利法、身心
	服務相關	2.正確撰寫照顧服務紀錄。	障礙者保護法、護理人員法與照
	法規		顧服務相關之法律概念

（資料來源：作者整理）

　　服務人力是建置完整長期照護服務輸送體系的關鍵因素，專業人力不足將會造成有需求無人服務的現象。考量長期照護需求多元化的特質，在人力資源的發展上，應擴大專業人員參與的層面，包含醫療、護理、復健、營養、藥事等。同時在人力資源規劃運用上，為強調多元整合團隊模式的重要性與功能，亦須擴大各類照護人力的培訓，提升人員服務專業度，以健全長期照護人力制度。

肆、社區健康促進營造實例

　　人口高齡化是國家醫藥衛生及社會進步的成就，但也是挑戰。根據國家發展委員會統計，我國高齡人口於二〇一八年將超過總人口百分之十四；二〇二五年將再超過百分之二十，邁入「超高齡社會」，面對人口結構的逐漸老化，相信大家都很關心自己和親人未來在健康和照護上的問題。當前臺灣人口老化與少子化已成為全國重視的焦點，今日臺灣勞動力與新興需求的相對變化，已成為經濟與社會發展的重要議題。

　　以往認為六十五歲已邁入老年，但近年長者健康度提升，平均壽命延長，退休不代表年老，許多人希望延續社會價值，在勞動中找到自我、延緩老化。在一九八六年里斯本（Lisbon）會議中，將健康的特徵表示如下：

　　第一，健康是社會事物，而非只是醫療事物。

　　第二，健康是社會中所有部門的責任。

　　第三，健康是受自然科學、社會科學與人文學科專業領域的建構。

　　第四，健康是社區居民參與及公私部門合作的表現。

　　健康概念重視的是自主權及合作；自主權是指人民對於影響生活的事務有控制權；而合作意謂著健康不只是公部門的責任而已，健康應是公部

門、民間組織及社區居民的責任。營造一個健康的社區首先要做的就是動員社區中熱心的人士及相關單位形成一個社區組織。社區中通常存在著由熱心人士或單位，為了某些特殊議題所形成的組織。而這些團體通常為某些健康議題發言時，他們能提供多種的資源，積極地營造及維持健康並支援整個社區。

　　社區健康促進作為，可參照世界衛生組織渥太華健康促進憲章五大行動綱領，及泰國曼谷憲章中強調的「永續發展」觀念，將更符合社區健康營造的精神，說明如下：

表 5-10　社區健康促進作為

項目	內涵
訂定健康生活規範	1. 社區健康營造推動委員會針對社區健康需求，凝聚共識，訂定健康議題。 2. 依據社區居民生活特性，訂定與健康議題相關之生活規範。 3. 討論推動健康議題之執行策略及分工。
營造健康生活環境	1. 依據社區推動之健康議題，營造相關健康環境。 2. 健康環境與健康行為結合，以提高健康環境之使用情形或作為行銷健康生活方式的據點，進而促成社區民眾主動養成健康生活習慣。
實踐社區健康行為	1. 依社區推動之健康議題，設計多元簡單、易懂、可自行操作的健康生活方法，提供社區民眾於日常生活中實際應用及操作。 2. 培養社區種子志工能身體力行健康生活的方法，並在社區中分享與推廣，以改變社區個人健康行為，並落實健康的生活。 3. 透過激勵機制，強化社區居民實行及維持健康行為。
調整健康服務方向	1. 依據社區民眾健康需求，反映給社區醫療單位，促使社區醫療單位調整其健康服務方向。 2. 結合社區內組織團體、親朋好友、家庭等，形成互助網絡，並強化社區居民行動力，進而改變個人的健康行為。 3. 種子志工與組織團體結合，或透過行銷策略，強化社區民眾落實健康行為。
發揮健康永續發展	1. 社區健康營造是個永續經營的志業，藉由社區的認同及參與，將此健康營造理念持續傳遞下去。 2. 具體的永續機制。例如：健康議題產業化，健康產業在地化－利用社區地方特色發展健康產業，不僅建構社區健康生活的環境，亦可藉由健康產業獲取財源，達到健康社區永續發展之願景。

（資料來源：作者整理）

　　社區健康營造可評估符合社區需求的健康議題，並以社區民眾重視的健康議題，安排推動的優先順序。社區健康營造就是透過社區居民共同發展社區組織，並凝聚社區共識，找出社區健康議題，喚起社區民眾共同營造社區健康。在個案服務中，若是個案與家庭需接受多重專業人員介入協助與服務者（即多重需求者），則可以社工人員為個案管理師，發揮其協調與整合的專業能力，有效率地提供案主及家庭服務。但若個案與家庭僅需接受單一專業人員之協助與服務，則可以單一專業人員成為服務提供者與諮詢者，如此將可有效充分運用專業團隊之專長發揮團隊合作之功能。

　　為有利於社區長期照顧的推展，茲舉敏惠醫護管理專科學校推展「樂齡安居到點服務」為例，如後：

學校參與社區長期照顧服務案例

－「樂齡安居到點服務」關懷志工－

一、計畫書

（一）基本資料表

學校名稱	敏惠醫護管理專科學校			
計畫名稱	樂齡安居到點服務			
輔導地區	臺南市柳營區重溪社區			
服務對象	六十五歲以上長者、獨居與失能者			
主持人	○○○			
共同主持人	○○○			
聯絡窗口	姓名	○○○	電話	06-66○○○分機○○○
	E-mail	○○○@mail.mhchcm.edu.tw		
計畫摘要	本計畫旨在透過到府居家關懷長者、獨居與失能者、健康議題戲劇創作諮詢、及講授養生保健課程等方式，來推動社區居家安全四要健康活動，包括居家環境衛生、用藥安全、居家防跌、與養生保健小撇步等，使其社區高齡與失能者能增加自我安居知能，減少居家意外發生。			
執行期程	自二○一五年七月一日至二○一五年十二月三十一日			
預期效益	完成培訓學生關懷志工三十名 完成社區居家關懷訪視共計二十次 提供社區有關健康安全議題的戲劇創作諮詢三次 提供社區民眾養生保健課程三次			

（二）背景說明

　　臺南柳營區重溪社區原名「五軍營」，為明鄭參軍陳永華駐兵之地，與「篤農村」合稱「小腳腿」。重溪社區以務農為生，是一個相當老舊的社區，年輕人口嚴重外流，社區內大多為老年者，整體社區發展缺乏活力。重溪社區涵蓋重溪里與篤農里，人口結構如下：

表 5-11　重溪社區人口結構概況

里名	戶數	低收入戶	中低收入戶	單親	外配
重溪里	749	39	31	10	24
篤農里	568	22	21	14	9

　　重溪社區人口老化嚴重，六十五歲以上長者共有四百零一人，占社區人口百分之十八點八四；獨居老人有八十三位、失能老人十八位，分別占社區人口的百分之三點九與百分之零點八。社區內的資源有小腳腿文化營造發展協會、柳營區樂齡學習中心、社區發展協會、里辦公室等，較欠缺醫護相關資源。

　　敏惠醫護管理專科學校位於臺南市柳營區，緊鄰重溪社區，辦學半世紀以來，秉承「勤、儉、誠、樸」的創校精神，以「人文關懷、專業前瞻、國際視野」專業、敬業與樂業的辦學理念，培育出許多護理、幼教、美容保健、與牙體技術等專業人才服務社會。為能響應教育部二〇一五年提倡的「教育創意行動年」，以及將學校專業資源與社區共享，協助社區發展、改變城鄉的資源落差，故提出「樂齡安居到點服務」計畫。期盼能藉由本校醫護專長特色到社區進行到府居家關懷長者、獨居與失能者；提供社區相關健康議題戲劇創作教案諮詢；及到社區講授養生保健課程等三個方式，來協助社區推動居家安全四要健康活動，包括居家環境衛生、用藥安全、居家防跌、與養生保健小撇步等，使其社區高齡、獨居與失能長者能增加自我安居知能，減少居家意外發生。另外，也讓本校學生能夠透過此計畫，落實人文關懷、提高青年參與社會服務的責任與價值。

（三）計畫目標

  1. 成立居家關懷學生志工隊，培訓三十位居家關懷種子志工。

  2. 社區關懷訪視二十次。

  3. 提供社區民眾有關健康議題戲劇創作教案諮詢三次。

  4. 提供社區民眾養生保健課程三次。

（四）團隊成員組成

  1. 校長：負責校內行政資源分配與協調。

  2. 執行祕書：策劃學生志願服務培訓課程。

  3. 護理教師群：專長老人相關照護。

  4. 技術合作處：協助行政與對外聯繫庶務工作。

  5. 臺南市柳營區公所：○○○課長，協助社區資源整合聯繫。

  6. 重溪社區里辦公室：里長與理事長，協助居家關懷訪視。

（五）團隊特色

  本團隊結合護理專業教師、技術合作發展處、地方政府單位與社區里辦公室，四個單位人員跨機構合作，一起服務重溪社區民眾，可以達到校內外資源整合的效益。「社區綜合型日間照顧站」的經營，主要還是以一個區域進行，當一個區域由非營利組織或專業團隊負責籌備該區域的整體規劃，接著再以日間照顧中心為運作核心，訓練和分派數個微型團隊進入每一個社區內的「社區綜合型日間照顧站」開始社區工作。原則上，每個日間照顧站主要由具有社工資格與護理專業的工作者組成，並且招募社區內退休人員與青年學生擔任志工與行政兼職，成為一個以社區老人日照經營和樂齡課程為工作的專業小組執行運作。這樣的小組，不但能夠依照不同的環境需求與生活習慣調整日間照顧站的照顧方式，還能確實的了解地方的情形，以達到因地制宜、符合社區需求的效益，以解決長期以來像是都會區與山地鄉居民對於日照想像的差異；也因為團隊規模小與社區關係密切，使得這種型態的服務團隊能更具彈性與變化，更重要的是更能被需求者接受。發揮其協調與整合的專業能力，有效率地提供案主及家庭服務。

（六）執行策略

　　人力不足加上經濟負擔，雖然長期照顧十年計畫有作了一些補充，但大家還沒感受到減輕經濟負擔的效果，所以居家服務需要努力的地方就是增加更多的人力。是以，本服務的計畫目標為：

　　第一，成立居家關懷學生志工隊，培訓三十位居家關懷種子志工。

　　第二，社區關懷訪視二十次。

　　第三，提供社區民眾有關健康議題戲劇創作教案諮詢三次。

　　第四，提供社區民眾養生保健課程三次。

　　在社區照顧的核心是強調服務的「非機構化」，發展以社區為基礎的治療與服務設施、技術和計畫，將照顧者放回社區內進行照顧，在他們熟悉的社區環境中生活，協助他們融入社區生活，使所提供的服務更貼近人們的正常生活，從而避免了過去大型照顧機構那種冷漠、沒有人情味和與世隔絕的程式化的專業照顧帶來的負面後果。運作方式為：

　　第一階段：志工招募與培訓，招募三十位志工學生，進行培訓十小時，完成培訓者頒發志工研習證書一份。

　　第二階段：到點到府居家關懷訪視二十次。與重溪社區里辦公室合作，針對該社區內六十五歲以上長者、獨居與失能長者，由老師帶領學生前往居家訪視進行指導。每次時間約三～四小時。

　　第三階段：護理教師至社區講授三次養生保健課程，共計六小時，與提供三次健康戲劇教案諮詢，每次一小時。

二、關懷志工培訓研習營

（一）研習日期：二〇一五年八月五日～二〇一五年八月六日

（二）研習地點：行政大樓二樓視聽教室

（三）學生對象：全校學生，共計三十位

（四）研習內容

時間	內容	主講者／主持人
	八月五日	
08:30-08:50	簽到	
08:50-09:10	致歡迎詞 校長致詞 研習會介紹	校長 ○○○老師
09:10-10:00	翻轉偏鄉志工服務	○○○老師
10:10-12:00	高齡養生穴位按壓	○○○老師
12:00-13:00	用餐	
13:00-13:10	簽到	
13:10-16:00	居家基本護理與實務操作	○○○老師
	八月六日	
08:00-08:10	簽到	
08:10-10:00	高齡用藥安全須知	○○○老師
10:10-12:00	懷舊治療	○○○老師
12:00	簽退	

三、社區健康保健課程

日期	時間	主題	授課教師
2015/08/11	14:00-16:00	高齡用藥安全須知	○○○老師
2015/08/25	14:00-16:00	明天我是否還會記得我是誰嗎？	○○○老師
2015/09/08	14:00-16:00	高齡壓壓樂	○○○老師

四、志工老師協助事項

（一）每次出隊，請確實學生服儀檢查、點名與簽到

（二）社區志工指導費領據簽收（正反面）

（三）拍攝訪視照片至少六張（回傳至○○○老師 123456@gmail.com）

（四）督促志工同學進行關懷服務與指導

　　出隊用品與資料袋內附：

　　1. 社區指導簽收領據一份（正反面）

　　2. 居家訪視關懷評估單一張

3. 長者居家檢核表一張

4. 志工簽到本與志工聯絡本各一份

5. 已訪過案家的資料

6. 訪視用具箱一箱

　　每次訪視新案家，皆須填寫「居家訪視關懷評估單」與「長者居家檢核表」。

五、出隊服儀標準

表　出隊服儀標準

項目	內涵
服裝	出隊時請穿著學校的「制式夏季運動服」。 上衣須紮進褲子裡，三顆扣子均須扣齊。 襪子全白，足踝上五公分。 請著球鞋。
儀容	男生頭髮：請梳理乾淨，頭髮前面不能觸及眉毛，後面不能觸及衣領。 女生頭髮：1.盤髮 2.辮子 3.馬尾，頭髮前面不能觸及眉毛。 不得穿戴任何首飾、耳環及項鍊（手錶除外）。
形象	活動期間，均須配掛「學生證」。 注意禮節，每次宣導前，須介紹「大家好，我們是敏惠醫專『樂齡安居到點服務關懷志工』」。 請面帶微笑，主動服務。
注意事項	出隊前，須經家長同意且檢附家長同意書，並由學校統一辦理平安保險。 每次出隊後，均須填寫「志工反思心得單」六百字，並於三天內繳回。 請記得跟隨隊的指導老師報到，以便進行後續「服務時數認證」。 出隊期間，手機一律關機或改為震動。

　　本次活動藉由敏惠醫護專長特色到社區進行關懷服務，運用多元資源，結合在地社區力量，以「在地人服務在地人」進行服務活動，期盼成為當前老人服務的發展方向，落實社區長期照顧作為。另外，也讓師生發揮人文關懷、社會服務的價值。面對我國快速增加的人口老化問題和社會結構變遷，老人照顧的責任已非家庭子女所能夠完全承擔，需要多元的協

助才能有更周全的服務照顧。是以，我國於二○一五年頒布《長期照顧服務法》，由國家來建立長期照顧制度，由機構、社區、家庭提供照顧服務。除此之外，運用非營利組織的資源投入，協助現代家庭分攤照顧老人的負擔與壓力，避免「一人生病，全家癱瘓」的困擾。由於我國深受孝道文化與養兒防老觀念的根深蒂固，對於「在地老化」、「居家養老」的社區照顧服務的企盼尤顯殷切。針對醫療資源不足之偏遠地區、山地、平地原住民及離島等偏遠地區，提供山地鄉偏遠地區整合性長期照護服務模式，訓練及培養當地專業人力，提升在地長期照護的量與能。藉由二○一五年獲得諾貝爾經濟學獎榮譽的安格斯・迪頓（Angus Deaton）於所著作《逃離不平等》：「在這個世界上，還有著巨大的貧困人群，一些成人和兒童面臨著嚴重的健康問題。對於地球上的許多人來說，情況糟糕極了。政府應增設福利設施，便利各項福利設施之使用，達成福利可及性之功能。」迪頓提出應加強政府管理能力，以治理和解決貧困，對我國是有借鑑的意義，「學校參與社區照顧服務－樂齡安居到點服務」正是這項理念的體現。

結語

「社區健康營造」與「社區總體營造」的差異是，一為促進社區居民的健康習慣及型態的改變，另一著重的是社區文化、健康、產業、環境、教育、公共行政等整體資產的發展之增進。社區健康營造為在既有的衛生保健體系之下，結合民間資源，共同建立多元化之基礎保健網絡，激發民眾發揮自決、自主與自助之力量，透過社區發展由下而上方式，發掘、分析及解決社區之健康議題，落實國民健康生活，共同營造健康社區。

社區健康營造是以社區總體營造為起點，若社區有其他健康議題仍可自行發展，在社區營造的理念上二者皆鼓勵社區居民採由下而上的方式運作，目標在改善社區居民的生活福祉，讓多元的社區文化亦得以蓬勃發展，藉以營造一個有自治能力與相互關懷的社區，以促進社會整體進步，社區健康照顧強調由下而上之運作，由社區主導，居民主動參與，營造有利健

康的環境。社區可依本身的特性，透過社區居民共同討論社區中的健康議題，發掘影響社區居民健康問題的因子或來源，有效結合內外資源設法加以解決，進而凝聚社區共同體之信念，共創健康互助、相互關懷的社區文化。是透過社區組織及居民自發性的力量，利用社區的內、外資源，解決社區的健康問題，營造健康社區環境，進而促進社區的健康，達成健康生活化、生活健康化之目標。換言之，是「以社區民眾之力，造社區民眾之福。」

社區長期照顧

第六章　社區長照的國際借鑑

前言

　　長期照顧服務主要以對身心功能受限持續已達或預期達六個月以上者，依其個人或其家庭照顧者之需要，所提供之生活支持、協助、照顧與社會參與、健康促進及相關之醫護服務。社區式照護的服務內容包含技術性的醫療護理、一般性的個人照護與社會支持，其主要目的除提供居家失能老人本身的照護外，也可幫助家庭非正式照護者來照顧老人，增加老人留住社區的可能性，達到「在地老化」（aging in place）的目標。

　　長照對象依定義，係指協助身心失能者日常生活自理能力，包括進食、如廁、洗澡、行動等項目；生活工具使用能力包含上街購物、食物調理、洗衣服等項目。身心失能者指身體或心智功能於使用可能之醫療及輔助器具後，其日常生活自理能力或生活工具使用能力仍部分或全部喪失者。社區長期照顧強調案主的參與和自決，在老人服務上，認為其如果能儘量參與規劃及掌握自己的生活，就能替他們自己創造機會，使自己在晚年時能充分發揮潛能。隨著人口結構高齡化及失能人口數的增加，社會對長期照顧的需求逐年攀升，包括照顧服務員、職能治療師、物理治療師等尚需再增加數萬個照顧及醫療人力，不僅長照人力缺口甚大，勢必積極投入長照人力資源的培訓及服務模式發展。

壹、歐洲社區長照特色

一、英國

　　就社會福利的發展歷程中，英國具有標竿性，如同學者泰勒（Taylor, 2004）從不同時代的意識型態檢視英國的福利組合。

表 6-1　英國社會福利發展簡表

年代	社會福利的主要內涵
十六世紀	教會與國家的關係十分密切，宗教在滿足社會需求與社會控制方面均扮演重要的角色。宗教改革之後英國國教主導社會生活，國家只是扮演殘補式福利的角色。
十八世紀	有組織的慈善（organised philanthropy）逐漸形成，互助主義（mutualism）工人階級基於友誼與同袍互助精神所成立的合作社，在分攤工人經濟風險、政治與社會參與、以及工人自我成長教育等方面扮演很重要的功能，這也是以階級為基礎的福利分工典範。直到二十世紀初這些地方的慈善組織仍是服務的供給者。
二十世紀初期	福利國家逐漸成熟，一九四○年至一九七○年是福利國家的黃金時期，國家積極介入福利。
一九七○年代	市場機制為主導則是當前福利分工的重要趨勢，以市場機制思考社會福利並強調個人與家庭責任。

（資料來源：作者整理）

　　英國多年來也因著其政經社會與福利意識型態的變遷多所變革且爭議性不斷，形成除了屬於全民健康服務（NHS）的預防性健康照護（Primary health care）外，主要乃指由地方政府社服局負責的社會照護（social cadre）。自二十世紀五○年代以來，開始發展「社區照顧（care in the community）」減少機構式照護，回應的是「去機構化（De-institutionalization）」的趨勢。去機構照顧意味著欲拋棄全控機構的束縛，及避免其可能產生的負面影響；而其成功之道則意味著社區照顧服務必須要高度協調，確保資源得到最有效的運用，生活正常化可說是去機構化的重要訴求與動力。在發展從機構轉變到社區照顧，其原因有二：第一，機構生活的影響，包括與熟悉的環境隔離、繁複的審核、自主的喪失……等。第二，留在社區的益處。社區的生活是較符合一般需要照顧的需求，生活也較能「正常化」。該理念強調係指居住在大型機構且由其提供照顧服務者，可能會被移至機構外，這些機構的規模和總數應該減少，對於可能進到機構接受照顧者，其停留時間也盡可能減少，或是運用完全的機構外接受照顧。然而，這並非是完全排除任何機構式的照顧，而是意欲減少機構式的照顧，而偏好機構外的

照顧，但對於必須要接受機構式的照顧，也應避免「全控機構」的效應以去機構化。將去機構化界定為「對失能者的照顧，以較小、較不孤立的社區為基礎的服務，取代長期滯留的精神。」「去機構化」有三種不同的過程：

第一，住在機構的長者，將被安置在社區中的照護機構，與社區一同照顧（Care with the community）或在社區各部門互助的照顧（Care within the community）是政府與民間合作提供一個混合式的經濟照顧或福利多元主義的概念，也是社區照顧的重要發展趨勢。

第二，要住進這些機構的潛在病患，將被引導或移轉，由社區來照顧（Care by the community）便形成主流，其倡導重點在於由社區家庭自己來提供照顧，專業不再是唯一服務者的要件。強調「整合」的概念，包括整合健康照護、社會照護及居住照護（residential care），以避免使用機構式照護。

第三，要能發展出以社區為基礎的支持服務，以滿足去機構化病患的需求。其特點是政府不逃避支應社區照顧的經費，也提供相關專業的服務對受服務者到宅服務。特別當時針對在社區內照顧的受服務者所提供免費的飲食與住宿（Catering and Lodging），使此一政策大受歡迎與支持。

英國社區照顧自醞釀期以來，有近百年歷史，在二次大戰後更成為英國一項重要且複雜的公共政策，主要是順應「去機構化」照護模式而發展。去機構化可說是社區照顧重要的推動力，儘管照顧的處所與情境是其關注的重點之一，但這並非全部，傳統型態之類似全控機構的收容照顧所引發出對人性的忽略及其僵化的事實，才是去機構化關心的焦點。去機構化主張照顧所提供的整個服務，相對上應是開放、富彈性和非結構式的，且不能成為一套固定的模式。其目標為去除病人的汙名化（stigma），並使其在社區正常化的生活，此一重點與早期所倡導的福利設施社區化有些不同。因此，它固然達到了受助者接近社區的目的，但是否考量與使用社區資源並未有具體的方案。至一九九六年以後，與社區一同照顧或在社區互助照顧便成重點，社區中照顧（Care in the community），亦即由政府倡導去機

構化，由專業人員到宅提供服務的模式才進入落實階段；其重點在強調使大型庇護所機構的精神障礙者能回到社區去。

英國推展社區照顧受到福利政策思維的影響，落實作為中則深受以下幾個法令、政策指南、新法令的規範：

表 6-2　英國推動社區照顧方案的主要法案

法案名稱	年代	內涵
健康服務與公共健康法案	一九六八	健康服務與公共健康法案（Health Services and Public Health Act）建議地方政府應有社會服務局以整合地方之社會服務工作，並強制要求地方政府提供居家服務、居家護理與送餐服務。
照顧人民：未來十年及之後的社區照顧	一九八九	英國政府發表的福利白皮書提出：社區照顧這一概念的重要性，要滿足社區的需要，發展社區資源和強化社區的照顧能力是必需的。
國民保健制度與社區照顧法案	一九九〇	國民保健制度與社區照顧法案（NHS and Community Care Act），提出混合式經濟照顧（a mixed economy of care）等概念，與社區一同照顧（Care with the community）概念逐漸形成。
社區照顧現代化	一九九八	社區照顧現代化（Modernising Community Care）規定社區照顧服務組織與輸送推動程序，其目的是要提供較佳與較迅速決策；另外，提供較多之居家服務取代安養護機構、護理機構服務；促使合作組織服務更有效率。
全民健康服務	二〇〇〇	一個行動的計畫、改變的計畫（Our National Health: A plan for action, a plan for change）：係為新政策的安排及全民健康服務總局與基金會新結構極多的行動要點作規範。
無行為能力成人法案	二〇〇〇	行為能力成人法案（Adults with Incapacity Act）：此一法案係為代理失能或無行為能力之成人作決定時所提供一個新的保護架構規範。
照顧標準法案	二〇〇〇	照顧標準法案（Care Standard Act）：此法案係規範照顧服務提供之基礎標準，其目的是建立一個健康照顧與社會照顧服務提供的規範系統。其重點聚焦於服務使用者；使服務更切合目標；提供全面性的服務；促使其有正向的選擇；因應經評估的案家需求；提供高品質的服務以及運用高品質的服務人力。

社區照顧方案	二○○二	社區照顧－一個合作的未來：以特定合作評量量表為焦點，此一評量量表用以評量地方政府與健康當局如何有效率的提供合作服務。
精神健康法案	二○○五	精神健康（照顧與處遇）法案（Mental Health Act）建基於對精神健康法令廣泛檢視之結果，即推動如何顯著的改變精神健康服務輸送體系。

（資料來源：作者整理）

二、瑞典

　　北歐國家是指波羅的海以北的地區，包括挪威、瑞典、丹麥、芬蘭與冰島等五國。因經濟高度發展，人民所得高，醫療設施完善，平均壽命長，加上出生率低，造成人口老化，社會福利措施受重視。根據統計於二○一五年六十五歲以上老人占百分之十九（約一百八十萬人），八十歲以上老人占百分之五點五（約五十萬人），名列 OECD、也是全球最老國家的前幾名。建立在高稅賦上。瑞典政府財務無虞，才能打造出細緻，以需求為導向的服務網絡。整體來說，北歐仍有如社福天堂，托育、長照、積極就業環環相扣的普及照顧制度，更是世上第一。

　　瑞典是全世界最早在二十世紀五○年代起即啟動長期照護相關體系的老人國家，發展長期照護的概念甚早，瑞典是全球長照制度的典範，吸引各國產官學界絡繹不絕前往參訪。且被公認為制度是福利國的翹楚，民眾長期照護的保障不虞匱乏，服務的可近性及可用性甚佳。在二十世紀六○年代強調機構式照護，因此即增加醫院長期照護、護理之家、老人院的床數。直到七○年代初，由於老人人口數的快速增加，機構照護成本逐漸提高，機構照護品質為人詬病，遂提出「在地老化」的口號，強調社區服務重要性及政策的走向，因此居家照護逐漸擴張。八○年代經濟不景氣，政府因財政壓力開始重視長期照護服務的效率。一方面將長期照護的責任交由基層政府，給與概括性補助預算，使地方具有平衡收支的壓力，而確實做到減少機構式照護服務的利用，並發展新型的老人庇護住宅，提供有功

能障礙的老人，只要居住在庇護住宅中，就可以接受居家照護專業團隊的服務，功能障礙的老人因而可以延長在社區住宅居住的時間。

　　瑞典分別在一九八二年及一九八三年就制定了《社會服務法》（The Social Service Act）和《健康醫療服務法》（The Health & Medical Services Act），開啟國家照顧的歷史。瑞典以人性化和經濟的考量協助老人留在家庭及社區中，而當老人不能再照顧管理自己的生活時，政府將提供其他型態的住宅服務，其中包括住宅服務（service building）、退休住宅（retirement house）、護理之家（nursing home）及失智老人住宅（group dwelling for dementia patients）。

　　以長期照顧來說，瑞典經歷一九五〇年代養護機構悲慘處境揭露，在各界抗議下逐漸以「居家照顧」取代「照顧之家」，極力倡導「老人獨立、維持健康」概念，社區設老人聚會點、日照中心、五十五歲／六十五歲以上老人住宅，儘量減少老人失能可能及時間，目前瑞典百分之九十三的長者都住在家裡，除了有居家服務、日間照顧、喘息服務外；一九八九年起，家庭照顧者即可申請帶薪照顧假，最高一百天，以便照顧臨終親人以及處理緊急狀況。瑞典的照顧機構，有老人出院後短期靜養的療養中心、失智老人的特殊安養中心，和老人公寓式的養老中心等幾種。雖然很多國家並不推崇大型照顧機構，但地大人稀的瑞典也有不少可住進一千人左右的大型老人社區，照顧長者從健康直到失能，環境規劃秉持著「連續照顧」的精神。例如一個位於斯德哥爾摩高級地段的老人社區，有五棟老人公寓、三個護理之家，社區裡有超市、醫療中心、餐廳、健身房等，都在步行十分鐘距離內。

　　在財源方面，瑞典採稅金為主、另加自付額，機構設立由中央訂框架、地方公辦或委辦執行。在人力方面，瑞典創造歐盟認為可創造未來就業機會的「社會投資策略」，藉由引進新科技改善服務員生產力，以提升薪資來吸引更多勞力投入，讓瑞典女性勞動參與率高達百分之八十。瑞典還在二〇〇〇年修訂《社會照顧法》，規定地方政府應給勞工最多一百天有薪照顧假。根據二〇一五年的統計，瑞典平均稅率達百分之四十，認為政府有責

任構築「從搖籃到墳墓」的福利制度。長期照顧支出占 GDP 的百分之三點六，僅次於荷蘭，兩國都較 OECD 平均值的百分之一點六高出不少。瑞典長照經費主要由地方政府負擔百分之八十五，中央補助百分之十二，剩餘的百分之三，再依個人經濟能力自付。不過，近幾年瑞典也發現，機構照顧的平均成本太高，約是居家照顧的三倍，也開始轉向思考，應該把更多資源用於住家無障礙環境改善，如防滑止跌、廚房自動關火計時器等設施。北歐更值得推崇的做法，是設有醫學院的大學對高齡輔具和運動醫學研究深入，投入很高經費，包括開發評估老人需求的細緻量表，及協助老人運動復健的器材等，更關注預防照護。

三、德國

　　德國於社會安全制度的規劃及推展，為世界的標竿。一八八三年實施勞工保險、一八八四年實施意外事故保險、一八八九年實施退休金保險、一九二七年實施失業保險、一九九四年立法，並在一九九五年元月一日正式施行長期照護保險制度，為世界第一個實施強制全民長期照護保險的國家，並成為德國社會安全（保險）第五個支柱。爰此，國際助老會二〇一三年針對全球九十一個國家高齡者的幸福度排名，德國排名第三，僅次於瑞典、挪威，日本則排名第十。德國的社會安全網是由五大保險撐起來的，五大保險是健康保險、年金保險、職災保險、失業保險和長照保險，其中至少有三項和老人有關，而長照保險則是社會安全網裡最後一塊拼圖。德國長照保險於一九九四年立法，翌年實施，至今已逾二十年；在立法前，德國長照保險也討論了二十年，可見其中的難度。德國的長照保險和健保一樣，全民都是保險對象，保險費率從二〇一三年起調漲為百分之二點零五，由雇主與受僱人平均分擔，各為百分之一點零二五；但被保險人若為無子女者，則個人所負擔之保險費須增加零點二五個百分點，也就是百分之一點二七五。

　　德國長照保險裡有六大基本原則，其中「自決原則」、「自己責任原則」樹立了被保險人的主體性；前者強調被保險人的權利，他們可以獨立與自

決，以有尊嚴的方式恢復身心靈之功能；後者則強調每個人對自己的健康和獨立生活具有義務，及早預防疾病；有病時積極治療或復健，避免照護需求產生，這兩個原則缺一即傾斜。而「居家照護優先原則」、「預防與醫學復健優先原則」和「照護共同責任」，則有層次的主張了被保險人和相關單位有責任預防疾病，維持被保險人的健康；當失能發生時，應以復健優先；若需照護則以居家照護優先；而照護共同責任則是強調長照是整體社會的任務，政府、社區鄰里、照護機構、家人、志工都應緊密合作，促進人性化照護。這些譯成簡單的白話文，關鍵字是「健康」、「獨立」、「尊嚴」、「責任」、「共同」，我為人人，人人為我；老人的長期照護不是只有政府或子女的事，而是每人對自己和別人的老年生活都有責任。沒生病前，個人須積極的促進健康、預防疾病；生病後，個人須積極治療、復健，盡可能延長獨立生活；若失智或失能了，則社會應共同負擔責任，這一切的核心都是在維護被保險人的尊嚴。

對民眾而言，若原先已有投保政府健康保險，即自動納入長期照護保險底下；至於購買私人保險者，亦要求必須要包含長期照護保險的部分。保費的計算以個人收入為基準，百分之一點七的費率由雇主與員工分擔各半，雇主直接於員工薪資進行保費扣繳。至於被撫養的家人如果屬於低收入者則不需繳交保費。德國社區照顧服務（含括居家與社區式）的內容包括：個人身體照顧、家事服務、輔具（assistive devices）、居家適應（home adaptations）、日間照顧、夜間照顧和喘息照顧。德國針對符合使用機構照顧者，不含括使用者之膳食費用支出，另，使用者必須負擔全部費用的百分之二十五；導致使用者較偏好社區照顧服務。當使用者不選擇實務給付而選擇現金時，其現金津貼則是依據失能狀況，給與原實物給付的百分之五十。

在地老化是多數德國老人的心願，官方也希望老人能盡可能在家頤養天年，以減輕負擔。「獨立生活」是在地老化的基本條件，就算被保險人失能，透過居家照護的機制，老人也未必需要離開自己熟悉的環境和親友。德國長照保險在居家照護部分，提供現金給付、實物給付和混合給付，若

失能老人是由家人、鄰居或朋友照顧，可由長照保險依照護等級取得現金給付補助，讓具有照護需求的失能老人不需離開他熟悉的家。依照法律規定，凡是需要長期照護（即預計需要六個月或以上日常生活照顧）的民眾都將獲得來自四個領域的保障：包括個人衛生（personal hygiene）、飲食（eating）、移動（mobility）與家務（housekeeping）。又，依照被保險人的個人實際狀況與需求，將其保險提供之補助劃分成三個等級：

表 6-3　德國推動長期照顧方案的主要內容

級別	類型	內涵
第一級	需要某種程度照護	被保險人每天需要至少一次的個人衛生、飲食協助，或是個人衛生、飲食與移動三項目中需要至少兩項協助者，以及每週數次家務輔助。照顧提供者每日必須提供至少九十分鐘的協助，當中包括最少四十五分鐘的基本照護。
第二級	非常需要照護	即被保險人每天需要至少三次的個人衛生、飲食、移動協助，另外也需要每週數次家務輔助。照顧提供者每日必須提供至少三小時的協助，當中包括最少二小時的基本照護。
第三級	極度需要照護	被保險人需要全天候的個人衛生、飲食與移動輔助，與每週數次家務輔助。照顧提供者每日必須提供至少五小時的協助，當中包括最少四小時的基本照護。

（資料來源：作者整理）

而上列所述之保險包含長期照護機構與家庭照護，依照被保險人的需求決定選用，然而原則上家庭照護優先。有鑑於家人通常是照護提供的第一線，而需要照顧的民眾多半亦期望能在熟悉的環境下，由熟悉的親友在一旁照護。故德國法律將家庭照護的重要性定在機構照護之前，目的希望家庭在提供照護時能有更多的便利性，提升家中照護環境以減低照護提供者的負擔。至於這些家庭則按照不同等級的照護需求獲得不同程度補助。以政府長期照護保險為例，被保險人倘若選擇非現金津貼，則實際照護提供者為外聘之照護人員；若選擇現金津貼，則被保險人本身確定可由家人、親戚獲得妥善的照顧。甚至被保險人可以針對己身情況彈性併用非現金與現金津貼。

　　德國推動社會福利制度之後，美國羅斯福總統在經濟大蕭條時期推動《社會安全法》，日本也參考了相關制度，各國陸續建立福利保障制度。觀諸當今，各國在社會福利制度之規劃設計上有異有同。德國因應情境變遷，陸續進行社會福利制度之修正。各國改革速度與幅度大不同，能否順利進行改革，與社會共識與視野胸懷有關。社會共識與思維面向，有其長期文化背景。長期照護保險經過多年的施行，德國政府針對部分須改善的問題，其修正措施為：

一、提供更充裕的財務經費補助；

二、給予照護提供者更多的協助；

三、建立更為透明性與精緻品質；

四、照護提供的親人更多的休假；

五、提供更多的諮詢與妥善服務。

　　德國走過歷史上諸多歷練，始終具有能力引領世界風潮，並不故步自封，改革之路依然啟動。其何以能夠維持著勤奮、務實、氣昂的發展哲學，個中精髓，值得探討與借鏡。

貳、美洲社區長照特色

一、美國

　　美國早期依靠家庭提供非正式的照顧支持系統及相關護理協會提供居家護理，沒有家屬的貧困老人才由公益團體和地方政府提供照護。十九世紀九〇年代，為了照顧貧窮和生活無法自理的老人，避免老人流落街頭，地方上開始成立救濟院（poorhouses）、養老院（almshouses）等照護機構，以提供食、衣、住、行等基本生活照護。一九三五年因應慢性老人的快速增加，國會通過《社會安全法》（Social Security Act），只對私人營利照護機構及養老院院民發放救濟金，致使私人營利照護機構快速成長，並迫使公立照護機構迅速萎縮，照護機構由一九二九年的一千二百七十所增為一九

四五年的七千所，其中百分之七十五是私人營利性質，對住民的照護品質影響甚深。

　　長期照護是對身心功能障礙者，在一段長時間內，提供一套包含醫療與生活照護之支持系統；主要服務對象為居住於社區或機構中，且身體功能障礙需依賴他人幫忙日常生活的人；具體而言，基本上可包括因疾病、傷害或老衰所引起的生理功能障礙與認知功能損害者；目標是增進或維持身體功能及獨立生活的能力；服務的內容包含診斷、預防、治療、護理、復健、支持或維持等一系列的服務。美國長期照護機構依服務對象與內容可區分為：護理之家（Nursing Home）、中介照護機構（Intermediate Care Facility, ICF）、住宅式照護機構（Domiciliary Care Facility）等，住宅式照護機構又分住宿照護機構（Residential Care Facilities）、成人日間照護機構（Adult Day Care Facilities）、心智健康照護（Mental Health Care）、兒童照護機構（Child Care Facilities）、寄宿之家（Boarding Houses）等。護理之家（Nursing Home）之機構住民特性對專業性護理之需求程度較高；ICF 主要收容缺乏自我照顧能力且完全無法獨立生活者，住宅式照護機構主要收住對象以行動自如，但須提供支持性或保護性生活照顧者。一九六五年，美國國會通過老人醫療照護保險（Medicare）、貧民醫療救助保險（Medicaid），對於六十五歲以上老人急性及暫歇式專業技術性護理提供給付。一九七三年則再擴大保險給付對象至凡是六十五歲以下身心障礙或罹患腎臟疾病之病患，但僅限於出院後之恢復期。一九八四年，開始實施診斷相關群（diagnosis related groups, DRGs），期望大幅降低慢性病患的住院日數，達到節約醫療資源的目的，但是卻也造成出院後的居家服務、亞急性及技術性護理之家（subacute & skilled nursing home）給付的大幅成長。然而因Medicare 之給付有嚴格之資格條件限制，即便給付亦有一定之上限，受照顧者仍須自付一部分；而 Medicaid 主要的目的是為了保障低收入或無能力負擔醫療和長期照護之所需者，但其所涵蓋的長期照護內容亦有限，只限於復健性質的照護，一般性質的照顧則不在給付項目之列。另 Medicaid 又有資產的限制，因此想透過 Medicaid 入住護理之家的門檻相當嚴格。因此，

亦有當付不出 Medicare 之自付額度時,即折減(spending down)至 Medicaid 之機制設計。在此情況下,支持性居住環境(supportive living environments)因應而生,此設計的主要目的為協助自給自足、可以部分自我照顧的老人,通常這種居住設計提供老人不同程度的協助及監督,其中較常見者包括聚集式住宅(congregate housing)、持續性照顧之退休社區(continuing care retirement communities, CCRC)、輔助式居住設施(assisted living facilities)、個人照顧住宿(personal care boarding homes)、寄養照顧(foster care)、長期照護設施(long-term care facilities)等。美國取機構式照護之理念而將之擴大為社區應用於 CCRC 之設計,顯示機構式與社區照護兩者之融合型態。

美國的社區照顧提供家居在照顧病人方面有較多的選擇,而不是將照顧病人的責任推諉至家庭身上,由家庭成員在身心俱疲下照顧病人。由於社區照顧的實施,不但使患者可在自己熟悉的環境獲得照顧,另一方面也可減輕照顧者的負擔。在美國,國會在二〇〇五年設立「可攜式資源計畫」(Money Follows the Person [MFP] Demonstration),向各州提供已提升的國家聯邦醫療補助比率,讓每人於一年內由醫院過渡到有質素的機構及社區照顧計畫。二〇〇七年,美國政府的醫療保健計畫及醫療補助計畫中心(Centres for Medicare & Medicaid Services) 向州政府提供資助。美國在發展用者主導照顧計畫方面的經驗最久。「現金及輔導」計畫亦為醫療補助計畫使用者提供「預算」,以便他們選擇個人護理服務、聘請專人照顧,甚至購買護理器材。該計畫包含「輔導」元素,長者在管理預算方面可得到專業意見,不過只限於受訓護理照顧及家居健康補助服務。

美國推動較具成效的「現金及輔導」計畫(Cash and Counselling)向長期護理服務使用者提供現金補貼,並實行個案管理,讓他們有更多自主及選擇。美國的護士管理健康中心(Estates Nurse-Managed Wellness Centre)與護士以夥伴形式在社區提供外展服務,協助長者:

第一,確定與健康有關的問題,尤其是極易導致入住護理之家的缺點。
第二,提升技能及鼓勵正面及有益的行為。

表 6-4　美國社區照顧的內涵

特性	內涵
日間照顧 （adult day care）	家人可在白天將病患送到日間照顧中心，晚上再接回家，與家人相聚。該中心提供醫療照顧、供應餐點、個人照顧，設計活動以促進病人的社會參與、物理治療等等。如果家中的主要照顧者臨時有事，亦可將病人送至日間照顧中心。一般而言，日間照顧中心的服務對象通常是還無須二十四小時護理照顧者。
居家照護 （in home care）	包含醫療照顧及支持性的服務如家事服務等。前者需要醫療專業人員擔任，後者則是由在宅服務員提供此項服務。
交通服務 （transportation services）	在社區中提供巴士將病患送至醫院或是日間照顧中心。
喘息服務 （respite care）	包括日間照顧中心、居家照顧服務或是將病人送至機構幾天，可使家中的主要照顧者有暫時休息的機會，以減輕其照顧上的身心雙重壓力，另一方面，也使病人較可能長期在家中獲得照顧。反觀臺灣的情形由於較缺乏這種設計，使得需要長期療養的病人在家中無法長期提供人力照顧，只好被送至品質堪慮的安養中心。
安寧照顧 （hospice care）	針對病情嚴重的病人提供特別的服務及治療，通常這些病人是留在家中。其治療的目的是減輕病人的疼痛症狀並可使病人尊嚴地走向死亡。而安寧服務的專業團隊可至家中提供醫療照顧。社會服務費用則由保險給付。
支持性的團體 （suppotive group）	結合相同處境的病人、家屬及朋友成立支持性的團體，如病友團體，彼此相互支持，交換訊息及爭取權益。

（資料來源：作者整理）

第三，參與共同解決困難及作出決定。

第四，發揮內在優勢、解決困難及求生技巧、獨立能力及行為。

這可有效提升在社區居住的長者的自我照顧能力，因為他們在危機出現前已在對象的家中提供服務，避免長者入住護理院舍。社區照顧服務計畫的成功可見於美國的社會健康維持機構（Social Health Maintenance Organisation）及長者全面式照護計畫（Programme for All Inclusive Care for the Elderly [PACE]）。

二、加拿大

加拿大的體制部分沿襲或師承自英國，惟發展更為先進而精緻，澳大利亞之情況亦有些類似。英國在二十世紀五〇年代前之機構式長期照護早已發展至相當之規模，且透過大英帝國之政、經、軍等強勢影響全世界。加拿大在機構式長期照護之發展亦相當早，且由聯邦各省區或特別領地（territory）自己運籌。加拿大政府界定長期照護的目標：「提供持續性的照顧服務，以協助個人得以獨立居住在自己家裡，若有必要則協調相關機構，使其獲得所需的機構式照顧。」目前加拿大之長期照護模式展現出系列性照護（continuum of care）的概念，強調它是一種整合的服務體系，以「照護」為主，而不是以「治療」為主，故其主要負責人是護理人員或其他醫療團隊成員，而不再以醫師為主。包括有急性照護組織（Acute Care Organizations）、社區照護服務（Community Care Services）、緊急照護服務（Critical Care Services）、第一國民及伊紐伊特原住民成癮服務（First Nations and Inuit Addiction Services）、第一國民及伊紐伊特原住民社區健康服務（First Nations and Inuit Community Health Services）、居家照護組織（Home Care Organizations）、長期照護／持續性照護組織（Long-Term Care ／Continuing Care Organizations）、孩童心智服務（Mental Child Services）、心智健康組織（Mental Health Organizations）、復健組織（Rehabilitation Organizations）等，即含括多種樣式之機構式長期照護。

在加拿大大都有居家的照顧服務，亦被稱為社區照顧，其中都是由政府資金支持至最大限度。一九八四年加拿大訂定《加拿大健康法案》（The Canada Health Act），其中心理念是增加醫療照護之可近性、普及性、全面性、可攜性以及提升公共行政之效率。亦係為發揮健康專業人員之能力，並禁止對使用者收費，凡有違反者亦對各省訂定處罰規定。此法卻頗受社會大眾、顧客及護理專業人力所歡迎。事實上，《加拿大健康法案》具體呈現五個重要原則，以反映該法案的基本價值，五大原則如下（Smith et al., 2002）：

表 6-5　加拿大社區長期照顧的基本原則

特性	內涵
普及性	普及性（Universality）是健康照顧服務應普及於所有加拿大各類人口群。
可攜性	可攜性（Portability）是所有加拿大人口群均可受保障無論移居何省分。
全面性	全面性（Comprehensiveness）是所有各類醫療需求的服務均受此一公共健康照顧服務所涵蓋。
近便性	近便性（Accessibility）是無論個人所得多寡，其接受健康照顧服務之任何障礙例如：使用者付費、出院費用都予以排除。
效率性	效率性（administration）是健康服務計畫應不得以營利為目的之機構所經營。

（資料來源：作者整理）

　　一九九○年代以來，社區或居家照顧方案由針對慢性病與身心障礙者支持性的照顧轉移至以替代急性醫療照護為標的的服務。尤其是在都會地區的居家社區照顧方案更是如此。由於部分都會地區的醫院關閉促使居家照顧服務方案提供一個「次醫護（sub-acute）」的社區照顧服務，其專業健康照護服務由受過護理復健訓練提供，並由政府補助辦理。

　　居家社區照顧費用之支出及可近性一直是加拿大許多地區慢性病患與身心障礙者的大問題。居家社區照顧服務操作並非具有傳統性，但已面臨變革，如在醫院對於醫藥治療與服務供給有保險給付，但是一旦回到社區便需收取費用，此種反向激勵方式正好減緩了老人接受社區照顧之能力與喜愛。一九九○年代，健康服務系統重新建構時，由於公部門的照護資源受到限制，大部分的照顧負擔都落到非正式的照顧者身上，此種改革促使公部門由直接服務案主改變為支持非正式照顧者提供照顧，包括喘息服務、居家服務等增加服務，也包括在週末以及夜間的服務選擇，減低直接由健康服務部門提供住院照護，減少健康照顧經費的支出。另外，對於非照顧者免稅的措施也融入在公部門適當的政策當中。

　　在政府社區照顧與健康照顧服務的改革中，整合性的照顧服務已成為最重要的優先議題，持續性的照顧變成加拿大健康照顧服務經費支持的重點，雖然照顧管理的模式與過程是用來作整合居家服務以及其他相關社區照顧方案的一個良好措施，但是照顧管理並無法成為加拿大健康照護系統

的一般性面貌，去除各自專業領域的限制是照顧管理的角色極重要的部分，但是它仍然在系統當中沒有辦法完全發揮功能，個案通常沒有辦法單靠獨力的專業照顧管理者來指引他們獲得以社區為基礎的照顧或正式的健康服務，基本上照顧管理者比較困難的，是在私人的健康照顧部分以及身心障礙保險部分，其困難可能甚至於超過其他相關健康照顧服務系統的部門。

「加拿大的體弱長者綜合照顧計畫（Integrated System of Care for the Frail Elderly [SIPA]）」該計畫強調：加拿大的居家與社區照顧服務是協助人們可以在家中接受公部門的照顧服務，以利案主可以獨立的生活在社區中，其服務供給者包括健康照顧專業人員、一般居家服務員、志願服務工作人員、朋友以及親人照顧者在內，其目標如下：

第一，協助人們維持或促進健康與生活品質。

第二，協助人們能夠盡可能的自主獨立生活。

第三，支持家庭來處理家庭成員的照顧需求。

第四，人們在家中可以獲得復健及專業照護。

第五，提供非正式的照顧者家庭支持的需求。

從以上的目標便可以看到家庭及社區照顧在加拿大包括了護理服務、個人身體服務、居家服務、心理治療、職能治療、語言治療、社會工作、飲食服務、家務服務以及喘息照顧。

加拿大社區照顧運用中心之個案管理者是由護士、社會工作者、物理或職能治療師擔任，提供個案管理、護理服務、個人生活支持、營養服務、職能治療、物理治療、語言治療、社會工作服務、喘息照顧（提供照顧者休息）、相關設備和供應、安置服務之協調等服務。並提供的服務機構種類有居家照護（home nursing care）、社區復健（community rehabilitation）、緊急回應小組（quick response team）、醫院聯絡（hospital liaison）、資源中心（central-intake）及長期照護，故長期照護只是系列性照護的一環。在照顧管理服務中應有以下重點：（一）在正確的時間提供適當服務；（二）減少重疊的服務；（三）減少醫院及緊急的照顧服務以增進案主身心的健康；（四）

減少照顧者的負擔；（五）促進各系統的連結；（六）增加疾病的管理；（七）減少入住機構的可能；（八）增加案主參與照顧的可能性；（九）達成案主的目標；（十）增進案主的滿意度。

　　長期照護係指針對需長期照護者提供綜合性與連續性之服務；其服務內容可以從預防、診斷、治療、復健、支持性、維護性以至社會性之服務；其服務對象不僅需包括病患本身，更應考慮到照顧者的需要。加拿大政府二〇〇一年之《社區照顧運用合作法案》（Community Care Access Corporation Act）之規範所設立。其核心概念包括：以案主為中心（Client-Centred），以品質為導向（Quality-Driven），提供可近性服務（Accessible），以加強案主獨立為焦點（Focused on independence），領導社區照顧品質之提升（Leaders in community care）。因此，中心要求社會工作人員能敏銳察覺個案之感受，提供符合案主需求之創意服務，與案主建立夥伴關係，尊重個別案主文化背景，配合語言的差異，加強溝通效能。整體而言，中心提供居家健康服務、長期照護設施之安置及單一窗口資訊及相關社區資源之轉介。社區照顧運用中心（OCCAC）係橫跨健康系統，透過簡化供給服務和照護管理以促進個人健康，目的是要為社區民眾提供一項簡單、負責任的服務；提供民眾在醫療保健上的資訊，以利民眾對服務有適當的抉擇。另外，也期待發展和維護與案主的支持關係；透過一個選擇過程提供維護品質之服務。中心與案主和工作夥伴合作，促使家庭和社區善用照顧服務資源（OCCAC）。在加拿大，社區照顧之運用中心是以較大的範圍之區域提供服務，特別是運用較多的全職與兼職之專業人員提供服務，設立相關之法令亦相當齊全，尤其是提供個案管理服務，結合許多正式、非正式部門與志工的人力對案主提供服務，是極佳的模式。

參、亞洲社區長照特色

一、日本

　　日本乃目前全世界高齡人口最多、比例最高，且平均餘命（life expectancy, LE）及健康餘命（disability adjusted life expectancy, DALE）均最長者，在一九七〇年代老年人口的比例即已進入高齡化社會。一九八九年，日本國民平均餘命已超過八十歲，已成為世界上最長壽的國家。根據預測，到二十一世紀中期，每三個日本人中就有一個是六十五歲以上的老年人，且世界各國人口平均壽命以日本之八十二歲居首，政府自一九六三年頒布《老人福祉法》，啟動實施了一系列針對老年人照顧的福利措施，為日本長期照護發展之開端。

　　日本老人保健機構的發展，從原先社區小型醫院之醫療服務逐步參與長期照護各領域，在擁有自己的醫院提供醫療服務優勢前提下，各長照領域發展更顯多元活潑且具特色，機構容量不朝大型化發展，多是以中、小型機構經營模式，提供社區民眾完整之醫療及長照服務。追本溯源日本的社會保障法制於二次世界大戰後，由生存權的基本理念出發，其歷程：

表 6-6　日本的社會保障法制歷程

年代	特色
一九五〇	生活保護時代。
一九六〇	全民皆保險皆年金時代。
一九七〇	一九七三年第一次石油危機開始，以一九八三年《老人保健法》為代表之「社會保障再編成」時代。
一九九〇	一九九〇年代至二十一世紀以介護保險為第一步，由「行政處分」向「契約」轉換、促進「市場化」之「社會保障構造改革」時代。

（資料來源：作者整理）

　　隨著國內人口、社會之改變及國際情勢、社會保障理念之演進，健康權、知的權利、人性尊嚴、自己決定自由、參與、社會連帶、綜合性照顧

等人權理念，成為長期照顧的理念基礎，進而構築保障的具體政策與法制。對於我國而言，日本經驗具備文化親近性，有不少值得參考借鏡之處。

為因應人口老化帶來的醫療支出增加，人口老化對策可溯源至一九六三年的《老人福祉法》，規定得設「養護老人之家」、「特別養護老人之家」及「低費老人之家」等照護機構，以協助家庭或取代家庭照護及收容身心功能不良的老人，開啟日本機構式照護的模式。其中「養護老人之家」收容生活能自理，因生理、精神、環境及經濟等因素，無扶養人或其扶養人無扶養能力，在宅養護有困難之老人，原則上免費居住，類似我國的仁愛之家或扶養機構。「特別養護老人之家」收容因身體上或精神上有明顯缺陷，需經常照護且居家照護有困難之老人，類似我國之收容情況較差住民之養護機構。「低費老人之家」則免費或低費收容以上二者之外的老人，提供膳食及其他日常生活上所需之設施。

一九八二年通過《老人保健法》（The Health and Medical Services Law for the Elderly，即《老年人健康與醫療服務法》），廢除了一九七三年《老人福祉法》修訂的免費醫療規定，改為由老人自付部分負擔，各醫療保險部分負擔，及中央、縣、市町村負擔一部分，藉此舒緩國民健康保險的財務壓力。並且增設老人保健設施，如中間照護機構，收容病情穩定但仍需繼續住院照護的老年人，給予必要的護理、復健及日常生活訓練，類似國內之護理之家。

針對二十一世紀社會老年化問題，日本政府於一九八九年制定了「促進老年人保健與福利十年戰略」（通常稱為「黃金計畫」），推動護理之家、居家、日間照護計畫，將長期照顧負擔社會化。該計畫於一九九四年被重新修訂，並更名為「新黃金計畫」，此計畫為老年人提供休息及特別看護的「短時服務設施」、「日間服務中心」提供各種日間服務（包括飲食和體育鍛鍊）。

一九九四年，日本通過了建立「長期照護保險制度」法案（即《公共介護保險法》），二〇〇〇年，此一新的長期照護保險制度正式生效。從此，大多數的長期照護設施及服務都是依據「長期照護保險制度」予以提供。長期照護保險制度提供的服務項目包括社區式及機構式的服務，社區式的

長期照護服務種類包括：1.居家訪視服務；2.短期機構式服務：短期入院復健、短期入院療養；3.居家療養管理指導；4.失智老人之家；5.補助福利輔具購置；6.住家改造補助。機構式的介護服務種類包括：1.照護老人福祉設施（特別養護老人之家）；2.照護老人保健設施；3.照護老人療養型醫療設施：例如：療養病房、失智症療養病房、醫療院所加強照護服務提供。被保險人依身心狀況評定有長期照護需求者，可以使用社區式及機構式的照護服務；若評定為只需要支援者，則只能利用社區式的照護服務（失智老人之家照護服務除外），不能利用機構式照護服務。

綜觀日本從一九九〇年以來所建構的「長照三法」，可發現其長照制度具有三項特性：首先，是介護保險制度、介護人才及介護機構的三頭並進。在長照保險制度中，保險是一種福利，其實際執行仍須仰賴完善的介護機構及高素質的介護人才來落實。日本政府在二〇〇〇年實施介護保險制度前，先於一九八九年制訂「高齡者保健福祉推進十年戰略」（黃金計畫），大量培育介護人才；其後，又在一九九四年推動「新高齡者保健福祉推進十年戰略」（新黃金計畫），建構完善的介護機構制度。

另一項新計畫為「二十一世紀黃金計畫」，於二〇〇〇年頒布實施，包括：改善長期照護服務的基礎設施、促進幫助年老體衰者的支持性措施、促進使老年人重新煥發活力的各種措施、開發社區支持系統、建立一套保護老年人並為老年人所信賴的長期照護服務制度、建立為老年人的健康和福利提供支持的社會基礎。

厚生勞動省並於二〇〇三年開始調降機構照護的報酬，主要目的在落實在地老化，可惜因報酬及給付問題，目前多數老年人仍多選擇入住機構，而機構亦趨向小型化、社區化之「宅老廳」型態。

日本機構式服務有：老人特別養護之家、老人保健設施、療養型慢性病房、支給高額照護服務費、支給特定機構照護服務費等五項。

日本長照的特點

排除現金給付－日本在二〇〇〇年開辦介護保險時，則是將現金給付予以排除，主要是德國在實施初期不少家庭選擇家屬照顧以領取現金給付，

導致專業人員的照顧服務受到排擠，有輕忽照顧服務品質之虞；另方面日本女性團體則以提供介護津貼會強化女性傳統家庭照顧者角色、妨礙女性家屬就業自由、阻礙正式居家及社區為基礎服務的發展、正式的訓練供給者是較優於由許多家庭照顧者所提供的服務及助長虐待老人等理由，而加以反對。換言之，日本不提供現金給付的，僅在離島、山地等照護人力缺乏地區可例外現金給付，是為了加速推動「長期照顧社會化」的進展。

推動中期照護－倘若整體社會走向失能擴大的趨勢，照顧服務的需求更無法壓縮。長期照護如只提供被動的照護服務，只是徒然延長了長者失能需要照顧的時間，甚至於會創造出更多不必要的照顧需求。日本在近年來也發現這樣的問題，不管是在健保或介護保險部分，總耗費的壓力越來越大。而費用成長的狀況之下，卻換得日本長者日漸依賴，而未能減少失能的發生。預防失能將成為日本未來解決問題的重要選項，他們也很明確地指出，推動中期照護服務，是未來看得到的規劃。

整合照護資源－非營利組織「HelpAge International」發布「Global Age Watch Index 2015」，評比老人最宜居的國家，日本是唯一進前十名的亞洲國家，排第八，醫療指標評價最高。面對高齡人口對照護資源（醫療院所、社工、照護服務、行政協調）縱橫整合，促進醫院醫療資源集中於急性患者，需要其他各種不同照護服務的高齡者也能獲得應有的照護。因應高齡民眾健康照護需求規劃提供最適切的醫院、病床，重新檢視並建立老人醫療制度，建立地區性整合照護體系，加強醫療機構與長照機構的業務合作，才能建立財務穩健、有效率及公平的長照服務體制。而長照服務機構的分布規劃、軟硬體之設立及管理，如何達到落實社區化及在地老化原則，應為臺灣發展長照制度追求的目標。

重視保健生活－日本深耕預防醫療、健康飲食等的自我健康管理，值得其他國家地區借鏡。日本民間在一九八三年組成「高齡社會促進婦人會」，開始扮演研究、採取行動促進高齡社會福祉的角色。相應的社會福利、年金保障等。食低卡低脂，外出返家洗手、漱口及泡澡的生活習慣，是日本人長壽祕訣，先進醫療及完善的社會福利也是推手。另一方面，日本人不

喜勞煩旁人的性格，造就老人事必躬親的行動力，常見八、九十歲長者搭電車外出、推助行器上街，名副其實「要活就要動」。

調整保險年齡－日本社會高齡化少子化問題，面對被保險人增加、要求入住機構需求也增加，財務問題是一大問題。為改革財務於二〇〇〇年將長期照顧從全民健康保險中分離自成「介護保險」之外，自二〇〇二年起於五年內將老人健康保險對象逐年提高到七十五歲以上，並將門診與住院自費額均提高，保險費負擔比率由原來七成降低至五成，以減低年輕世代的保險費負擔。

結合傳統文化－日本長照制度是以市町村為保險人，長照保險服務對象都是當地人，有地方感情因素融入其中，處處顯現親切感與鄉土情。且日本不同類型介護機構中，從事照護工作者有很多是年輕人，臺灣則以外籍看護工居多，鮮少看到年輕人願意從事照護工作；經當面請教經營者，才知日本社會仍普遍存有照顧長輩的優良傳統，政府也鼓勵年輕人從事照護工作，此點值得我們學習且推廣至家庭、學校及社會教育中，所謂「人不獨親其親，不獨子其子，使老有所終，壯有所用，幼有所長，矜寡孤獨廢疾者，皆有所養。」唯有建立社會認同與共識，才能營造高齡友善社會。

推展的實例

東京江戶川地區「溫暖館」是由非營利組織（NPO）所成立，以對應世界人口老化最為明顯的日本，以其打造自己老後也想住的地方。「溫暖館」不是安養機構，也不像高級高齡住宅。它是在地人的理想家，「從管理者、工作人員到住戶，都是江戶川區的居民。」它標榜的是「能繼續活得像自己的住處」，對於住戶未設任何條件，甚至他們歡迎年輕人優惠入住，因為晚上工作人員下班，年輕人就兼守護任務。想利用安養院等設施的老人，有七成七的理由是「不想給家人添麻煩」。在這有工作人員照料，也可利用介護保險的服務，請人來替社區老人做復健、打掃。除了溫暖會館，「溫暖社區江戶川」還籌組了「溫暖聚會」給社區老人。

「溫暖館」接受江戶川區委託，開辦「溫暖聚會」，每週六把會員接到學校空教室，由各領域講師、醫師、志工帶活動或健康指導，有團體及分

組活動。以結合社區力量對照顧介於「要介護者」及「健康者」間的這群
老人。同樣的特質亦建置「芝浦 Island 高齡兒童交流廣場」，把兒童館、老
人館、托兒所容納在同棟建築，不定期舉辦不同世代的交流，像安排老人、
小孩對打桌球。這些「溫暖」社區、機構與社團，就是希望帶給孤獨老人
們更多的希望與溫暖，以安養晚年。

　　日本是全世界最長壽的國家，也是失能持續擴大的國家，這是日本國
家的挑戰。日本發展長期照護保險十餘年的情況之下，失能的逐漸擴大，
全面檢視醫療與長照體系，進而推動優質的高齡健康照護體系才是重點議
題。優質的高齡健康照護體系係指在醫療與照顧體系的發展著重高齡者的
失能預防，提供持續性的健康照護與失能預防策略，讓高齡民眾獲得真正
的健康而非專注於疾病治療，方是發展高齡醫療與長期照護之福。

　　日本介護保險自二〇〇〇年實施至二〇一二年止，十二年間面臨 1.六
十五歲以上被保險人增加一點四倍、2.認定要介護、要支援者增加二點四
倍、3.須提供機構照護者增加二點九倍；在財務支出面，二〇一三年介護保
險之給付費用總額高達九點四兆日圓，此費用在二〇二五年預估將高達二
十一兆日圓，加上高齡者人數急速增加、失智症老人不斷增加，將造成政
府財政的重大負擔，所以未來日本長照將配合總體經濟發展，意即日本介
護保險制度必須進行調整、改革，努力地作為為：

　　第一，加強醫療機構與長照機構合作，包括整體病床機能調整，譬如
發展中期照護病床。

　　第二，從過去強化入院醫療服務、高度集中於急性患者的做法，改為
無論利用者入住何處，以營造適切的醫療與照護為目的。

　　第三，鼓勵高齡者積極參與社區活動，更鼓勵健康高齡者能貢獻己力
參與規劃未來及失能預防等活動。

　　第四，隨著單身高齡者越來越多，未來日常生活之支援及送餐等服務
工作將隨之增加。

　　第五，鼓勵志工團體、民間公益團體、民間企業等提供日常生活支援
服務。

　　第六，充分發揮個案管理師（Care Manager）的角色，以為評估老人應受照顧的方式，擬定照護計畫，並適時依老人身體、心理狀況修正。

　　日本的少子高齡化因應對策起步早且傾向長期性規劃，可算是亞洲各國的先驅，已建立獨樹一格的少子高齡化對策。採行「在地老化」、「社區整體照顧體系」提供以老人為中心、重視老人個人能力，並自行選擇機構或其他社區或居家照護方式的多樣化在地老化方式，符合尊重老人隱私、尊嚴及生活起居能力自主的原則，這些特點正足以作為面臨人口結構日益老化的臺灣參酌。

二、香港

　　一九七七年發表的「康復發展白皮書」提出要幫助弱能人士融入社區，同年發表的「老人服務綠皮書」所建議的老人家居服務，使老人能繼續在社區生活，都是「社區照顧」概念的體現。在發展長者長期護理服務方面一直以「居家安老」為原則，強調長者應盡可能與家人同住或在自己熟悉的環境安老，此政策其後亦獲得香港特別行政區政府支持並進一步推動。在「社區為本」的理念下，住宿服務應集中編配給有高度護理需要的長者，至於身體健康、有能力照顧自己、又或體弱而有家人照顧的長者，則儘量留在家中安享晚年，事實上這也是絕大部分長者的意願。社區照顧強調長者社區支援服務，包含了多個主要成分：

表 6-7　香港社區長照特色

特色	內涵
社會網絡	建立和發展有需要人士的社會網絡，包括家人、朋友、鄰居、同鄉會、鄰舍組織、義工、面對相同問題的人士所組成的網絡，提供照顧和支持。
社區支援	聯合社區內的政府和非政府機構，為有需要人士提供社區支援服務，並建立社區支援服務網絡。
社區照顧	最終目標是協助有需要人士能在自己熟悉的社區內受到照顧，過正常的生活。
中心為本	以中心的服務為基礎，鼓勵長者和護老者到中心參加形形色色的活動，甚至參與推動中心的工作、建立自助和互助支援小組，使參加者不再單單是服務使用者，更可發揮退而不休的精神，以他們在人生路上的寶貴經驗，繼續對社會做出貢獻。

家居為本	以家居照顧為服務基礎，為體弱長者提供到戶式及一站式的服務。
評估機制	長者服務統一評估機制，適用於申請安老院、護理安老院、護養院、長者日間護理中心、改善家居與社區照顧服務及綜合家居照顧服務內的傷殘與體弱個案。
落實評估	認可評估員均為專業人士，例如社會工作者、護士、職業治療師和物理治療師等；他們須接受使用「長者健康及家居護理評估」的訓練並取得認可資格，方可執行評估工作。

（資料來源：作者整理）

　　香港提出：在安老服務方面，正努力貫徹「老有所屬」、「持續照顧」和「老有所為」的施政方針，一方面提倡積極、健康的年長生活，另一方面亦發展優質和財政上可持續的長期護理制度。在長期護理服務中，社區照顧服務與住宿照顧服務同占重要地位。由於社區的需求逐漸增加，既要確保公共資源運用的公平及有效率，亦要確保資助長期護理服務能集中照顧真正有需要的長者，政府自二〇〇〇年開始推行「安老服務統一評估機制」，為申請資助長期護理服務的申請人進行護理需要評估，並確定他們的申請資格。

　　在長期照顧服務中提供的資助社區照顧服務有三種，包括改善家居及社區照顧服務、綜合家居照顧服務（體弱個案）及長者日間護理中心。為了進一步填補及提升社區照顧服務的效益，政府調配資源進行多個先導計畫。例如：自二〇〇七年起，政府向非政府機構提供整筆撥款推行「護老培訓地區計畫」，協助訓練護老者及發展護老服務，當中有三分之二完成訓練課程的參加者加入了護老員行列，為鄰近的弱老提供服務。

　　二〇〇八年，政府推行了一項名為「離院長者綜合支援計畫」的先導計畫，為離院長者提供六至八週的後續家居支援服務。初步結果顯示，此先導計畫有效降低這些長者病人在未有準備下再入院率。就此計畫向服務使用者對計畫的滿意度進行意見調查。長者或他們的家人認同此計畫能提供緊急服務及查詢服務，並作為病人及醫院溝通的橋梁。家人亦認同此計畫能鼓勵長者在康復的關鍵時期多做運動，並且為護老者提供有用資訊和減輕他們的負擔。

　　根據政府的非營利機構簽訂的「服務合約」或「津貼及服務協議」，改善家居及社區照顧服務、綜合家居照顧服務以及長者日間護理中心／單位的服務營運者須達到一些特定的服務目標或要求，以下是這三種服務的特定服務範疇：

　　改善家居及社區照顧服務的設計是為了實踐「居家安老」及「持續照顧」的理念，以綜合照顧模式切合體弱長者的護理及照顧需要，目的是讓他們可繼續留在熟悉的環境中居家安老，並為護老者提供支援，以達致加強家庭融和的目標。經安老服務統一評估機制評定為身體機能中度或嚴重受損的體弱長者會按其需要，獲安排有關的家居及社區照顧服務，如護理計畫、基本及特別護理、個人照顧、復康運動、日間照顧服務、護老者支援服務、暫託服務、二十四小時緊急支援、家居環境安全評估及改善建議、家居照顧及膳食服務、交通及護送服務。

　　綜合家居照顧服務透過經驗豐富及受過專業訓練的工作人員和區內各服務單位的合作網絡，為體弱長者、殘疾人士及有特殊需要的家庭提供不同種類的社區支援服務。綜合家居照顧服務隊會按個別服務使用者的需要提供照顧及支援，以實踐「居家安老」和「持續照顧」的理念，並讓服務使用者可繼續在社區生活。那些經安老服務統一評估機制評定為身體機能中度或嚴重受損及需要一套綜合服務的長者會被界定為綜合家居照顧服務下的「體弱個案」類別。綜合家居照顧服務的服務基本上與改善家居及社區照顧服務相同。

　　長者日間護理中心或長者日間護理單位為身體機能屬中度或嚴重受損的體弱長者，以及患老年癡呆症長者提供一連串以中心為本的日間照顧及支援服務，協助他們保持最佳活動能力、發展潛能，以及改善生活質素，並在可行及可能的情況下讓他們居於家中。長者日間護理中心及單位提供以下服務：個人照顧、護理服務、復康服務、健康教育、護老者支援服務、輔導及轉介服務、膳食、社交及康樂活動，以及往返中心的接載服務。此外，亦為照護長者提供各種支援及協助，讓他們能持續擔任工作。

表 6-8　香港社區長期照顧的服務內涵

服務項目	服務內容
護理計畫	基本及特別護理，復康運動，家居環境安全評估及改善建議。
個人照顧	日間到宅看顧，照服員到戶訓練，照服員支援服務，家居照顧及膳食服務。
輔導服務	交通及護送服務，日間照顧服務，暫託服務，二十四小時緊急支援。

（資料來源：作者整理）

　　香港的長期護理服務很大程度上是一個政府以所收稅款提供服務的公營資助模式。此外，由於沒有經濟狀況審查制度，政府沒有有效的機制集中向最有需要的長者提供資助服務。

　　為長者和照服員提供足夠的支援，使長者可以在社區安老，並積極發展他們的潛能，讓他們繼續貢獻社會，享受金色年華。香港發展長期護理服務時採納以下理念及原則：第一，服務應方便長者；第二，達到「居家安老」；第三，由個人、家庭、社區、市場及政府「共同承擔照顧責任」；第四，有確切最有需要的長者可以優先使用公帑資助的服務，以確保「公平分配資源」。

表 6-9　香港社區長期照顧的服務型態

項目		內涵
特點	在社區內接受照顧	1. 使對象留在社區內的支援性服務。 2. 減低機構服務的壓力。 3. 對象可以在自己的家庭及社區內生活。
	由社區負責照顧	1. 由社區內的人士如家庭、親友、鄰舍或義工等，提供非正規照顧。 2. 由上述非正規照顧網絡負責照顧及關懷社區內人士的需要。
	對社區提供照顧	1. 向社區內的照顧者（carer）提供足夠的支援。 2. 連結社區內的正規及非正規照顧網絡。 3. 為對象提供更有效率的照顧。 4. 工作員成為對象的專案經理（case manager）。
優點		1. 強調了社區中非正規的網絡提供照顧。 2. 有利社區關懷的建立。 3. 解決專業人手及財政短缺的問題。 4. 以外展方法提供服務，解決院舍及中心模式的不足。

缺點	1. 社區照顧策略並非是一理論架構，其概念有一定的模糊性，是一不斷修正的實踐方向。
	2. 重要的問題包括如何保證非專業人員的服務穩定性及素質。
	3. 減低政府對正規照顧的承擔。

（資料來源：作者整理）

以社區為基礎（Community-Based Service）的長期照顧服務其特色，可歸納如後：

表 6-10　香港以社區為基礎的長照服務

特色	內涵
理念	關懷的社區照顧。
面向	個體或家庭為單位的社區內居民。
作為	提供專業服務，推動義務工作，建立自助互助網絡，支援照顧者及家庭。
目標	關懷的社區，提供多元服務，減輕社會問題，提升生活素質。
技巧	微觀：人際溝通、輔導轉介、程序設計。
	宏觀：目標制訂、服務計畫、督導管理、評估跟進。
人員	提供服務者，包括：輔導員、督導、個案管理師、照顧服務員。
特質	社區內強有力的連結及有效的組織，提供基地讓社區中的居民發展自己的能力，以解決本身的問題。

（資料來源：作者整理）

以網絡工作手法建立社會資本，建構強大的社區組織如教會、學校、志願組織、同鄉會及小企業聯會等等。

雖然住宿照顧服務有私人市場營運，但香港的長期護理服務的供應仍大致是公共資助模式，當中政府透過資助非政府機構或私人營運者從而提供大幅資助服務，而資助機構及社區照顧服務更不設經濟狀況評審，即沒有有效機制讓政府將資助服務集中在最有需要的長者身上。闡述政府差不多資助所有社區照顧服務，並大量資助住宿照顧服務，除了直接透過向非政府機構提供資助外，還間接透過綜合社會保障援助計畫向接受私營機構服務的受助人提供服務。

肆、澳洲社區長照特色

　　醫療設備和技術的進步，大大的延長了人類的壽命，在高齡化社會中，銀髮族的健康照護、疾病預防與社會照顧已是可預期的重要議題；為了提高老年人的生活質量和生命質量，盡可能減輕政府、社會和家庭在長期照護方面的人力、物力和財力等壓力，除了不斷提升照護質量外，還需要進一步重視減緩老年人生活自理功能衰退的預防性服務。科技發達的情況下，銀髮族可不必獨居在家，因此，居家附近是否有相關社區照顧機構，可以提供相關的場所活動聚會，成為被高度關注的項目。澳洲的退休環境一直是名列世界前茅，深受矚目，龐大的銀髮族服務，造就了人才培育的教育體系，包括：銀髮族照護、社區發展、銀髮族中心發展等等，而在建構全方位的服務體系中，預防更為重要，如何健康的老去，如何充實照顧人才和培訓長期照顧人員則是更重要的關鍵。

　　澳洲的養老服務分為社區照顧（Community Care）和機構照顧服務（Residential Care）兩類。社區照顧是大部分老人選擇的主要方式。

表 6-11　澳洲長期照顧的服務型態

方式	型態	內涵
社區照顧	許多老年人更願意繼續在自己家裡生活，但獨立居家生活會有困難，需要有人給予生活上的照顧。	家庭及社區照顧計畫	為身體虛弱、進行日常活動有困難但仍希望繼續在自己家中獨立生活的老人提供基本支援服務。服務專案可包括護理和陪同就醫服務、協助家務、個人照顧、交通、膳食服務、住房改善和維修等。家庭及社區照顧計畫通常由當地政府、社區健康中心和社區組織提供。這些服務的主要目的是讓長者延緩進入養老院所。
		社區養老計畫	為身體虛弱、具有更複雜的服務需求，或需要更多服務以協助他們繼續在家中生活的老人。該養老計畫非常靈活，服務內容根據不同的個人照顧需求量身打造。這些服務由合格的養老服務機構來計畫和協調。

		長期居家養老服務	為所需照顧超出社區養老計畫服務範圍的老人提供高度照顧服務，目的是協助他們繼續在自己的家中生活。服務專案具有靈活性，可適合個人需求。這些服務通常由一個受批准的養老服務提供者來計畫和協調。
		失智老人長期居家養老服務	為失智老人提供服務。服務專案具有靈活性，按個人需求可能包括護理和陪同就醫、個人照顧（協助洗澡、穿衣、吃飯）、家事服務（協助家務、洗衣和購物）、交通和社交支援。這些服務由合格的養老機構提供者來計畫和協調。
		喘息照顧	是為老年人提供臨時性的照顧，讓照顧人（許多是家庭成員）能夠得到休息或調節時間滿足其他責任的需要。喘息服務可以在老人家中提供，也可以在日間照顧中心或養老院所提供。
機構照顧	當老人的身體越來越虛弱時，繼續在家中生活已不再合適，這時就可考慮進入養老院。	老年公寓（Hostel）	老年公寓的服務物件一般是有自理能力的老人，以生活照料為主，需一定醫療保健。
		高度護理型機構（Nursing home）	提供高度的照顧，專為非常虛弱、需要全天照料和長期護理的老人設計的。

（資料來源：作者整理）

　　老年人獲得社區養老計畫、長期居家養老服務和喘息照顧服務或機構照顧服務，需先經老人護理評估小組（Aged Care Assessment Team, ACAT）的專業評估，以決定是否符合受助資格與具備服務需求。對財務上有困難的人會給予特殊考慮，決不會因為無法支付費用而被拒絕服務。無論支付的費用水準如何，所有人都獲得同等品質的服務。

　　在一九八五年訂頒了居家及社區法案（Home and Community Care Act），其重點在規劃一個整合性的社區照顧服務系統，該法案是來自於整合一九六九年的國家補助家事照顧法案、一九七〇年餐飲輸送補助法案以及一九五六年居家護理補助法案所作的整合法案，因此澳洲政府針對居家及社區照顧建立了家庭與社區聯合的服務方案（Home and Community Care

Program, HACC），期望建立更有效的行政服務並加強國家政府的角色，其次在供給面上其焦點是促成更具有彈性的服務輸送體系，促使住在社區的人們，由於缺乏維持及支持服務的供給，或者應該獲得方案服務的對象，卻處在不適當的長期照護機構裡面，或者此類的人口群包括年紀較老而又嚴重身心障礙的人口群，或年輕而有嚴重身心障礙的人口群，以及其他的經政府認可應服務之對象，包括照顧者在內，其目標在減少安養護機構及急性醫療照顧的使用；或減少不當的入住安養護機構及緊急醫療照顧服務系統，另外也針對高危險複雜照顧需求的個案服務；在社區當中促使能夠支持個案獨立增加個案功能；支持照顧家庭者促進生活的品質，減少未滿足的需求。其服務的型態有以下幾個：

表 6-12　澳洲社區長期照顧的服務內涵

特性	內涵
家務協助	通常提供在家的服務，例如：洗碗筷、清掃、洗衣服、購物、帳單繳費、供應食材；陪同案主購物，去銀行或參加聚會以及帶領案主外出服務，此類的服務都包括交通的服務。
社會支持	社會支持通常是在個案家中提供陪同的服務或陪同出遊，此種社會支持是提供給案主個人參與社會的機會，具體的做法是持續有人陪伴案主；協助案主辦理一些文書工作；照顧服務員如果未能陪同僅帶案主出入從事社會參與則屬交通服務範圍。
個人照護	個人照顧通常意指提供在家的服務，包括幫助案主每日自我照顧的職能以及醫護專業的監護。
護理照護	護理照護是一種健康的照護，乃在提供案主專業護理的訪視服務。
送餐服務	係指提供已準備的餐飲到案家，由其他地方準備的餐飲輸送服務。
備餐服務	在案主家中準備的餐飲；其他食物的服務意指提供準備案主家中的餐飲所提供的食物材料，此類包含營養的諮詢、食物的儲存、食物的準備。
日間照顧	日間照顧係協助案主能參加團體活動，而一般都是由中心來推動的服務，此種活動是包括在中心內外由職員所舉辦團體活動，其交通及餐飲的費用，是由中心來支付。
臨托照顧	係協助照顧者暫時減除照顧的角色能夠參與其他的活動，提供一個替代性的照顧，但如果居家照顧服務員正在家中提供服務，而照顧者外出，則不屬於喘息照顧的範圍。

聯合照顧	包括極廣的範圍，例如職能治療、心理治療、社會工作服務均可算是聯合性的健康照顧服務，但是如果提供一個團體工作在日間照顧中心則不屬於聯合性的服務範圍。
住家維護	針對案主的住家及庭園提供一般的修理及照顧，具體的內容是家庭手工修理、庭院除草、垃圾移除、劈伐木材、簡易屋頂修理、通暢水溝等。
住宅修繕	住家之修繕，包括房間軌道、坡道、警鈴及其他安全設施的服務，其目的在使案主有比較舒適的住家，此種服務大多委由民間機構來提供服務。
輔具供給	針對案主需要行動、溝通、閱讀、個人照顧、健康照顧者，委由部分民間機構租借或購買輔具與設備以解決案主的需求。
洗衣服務	對有洗衣需要之案主，提供洗衣與洗床單的服務。
個案管理	針對經專業工作者界定為多元需求的案主所做的協助。專業工作者會整合多個機構擬定服務計畫、建立服務輸送系統，提供多元之服務。也針對有需求的案主作評估或轉介。
個案諮商	各類之支持性服務，如針對案家與照顧者問題之解決，也包括提供面對面之諮詢與資訊服務。

（資料來源：作者整理）

　　在老年人口迅速增加、健康照顧成本增加、病弱長者的長照需求提高的情況下，對於長照機構產生高度的經濟壓力。最孱弱的老人族群通常面臨多重的醫療情況、功能限制及心智能力的退化。長期照顧的受服務者亟需機構和醫院的健康照顧。在個案管理、倡導、各類因應案主的需求所做的服務，也有各自的創新，相關的資源也都在政府的規劃當中，在非正式的部門的整合上比較是強調照顧者的支持，而非把照顧服務的責任推給家庭照顧者，使服務更具有完整性與普及性。

　　澳洲的長照服務業有著相當長的發展歷史，無論是養老設施的規劃設計、營運管理或技術裝備的研發，有著豐富的經驗和能力。澳洲養老產業的綜合能力可以為世界上養老產業的發展提供從可行性研究、專案設計、建造、設施的行銷到營運管理等全面性的解決方案。

表 6-13　澳洲長照產業的服務展現

服務	內涵
長照設施的規劃和設計	澳洲建築設計的能力享譽全球，在養老領域亦是如此。澳洲的許多設計公司在國內和國外規劃和設計了眾多優秀的老年公寓和護理中心。這些專案都充分體現了老年人對身體、社會和精神需求，為老年人創造了高品質的生活條件。
長照設施的營運與管理	澳洲養老服務營運機構有著豐富的管理經驗。在護理服務，人員配置和培訓、設備應用、機構管理都建立有完整的制度。澳洲養老服務業的特有的經營體系雖還未擴展到海外，但他們已將取得的經驗為海外的養老機構和企業提供諮詢培訓。
諮詢和營運的完整服務	可以為一個新的養老專案提供從規劃、設計、建造、設施的行銷到營運承包，提供全面性的諮詢服務。澳洲的成功實例充分顯示了澳洲公司的經驗和能力。
先進的資訊技術和設備	基於 IT 技術的保健資訊系統和通訊設備已廣泛用於養老服務如緊急呼救系統、服務需求呼叫系統、養老院裝置管理軟體、病人遠距監測系統、電子病歷系統等。澳洲政府最近又研發了全國電子保健系統，使得病人和醫護人員的聯繫更快更為有效。
長照人才的培訓與就業	澳洲有許多優秀的人員培訓機構為從事養老服務的人員提供各種專業培訓，內容包括護理、安寧照顧、失智症的護理等等。

（資料來源：作者整理）

澳洲的老人之家由中央政府支配，並制定價格，而非市場機制運作，對於依賴程度愈高的民眾，政府的補助金額愈高，為因應民眾多元需求，老人服務中心須發展多種服務措施；另外，為提升長期照護之品質，制定長期照護證照制度，取得證照者方能從事該項服務。老年人的權力得到充分的保障。老年人如果對包括社區照顧、喘息照顧和院所養老服務得到的照顧或服務的品質有疑慮或需要投訴，可以向養老服務的經理反映，不滿意投訴的處理結果，可以向養老服務主管機關投訴，養老服務主管機關會對此進行調查處理。

在澳洲社區安老照顧計畫（Community Aged Care Packages, CACP）提出一系列的照顧者支援服務，例如：特別假期、照顧假期、照顧臨終病人假期、暫停職務、儲備假期及長期護理假期。

表 6-14　澳洲社區長期照顧的服務計畫

計畫	內涵
過渡照顧服務計畫	「過渡照顧服務（Transition Care Programme）」為離院長者提供充分過渡照顧，避免長者於離院後直接入住護理之家。
退休村護理計畫	「退休村護理計畫（Retirement Villages Care Packages）」的對象是居於退休村而有額外安老服務需要的居民。
使用者主導護理計畫	「使用者主導護理計畫（Customer Direct Packaged Care）」包含所有按使用者選擇的家居及社區照顧服務。
社區安老照顧計畫	參加「社區安老照顧計畫（Community Aged Care Packages）」的長者所需的費用較那些參加住宿照顧服務的低。

（資料來源：作者整理）

　　澳洲建立有完整的養老服務品質保證制度，任何參與建設和營運政府資助的養老機構的組織和企業須獲得由政府指定的一個獨立機構進行嚴格的資格審核，獲得核可取得營運許可執照後方能進入營運。評鑑的內容包括管理制度、人員配備、設施環境、保健和護理、安全保障等，保證中老年人有一舒適的生活環境，尊嚴和權力得到充分的保證。營運許可執照每三年審核一次。在經營過程中一旦發現不符標準的行為，會勒令停業或取消營運資格。參與養老機構或社區服務的工作人員或志工須通過專業培訓取得護理三級證書方可從事基本的護理工作，通過進一步的培訓可以提升到護理四級以擔任更為複雜的技術操作和行政管理職責。澳洲職業技術教育學院（TAFE）是主要的培訓機構。此外，養老機構或社區服務的工作人員或志工還須通過警政部門三年一次的審查，確定他們是否合適提供老年護理服務。對有犯罪紀錄者，不許在無人監管的情況下提供服務。

　　在澳洲，退休老人選擇退休村住宅的生活方式已經很普遍，老年人居住在退休村住宅既獨立、安全，生活又有照料，是為退休老人提供獨立居住共用活動空間和娛樂設施的生活社區，退休村住宅通常位於環境優美、臨近商店和出入方便的位置，通常配備有會所、游泳池、羽毛球場、圖書館、會議室、上網區、餐廳、保健和美容中心等。退休村住宅通常有醫療

診所，醫生和護士在需要時為老年住民提供醫療保健服務。許多退休村住宅現在還有護理中心，老年住民到需要高度護理的年齡，可以就地養老，無須轉到其他提供高度護理的養老院。退休村住宅與護理中心的不同之處在於前者是為能獨立生活的老人提供一種獨立的生活方式。他們入住需要先支付一筆保證金，離開退休村時押金即退回。一般由民營部門或非營利機構擁有和營運，有一定的利潤或盈餘，屬商業性質，政府不提供任何資助。養老院屬政府管理，長者享有的護理費的資金部分來自政府補貼，由非營利機構擁有和經營，因部分資金屬慈善資助，通常有嚴格的入住要求。

伍、借鑑他國社區長照

從人類發展的軌跡檢視，先有生活的考量，繼而有健康及安全的需求。因此，人類的存在即有生活、健康與照護問題，即有介入照護、如何執行、由誰執行、專業要求、服務體系、照護時點、執行時程、資源耗用、品質管制等事務；健康照顧涉及專業知能技巧與體系流程，故須有進一步的系統發展，方足以因應所求。北歐國家在一九六〇年代就開始推動「在地老化」相關措施，意為「去機構化」，因為「機構」比較缺乏人性，所謂「在地老化」就是讓高齡者在自己熟悉的環境終老，與臺灣傳統「落葉歸根」的概念相近，所以「社區長期照顧」策略十分適合在臺灣推動。

表 6-15　主要國家長照制度型態

項目	德國	日本	荷蘭	以色列	奧地利
方式	社會保險	社會保險	社會保險	社會保險	稅收方式
法案	長期照顧保險法自一九九五年開始實施，保險人是原來疾病基金會的照顧基金。	介護保險法案從二〇〇〇年開始實施，保險人是由地方政府之市町村擔任。	長期照顧法從一九六八年開始實施，由健康、服務與運動部門負責。	社區長期照顧保險法有三個法案共同規範，從一九八八年開始實施，由國家當	長期照顧自一九九三年開始實施，有兩個法案規範，一為中央聯邦長期照顧津貼

					保險人。	法，另一為省府長期照顧津貼法。
服務對象	以全民為服務對象。	針對四十歲以上有特定疾病，與六十五歲以上失能者，且需要持續六個月以上照顧者。	以全民為服務對象。	以男性六十五歲以上，女性六十歲以上為服務對象。	以三歲以上為服務對象。
服務方式	提供混合給付，現金給付為實物給付之半。	只提供實物給付。	以實物給付為主，現金津貼只能用來購買服務。	以提供實物為原則，現金給付為例外原則。	以提供現金津貼為主，由使用者自主購買所需服務。
服務項目	居家、社區式及機構式服務。	居家、社區式及機構式服務。	機構式、居家及社區式服務。	居家、社區式服務。	機構式、居家及社區式照顧。

（資料來源：OECD, 2005）

　　從日本的例證可以發現，高素質的介護人力、完善的介護機構以及全民共享的保險制度，是日本建構長照服務體系的三大核心。除此之外，如何達到高齡者的自立能力、多元化的福祉服務以及明確的給付負擔，更是日本長照保險制度的三項目標。隨著高齡化趨勢，世界先進國家將長期照顧視為重要的民生議題，積極對應。除表 6-15 中所描述外：

一、辦理資源

1. 強調政府主導的社區照顧服務主要有兩種模式，一種是北歐國家採用的稅收制度，另一種是德國及日本等採用的社會保險制度。著重民間自由市場，如美國，則以「商業保險」的模式運作，讓國民購買醫療或長期照顧保險，以支付服務費用。

2. 政府亦會透過「資助營運者」或「資助使用者」的方式支援公眾使用長期照顧服務，並鼓勵使用者透過付費方式分擔費用。如荷蘭，

實行「個人預算」方案，該方案與資助券的性質相近，個別長者可使用獲分配的金額向獨立服務提供者或機構購買服務。

二、照管服務

1. 瑞典的地方政府任命公職人員為特別顧問，為照顧者設立聯繫點，以提供支援。此外，還設有專業家居護理服務的支援系統，有助減少家庭照顧者的工作量。

2. 香港採用「督導式個案管理」，其運作為：有一群勝任的前線個案主任，個案主任需與不同的營運者有效協調，並且建立「安老服務評估機制」於長期照顧及資源運用發揮作用。

3. 為了急性後期復健和後續居服搭配達到效益最大化，丹麥已經在二〇一〇年開始實施實驗計畫，要求失能者必須按照專業的規劃參加復健，這樣政府才提供後續居家服務。也就是說，要每一位民眾為自己的健康負責，這樣來使用居家服務才能資源物盡其用，而不會變成投注資源的無底洞。因為那樣就福利資源公平性、健康促進預防失能的專業目標都不好。

三、服務輸送

在 OECD 國家的服務輸送上，為使長者儘量在家接受各式各樣的照顧，是朝著連續性的照顧方向。把適合的多元服務（指居家及社區照顧）安置於適當的社區，使長者得到一種較好協調照顧。為整合各項服務，以落實連續性照顧體系，相關國家有不同的作為：

1. 澳洲設立高齡照顧評估小組（aged care assessment teams）擔任監督的角色，以評估進入機構照顧的需求。

2. 荷蘭是由當地評估機構提供建議意見給使用者參考。

3. 日本透過個案經理及個案管理等工作的推動，協調各項照顧需求及提供連續性的照顧。

4. 英國是推行長者健康和社會照顧聯合評估程序。

四、政策特色

1. 提供「以消費者為導向」的居家照顧方案來促進選擇與獨立。
2. 積極朝向居家及社區式服務取代機構式服務。
3. 鼓勵及維繫失能者之家庭支持系統。
4. 提供給付範圍完整的長期照顧服務。
5. 確保個人可透過公私部門財務的整合對應長期照顧的高成本。
6. 提升慢性醫療照顧與長期照顧服務的聯繫協調。

　　從 OECD 國家長照支出占 GDP 的情況來看，公共長照支出約占百分之一點六，以瑞典、日本、德國的長照支出占 GDP 的比率為例，很明顯的，瑞典的長照支出呈現逐漸下滑的趨勢，但仍高達百分之三以上，而日本的長照支出則是持續不斷的增加，而且已經突破百分之二，只有德國多年來一直維持在百分之一的水準。

表 6-16　OECD 國家長照支出占 GDP 的比率

年度	瑞典	日本	德國
二〇〇九	3.7%	1.0%	1.0%
二〇一一	3.6%	1.8%	1.0%
二〇一三	3.2%	2.1%	1.0%

（資料來源：OECD, 2014）

　　德國早在二〇〇七年老年人口的比率就已達到百分之二十，目前失能人口數有二百七十萬人、失能率約百分之三。臺灣未來如果想要打造一個「優質、可負擔得起」的長照制度，以我們薄弱的財政負擔能力，瑞典、日本長照都遠超出我們可負擔的範圍，而德國長照似乎是我們較好的借鑑。

結語

世界衛生組織（WHO）倡議的健康促進，包括了一九七八年在蘇俄聯邦哈薩克首都 Alma-Ata 宣言:「全民健康是世界各國的共同目標，並且應在公元二〇〇〇年以前達成（health for all by the year）」。同時各國連署承諾了「社區參與」及「部門合作行動」之健康促進計畫。一九八六年世界衛生組織在加拿大渥太華，通過具時代意義的「渥太華憲章」，主張健康促進的目的是在於達到人人健康與促進群體健康，二〇〇五年在泰國曼谷通過了「曼谷健康促進憲章」，強調健康促進的落實在於政策與夥伴關係的建立，共同開創一個永續性的目標、策略與行動。

社區照顧服務是幫助家中減輕照顧者負擔的重要方案之一，其主要的功能是讓病情穩定的患者返回家中接受照顧，另一方面亦可減輕照顧者的負擔，目前先進國家已漸漸推行社區照顧的理念，讓他山之石可作為我們制度建立的參考。長壽是現代人必然的現象，而長壽若不能伴隨有足夠的健康狀況、良好的身心功能以及完整的社會安全體系，則長壽某個程度將成為個人、家庭與社會的負擔。社區照顧服務需要可行的臨床評估系統，以確定使用者所需的照顧程度及服務範圍。根據臨床評估採用的「混合個案」制度，配合個案管理模式，有助提高服務的成本效益及服務成效，並滿足長者不同的需要。我國正積極推展長期照顧制度，國際相關法制的發展經驗與基本理念，可作為他山之石的參考。先進國家多面臨人口結構快速老化，加上少子女化的現象。社會中可從事長者照顧的人口快速減少，傳統的家庭照顧（informal care）功能下滑，仰賴政府公部門發展的長照需求（formal care）日益增加，長期照顧費用也一直持續上升。為提供民眾高品質長期照顧服務，我們亟需汲取先進國家經驗，作為臺灣未來推動長照服務的借鏡。惟目前包括日本在內照護機構皆已額滿，等待人數眾多，照顧機構、人力、經費不足等現象，相信未來亦是我國會面臨的民生課題，值得注意。

第七章　都市社區的長期照顧

前言

隨著國人壽命延長，由於疾病的困擾及年齡增長引起的自然老化，對長期照護的需求當然也會增加。高度的城市發展，尤其是工業化的都市，將面臨不只是醫療衛生的問題，也會有很多生態環保、交通及社會安全與住居生活品質等問題，這些問題正逐漸成為威脅人類健康的重要因素。都市不只是一個經濟實體，更應成為生活、呼吸、成長和愉悅生命的現實空間。因此，為了有效解決都市居民的健康，實有發起推動健康社區的迫切必要性。強化及擴展社區資源，讓社區民眾彼此互動、相互支持，實行所有的健康生活功能。

依據衛生福利部國民長期照護需要調查，二〇一二年我國全人口失能人數為七十一萬人，推估至二〇三一年將快速增加至一百一十八萬人。而為因應國內人口老化、少子化現象，以及家庭照顧功能日益薄弱的趨勢，政府須穩健建立長期照顧制度，包括推動長期照顧十年計畫、建置長照服務網、制定長照服務法，以及規劃推動長期照護保險等。社區長照特色之一，就是增加「延伸」服務，服務「往前」包括預防失能、延緩失能（如功能性復健自主運動、吞嚥訓練、膳食營養等），並將老人住院後的出院準備服務，也納入照顧管理專員無縫評估；「往後」部分則是一般居家照護及安寧居家療護，讓老人盡可能在後期於家中照護，政府會提供較多時數的護理及居家服務，減緩耗費龐大的臨終醫護人力。

壹、都市社區照顧方案規劃

二十一世紀初，健康與福祉已被聯合國認定為有關老人的兩大議題。為積極迎向高齡社會，聯合國一九九一年通過「聯合國老人綱領」，提出獨立、參與、照顧、自我實現、尊嚴等五要點，以宣示老人基本權益保障之共同目標。世界衛生組織（WHO）於二〇〇二年提出「活躍老化」（active ageing）核心價值，認為欲使老化成為正面的經驗，必須讓健康、參與、和安全達到最適化的狀態，以提升老年人生活品質，這也是目前國際組織擬定老人健康政策的主要參考架構。

　　根據內政部的統計，隨著平均壽命增長及少子化趨勢，臺灣高齡化程度越來越明顯，近十年來我國生育率持續偏低，十四歲以下幼年人口數從二〇〇六年四百二十七萬人，至二〇一六年為三百二十萬人，減少逾百萬人，占總人口數比例也從百分之十八點八降為百分之十三點六，十年間占比減少五點二個百分點。至二〇一六年，十年間總人口數增加七十二萬人，其中六十五歲以上老年人口增加七十一萬人，占總人口數比例達百分之十二點五，與十四歲以下人口占比十三點六比較，老化指數已達九十一點六，二〇〇六年為五十一點八，老化指數數字十年間激增三十九點八。如出生人口數未能大幅增加，在二〇一八年我國老年人口將達百分之十四，進入「高齡社會」；二〇二五年時再達百分之二十，進入「超高齡社會」，屆時可能每五位臺灣人就有一位為六十五歲以上老人，人口老化上升的速度與日本並列全球第三，僅次於新加坡及南韓。

表 7-1　各國人口老化所需時間比較

國別	到達 65 歲以上人口比率之年次					倍化期間（年數）		
	7%	10%	14%	20%	30%	7%→14%	10%→20%	20%→30%
臺灣	1993	2005	2017	2025	2040	24	20	15
新加坡	2000	2010	2016	2023	2034	16	13	11
南韓	2000	2007	2017	2026	2040	17	19	14
日本	1970	1985	1994	2005	2024	24	20	19
中國	2001	2016	2026	2036	-	25	20	-
美國	1942	1972	2015	2034	-	73	62	-
德國	1932	1952	1972	2009	2036	40	57	27
英國	1929	1946	1975	2026	-	46	80	-
義大利	1927	1966	1988	2007	2036	61	41	29
瑞典	1887	1948	1972	2015	-	85	67	-
法國	1864	1943	1979	2020	-	115	77	-

（資料來源：行政院經建會，2008）

　　「社區長期照顧」是一個對城市住民進行「充能賦權（empowerment）」的工作方針，期能透過政府各個部門之間以及政府與民間之間的合作，有效地利用有限的資源，創造一個社區草根自發的、參與式民主的、對各個面向的健康議題深入關心的都市。「在地老化策略」應減少需要住院及進住安養機構者，強化高齡者初、次級預防工作，則高齡者需要他人照顧之依賴期也縮短，且生活品質也大大提升，因此初、次級預防工作是最經濟、有效的。社區可依本身的特性，透過社區居民共同討論社區中的健康議題，發掘影響社區居民健康問題的因子或來源，有效結合內外資源設法加以解決，進而凝聚社區共同體之信念，共創健康互助、相互關懷的社區文化。高齡者的機構安養與住院是家庭與社會國家沉重的負擔，它們需要較密集的也是非常昂貴的專業性服務，且高齡者必須離開其熟悉的親情溫暖的居家環境，因此在地老化是較經濟，且符合高齡者需求的，符合人性的。

　　社區是指一群人在一固定範圍內，互相關聯、依賴，行使社會功能，具生命共同體之關係。它意涵著「情感」（對社區的認同感）、「組織結構的」（包含了人群在特定時間與空間之關係）、「功能的」（滿足共同的需要）等三個層面。社區工作除以在地居民為主體外，鼓勵結合區域性及專業性團體之共同參與及投入，強化社區工作品質與永續推動目標。為建構臺灣地區長期照護社區服務藍圖，二〇〇〇年由行政院社會福利推動委員會核定「建構長期照護體系先導計畫」，擇定嘉義市為實驗社區城市型代表，二年的社區實驗階段，以期整合政府及民間資源，建立全人照顧體系，落實照顧管理制度，在臺灣建立一個完整長期照護服務照顧管理制度。另外，醫院亦建制相應措施，在醫院醫療部門成立長照醫學部，統籌居家、社區、護理之家與支援機構業務，並聘任復健科主任擔任長照醫學部部長，以復健科急性後期照護病房（Post Acute care, PAC）、中期病房、復健住院串連整個架構。成立高齡醫學中心負責老人多重複雜疾病的個案管理，建立專科家庭醫師概念，並成立老人醫學特診專區，做到門診與住院整合服務，同時與社區醫療群合作對於實質不方便的病人實施到宅駐診。成立社區醫

學中心，主要負責疾病專科個案管理、成立病友會、社區營造健康促進、四大癌症篩檢（口腔癌、子宮頸癌、乳癌及大腸癌）、社區義診與醫療支援、並協助社區醫療群設立與個案管理及轉診中心等相關業務。長照醫學部加上高齡醫學中心及社區醫學中心串起本院急性醫療與居家社區的橋梁，病人住院後，如果有後續的照護問題，將由出院準備個案管理師進行需求了解；如果希望在家照護就會交由居家個管師收案提供後續照護服務，並轉介社區日照中心協助白天的照護問題，如果希望住進機構接受後續服務，就會轉介到護理之家或各類長照機構。

隨著人口的老化，老年人口不只單純地增長，疾病型態也愈趨慢性化，醫療科技的進步或許使過去可能致死的疾病或傷害不再是威脅，但後遺症卻也導致身心障礙者的增加。面對機構照顧時的潛在的支出甚大，又因治療方式的改善，使得有些照顧在社區或家裡進行即可，使得重心由機構的照顧轉向較廉價的社區照顧。社區網絡的分析與建構有助於福利服務供給的規劃，要落實社區照顧，則要著力於完善照顧網絡。社區長期照顧服務利用率的指標包括：

第一方案是否確實接觸到目標人口群？

第二方案規劃的服務是否確實輸送給個案？

第三服務輸送後，個案是否從輸送體系中流失？

方案組織架構的指標，則如：

表 7-2 社區照顧方案組織架構的指標

項目	內容		
整合性	整合性（integration）是為滿足不同功能程度個案的需求，若以單一機構或管道提供服務並不適用，因此資源的多樣性及整合性是必要的，因此，資源間的聯繫對接，能快速有效提供個案所需的服務，則需建構並經營有效的服務網絡。		
權責性	權責性（accountability）強調社區照顧的目標是為了增強人們的參與、選擇和自主的機會。	參與	倡導社會工作價值「案主自決」的專業理念，及案主參與決策過程的「案主參與」。
		選擇	提供多樣性服務，以契合受照顧者的需要，避免公共政府部門對社會福利資源分配不均的問題。

		需求	「案主自我提倡」理念的發揮，避免忽略到照顧者與被照顧者的能力及需求。
可近性	可近性（accessibility）社區照顧系統的建構是推展社區長期照顧必要的基礎，透過社區組織將一群互動的人、團體和組織成之社會體系作連結，以有規劃和有組織的方式建構服務網絡，近便性滿足社區民眾的需求。		

（資料來源：作者整理）

　　經由醫療院所所開設的社區化長期照護服務據點，能就近為社區居民提供多元性的長期照護服務。可連結社會福利與醫療資源，給予適當轉介，讓民眾獲得持續性、可近性、多元性的長期照護服務，並減輕家庭照顧者的負擔。針對服務對象，六十五歲以上失能者、五十歲至六十五歲持有身心障礙手冊者、輕度失能的獨居老人。經社區篩選出需要服務的里民後，就近轉介由據點接手服務，提供居家護理、居家復健、供餐或送餐、家庭托顧等服務。「小規模多機能」，是未來長照體系的主力。家屬白天把失能或失智老人送來這兒，晚上帶回家，如果家人出國，也可以送來這兒短期住宿。長期照護是相當重要的社會福利工作，長期照護服務據點，可就近提供多項服務，減少社區居民往返醫療院所的不便，也使照護工作更為完善。

表 7-3　長期照顧機構的服務對象

機構類型	服務對象
長期照護型	以罹患長期慢性病，且需要醫護服務之老人為照顧對象。
養護型	以生活自理能力缺損需他人照顧之老人或需鼻胃管、導尿管護理服務需求之老人為照顧對象。
失智照顧型	以神經科、精神科等專科醫師診斷為失智症中度以上、具行動能力，且需受照顧之老人為照顧對象。

（資料來源：中華民國老人福利推動聯盟整理自「老人福利機構設立標準」）

　　社區工作主要關心的焦點在於社區民眾各項生理、心理和物資需求的滿足，以及不公義體制的改革，強調透過社區資源的動員和行動的計畫，以及保障社區居民生活的權益。至於社區長期照顧主要的任務乃是在增進個人適應環境或扭轉生活困境的能力。當他們處於社會快速變遷的情況

下，有更好的能力來處理自身和社區所面臨的挑戰，這些對於社區發展的推動都有相當助益。「社區化長照」成為政策重點。也就是希望讓不同需求的長輩，能在住家或社區，享受日間照顧、居家式照顧，或家庭托顧等連續性協助。善用在地人力但長輩的照護不能等，健全社區化長照在偏鄉或都市都有必要。不僅讓長輩的生活經驗延續、不覺得被遺棄；家人和照護者也因同屬在地、熟悉長輩狀況，更可能提升照護品質。

表 7-4　都市社區健康促進的作為

服務目的	服務內涵	服務方案
推展老人健康促進，強化預防保健服務	強化健康促進與預防保健，積極維護老人身心健康	1.整合社會福利、教育、醫療及相關資源，強化老人健康維護知能，導引建立健康生活型態。 2.加強推展慢性病高危險群之預防保健及健康促進服務。 3.推展老人防跌計畫。 4.辦理老人口腔保健服務。
	強化初級預防照顧服務，加強轉介連結其他服務體系功能	1.強化社區照顧支持體系，發展社區初級預防照顧服務，提供失能的高危險群預防照顧措施。 2.強化原住民部落老人日間關懷站服務功能，有效提供原住民部落老人之關懷與照顧。 3.充實農村社區照顧設施，強化農村社區服務。 4.加強推動社區初級照顧之轉介功能，建立連續性照顧體系。
	鼓勵機構發展居家及社區式照顧服務資源，落實在地老化理念	1.推動老人機構多層級照護服務模式。 2.鼓勵老人機構參與外展服務，支援居家式及社區式照顧。 3.輔導老人機構強化照顧服務效能，提升服務品質。
	加強老人服務相關人力培育與運用，穩定健康維護服務之推動基礎	1.開發潛在人力，鼓勵原住民及農村地區居民參加培訓，投入社區照顧服務。 2.招募學生、社區人士、企業員工加入老人志願服務工作團隊，並定期辦理相關訓練。 3.研議規劃相關配套及獎勵措施，鼓勵醫療及社工等專業人員投入照顧服務。 4.改善照顧服務員培訓機制，積極推動相關訓練及協助證照取得，並強化已受訓或取得證照之人力投入照顧市

		場，避免閒置。
		5. 加強老年健康維護及促進之人力培育。
鼓勵老人社會參與，維護老年生活安適	建構高齡教育體系，保障老人學習權益	1. 整合社會、教育、醫療及相關資源，提供老人多元終身學習管道。 2. 鼓勵大專院校等相關機構開設適宜之推廣教育課程，鼓勵老人參與學習。 3. 編製適合老人教材及教學方法，研發設計多元化課程。
	促進老人社會參與，建立正向生活態度	1. 鼓勵推動老人參與志願服務。 2. 推廣屆齡退休研習活動，豐富老人退休生活內涵。 3. 充實老人休閒設備，提供健康、休閒育樂服務及資訊。
	協助老年生活調適，維護老人生活安適	1. 提升老人退休後之社會及家庭生活調適能力。 2. 加強老人憂鬱症篩檢，推廣老人自殺防治之預防措施。 3. 協助老人之家庭照顧者，提供補充性及支持性服務，以確保照顧服務品質。
	強化老人生活及福利等相關資訊之流通途徑與教育管道	1. 設置「服務單一窗口」，提供老人保護、醫療照護、福利服務資訊及資源。 2. 提供教育訓練，強化老人獲致所需服務資訊之相關知能。 3. 協助老人取得輔具資訊，提供二手輔具維修及租借服務。 4. 加強藥品廣告監控，宣導老人及其家屬正確用藥安全與就醫觀念。 5. 加強抗老醫療相關研究，提供老人正確養生觀念。
健全友善老人環境，倡導世代融合社會	提供友善交通運輸環境，降低老人行的障礙	1. 改善大眾運輸無障礙設施，強化安全管理，保障老人搭乘安全。 2. 規劃友善老人交通運輸通用設計。 3. 改善人行道空間，減少老人外出之阻礙，確保行走安全。 4. 強化高齡者駕駛機動車輛之安全管理，結合老人教育體系辦理安全駕駛講習及演練等。 5. 加強辦理交通接送服務，協助失能老人就醫及使用長期照顧服務資源。
	加強無障礙環境改善，提供友善活動空間，保障老人安全	1. 協助公共建築物及活動場所，如社區式服務提供單位及場所等，加強設置各項無障礙設施及設備。 2. 檢討無障礙環境相關法規，落實建築物無障礙設施設計規範。 3. 加強落實醫院評鑑中有關醫院提供友善就醫環境規定之查核。 4. 輔導改善老人機構設施設備。

	活化運用閒置空間，增設老人福利服務供給場域	1. 建立跨部會合作機制，檢討公共建築物閒置空間之活化策略。
		2. 擬定閒置空間之運用與管理辦法，改善無障礙活動空間及相關設施設備。
		3. 輔導閒置空間之有效利用，並作為老人照顧服務、健康維護、教育學習、休閒娛樂等用途。
	透過教育宣導或世代交流等傳承，營造悅齡親老社會	1. 透過學校及社會教育等活動，使社會大眾正確認識老化，進而敬老親老。
		2. 規劃推動適合跨世代家庭共同參與之教育文化、體育休閒及觀光旅遊等活動。
		3. 辦理強化家庭價值、鼓勵世代互助之方案活動，並透過多元管道，宣導有法定扶養義務者應善盡奉養老人之責任。
		4. 辦理薪傳活動，鼓勵不同世代族群進行文化傳承、增進代間互動。
		5. 研議規劃三代同堂或與父母居所接近（同鄰）者，提供購屋貸款優惠。

（資料來源：中華民國老人福利推動聯盟整理自「老人福利機構設立標準」）

　　自歐洲國家提出在地老化（ageing in place）的理念，不再以機構式的照護方式為發展的主體，而紛紛發展居家式及社區式的服務，讓輕中度的失能老人可以盡可能的留在他熟悉的家中或社區中。這些世界趨勢，使得居家或社區式的照護發展越來越重要。社區式或居家式的長期照護是我們社會未來應努力的目標，讓老人可以常住在其所熟悉家中或社區裡，使其擁有自主權與隱私權，可以過一個有尊嚴的老年生活，這是我們的目標也是世界的趨勢。

貳、都市社區照顧服務內涵

　　二〇〇二年聯合國在老化問題世界大會，亦關注如何將老人融入社會各層面、擴展老人角色，以及活力老化等政策議題；世界衛生組織並彙集全球性友善老人城市計畫（Age-Friendly Cities Project, AFCP）實驗成果，於二〇〇七年公布以住宅、交通、戶外空間與建築規劃、社會參與、溝通

與訊息傳播、市民參與與就業、社會尊重、社區支持與醫療服務等八大發展指標，期冀排除環境中的障礙，積極增進老人的日常活動與社會參與機會，國際的發展趨勢深值我國推動老人福利參考。社區照顧在老人晚年生活的照顧服務上已扮演越來越重要的角色，社區照顧的實施並非一蹴可幾，而是需要許多配合條件，從政策到實踐社區照顧所涉及的層面，不僅止於政府層級，尚涉及與志願部門或非正式部門的互動。因而，藉由二〇〇五年起由內政部推展老人社區關懷照顧據點的計畫迄今，已逐漸使原本在社區發展中所未被列入的老人福利服務的內容，逐漸的成為社區組織所推展的常態性活動與服務。

《長期照顧服務法》為推展長期照顧服務奠定法制基礎，也讓政府完備長期照顧體系的工作向前邁進一大步。然而，一套健全服務輸送體系的建立，自當縝密的研擬，特別是發展初期所建立的架構及目標，對後續的發展有其絕對的重要性。對失能、失智老人的照顧服務網將更趨周延與長久。然而要提供完整的照顧服務，就應有充足財源，依政府現行稅收情形，勢必無法將長照服務視為社會福利，完全由政府負擔費用，因此需要導入長照保險來支撐長照制度，以確保能充分提供日後所需要的長照服務，至於受保人、企業及政府三方應如何分攤經費，則需要透過討論與協商來找到平衡點。長照服務法的財源規劃是以「長照基金」發展長照基礎建設，並以「長照保險」提供服務給付，政府除建構長期照顧服務體系外，並推動長期照顧保險法來因應失能、失智者照顧所需要的財源，同時關注百分之八十以上健康及亞健康老人的服務與支持，從積極促進健康及社會參與的觀點規劃高齡社會老人全照顧白皮書。社區長期照顧的設置，不但是讓長輩在社區中也有一個家，透過各項服務的提供，讓社區的感覺更加溫馨、有人情味。

高齡友善城市，是指一個兼容、無礙，能促進活躍老化的生活環境。臺灣現階段的社區照顧政策，無論發展策略或整體作為尚且有相當成長的空間，為減少發展階段的摸索與不穩定，反省我國的現況並吸取他國的經驗，實刻不容緩。世界衛生組織（WHO）於二〇〇七年發布「高齡友善城市指南」，提出了營造高齡友善城市的多個面向，包括：住宅、通訊與資

訊、交通運輸、無障礙與安全的公共空間、工作與志願服務、社會參與、社區及健康服務、敬老與社會融入。國內則在衛生福利部的規劃與協助下，二○一○年於展開高齡友善城市計畫，此計畫一推出後，希望藉這個計畫的推動，讓長輩都能在無礙的環境中，健康的到處趴趴走，活到老、動到老，身體動、心也動、人際關係也跟著動起來。並積極鼓勵發展「銀色經濟」，因為活躍老化需要跨領域－從科技、人、服務、環境、到制度，多層次的介入；這些介入未必要花大錢，只要從高齡友善的思維加以重新檢視與設計，不僅能活化既有資源，甚至可增加商機與社會生產。如果銀髮商品設計能提供長者參與的機會，產品一定更能符合需求，不僅在發展「銀髮經濟新藍海」上占得機先，更可放眼國際。

因此快速的人口老化、健康狀況和傳統家庭生活方式等因素的改變，突顯出老人長期照顧的需求性、迫切性及重要性。從中外文獻的查證都共同指出：以家庭為主之非正式照顧方式是最常採行的老人長期照顧模式，也是在文化上最常被接受的。近年來隨著社會的變遷、家庭結構的分裂複雜化、人口生育率的下降、婦女勞動參與率的增加，諸此等因素使得老人居家照顧的型態受到了衝擊。伴隨著「去機構化」（deinstitutional）、「福利社區化」（welfare communitilization）的福利意識省覺，生活正常化（normalization）和社區照顧（community care）已然成為其中主要的兩大策略。建立互助與溫暖的居住環境，是我們的共同目標，讓老人能在熟悉的環境，與親人、鄰居、老朋友一起而做做活動、互相關心、分享生命的經驗，是我們積極想營造的共生關係及利於老人居住的健康環境。推展老人社區照顧服務計畫的成果，在以老人充權為觀點的檢視下，所呈現的特色為：

一、社區生活的規律安排與經營。

二、社區互動與社會網絡的建構。

三、老人自我的成長與學習過程。

四、社區民眾的健康促進與推展。

五、生活照顧服務網絡平臺建構。

六、多樣照顧服務的提供與應對。

七、家庭生活功能的強化與維繫。

八、社區健康促進的創新與傳承。

表 7-5　社區照顧的服務內容

項目	內涵
照顧	1.日常生活照顧（早餐、餵食、洗臉、刷牙、洗澡、如廁、梳頭髮、更換衣物）。 2.每月依照排定日期測量體重並詳細記錄。 3.協助行走和肢體運動。 4.定時如廁和更換紙尿褲。 5.促進個案的自理能力。 6.必要時協助個案洗澡及換衣物。
活動	帶領活動並記錄：現實導向、讀報、早操、認知小組、感官小組、懷舊小組、音樂、輔療、外出活動、美食時間、身心活化、體能運動、肢體運動。
紀錄	1.詳細填寫各項工作紀錄表單、簽名處亦應完整清晰。 2.當日紀錄當日完成不可拖延及遺失。 3.除蟲紀錄、冰箱溫度紀錄。
清潔	1.依設定的工作內容和時間流程執行每日地板、桌面、廁所、廚房……等清潔及消毒。 2.隨時維持中心各項硬體設施清潔、櫃子等的清潔及整齊，並定期整理過期或損壞物品報修、報廢。
會議	1.每週二次內部會議，針對照顧個案狀況報告並提出改善措施。 2.會議紀錄由照顧服務員輪流記錄。 3.參加每月內部營運會議及個案研討會。
安全	1.注意長輩異常情緒和問題行為及預防意外措施。 2.發現個案任何異常的狀況時應立即通報護理人員或主管並協助處理。 3.環境安全設施設備的維持及報修。 4.個案的安全評估與意外事件的預防。 5.意外事件發生過程、處理技術及記錄。
交通	1.每日交通到達時的接送和安全維護。 2.每日送個案安全上交通車並攜帶個案的個人物品和聯絡資料。 3.必要時協助個案的交通車駕駛工作。
處遇	1.接受護士的指導，了解個案問題行為、異常情緒等發生原因、處理模式、定期記錄等，儘量降低發生的頻率。 2.執行正確的處理方法和記錄。 3.每週記錄，作為提升照顧品質的參考。

（資料來源：新北市頤安日間照顧中心）

　　讓老人儘量居住在自己熟悉的環境中，減少不必要的安置，及多元支持性方案的開發使用，已然是當前有關老人長期照顧社會福利政策與醫療政策的最大工程挑戰。近年來公部門尤其在社區方面著力，積極推展以社區為基礎的照顧體系，整合多重專業，提供多元性、支持性服務，如社區關懷據點的普及化，即是針對老化社會需求的積極做法。

　　社區的照顧問題已迫在眉睫，除公部門所提供之正式資源外，開發非正式的社會資源，更可強化社區照顧的能力。期望以社區營造及社區自主參與之精神，鼓勵更多的民間團體設置關懷據點，提供在地的初級預防照顧服務。老人在退休後的生活與生理衰老的過程中，往往會由於體力衰退與疾病的因素，在家中所扮演的角色也逐漸由家庭中的主人，轉變成為被照顧者的角色。此時家庭成為老人主要情感維繫與生活的場所，也是老人能進一步經營在地社區生活的重要基礎。家人不僅是老人生活的陪伴者，往往也是老人晚年提供支持與照顧服務的主要來源。社區長期照顧是發揮在地老化就是讓老人家在自己熟悉的環境終老，與傳統「落葉歸根」的概念相近，所以「社區長期照顧」十分適合在我國推動。使老人在社區內獲得自主生活的最大可能，強化老人原有家庭與社區組織的互動與結合，使社區組織成為長期的照顧陪伴，是有助於落實在地老化的目標。建立互助與溫暖的安老環境，讓長者能在熟悉的環境，與親人、鄰居、老朋友一起而上課、互相關心、分享生命的經驗，是建立共生關係及利於長者的終老環境。

　　社區長期照顧意在落實「在地資源、在地服務」的概念，透過社區營造及社區自主參與的精神，創造出以社區居民的需要為核心，互助關懷照顧的服務網絡。社區長期照顧是由政府及民間團體參與，邀請民眾擔任志工，提供老人關懷訪視、電話問安諮詢及轉介服務，並視當地需求特性，提供餐飲服務或辦理健康促進活動，透過在地化之社區照顧，使老人留在熟悉的環境中生活，同時亦提供家庭照顧者適當之喘息服務，以預防長期照顧問題惡化，發揮社區自助互助功能。透過設置社區長期照顧可以讓老人從家裡走到社區照顧據點，參加健康促進活動，還可認識社區中其他的

老人與熱心的志工,大家閒話家常、分享生活點滴,並可使用據點內的健康器材等,達到身心健康的效果。提供有需要的長輩多元的健康促進,以延緩老化,營造一個樂齡的社會。

參、社區資源的網羅及運用

　　社區是群體的集合,個人是生活在社區裡,個人健康與社區健康相互影響,個人健康與社區的環境及生活習俗是息息相關的。健康的積極定義,不僅是減少疾病與失能的發生,更希望維持良好之身體與心智功能,進一步促進社會、心理層面的發展。Green(1996)提出健康促進的生態模式,將健康視為個人與生態次系統(如家庭、社區、文化、物質與社會環境)相互影響的結果。為促進健康,生態系統必須提供有利於健康及生活型態的經濟及社會條件,也必須提供訊息及生活技能使個人有能力作決定及採取維護健康的行為。基此,除了提供身心功能障礙者,或缺乏自我照顧能力之失能老人長期照護和醫療服務外,對於絕大多數老人的預防保健與健康促進,更應積極擬定各項預防策略,並進一步建構友善老人之生活環境,營造無歧視且悅齡親老的社會觀念,方能積極維護高齡者健康活力及尊嚴,延緩身心功能的退化,讓老人享有健康活躍之老年生活。

　　結合民間資源,共同建立多元化之基礎保健網絡,激發民眾發揮自決、自主與自助之力量,透過社區發展由下而上方式,發掘、分析及解決社區之健康議題,落實國民健康生活,共同營造健康社區。社區工作中的「資源」,我們會發現可以解決社區問題,表現社區特色,或是創造更多社區福利的有形無形物質都是「資源」,端看社區工作者如何發揮巧思運用。社區推動長期照顧須賴多項資源的導入指的是用以支應據點所需的軟、硬體或是志工人力、實物資源,需求主體包括組織與服務使用者。社區長期照顧資源概可分為:

表 7-6　社區資源的類型

項目	內容
人力資源	社區內各領域的專業人士，可以提供知識、技能、時間、勞力……皆可屬之。
物力資源	可以幫助社區裡的人學習、成長、進步的各項器材與物品皆屬之。
財力資源	可供作為辦理各項社區照顧的資金皆屬之。
場地資源	可提供社區人員照顧的場所皆屬之。

（資料來源：作者整理）

　　為使民眾能夠主動關心自己的社區健康，及呼應世界衛生組織健康城市的理念，行政院衛生署自一九九九年開始推動「社區健康營造」計畫，結合社區力量，以內造、自發性之方式，藉由參與社區資源，使民眾發掘出社區的健康議題，產生共識並建立社區自主健康營造機制，達成健康生活化，生活健康化之目標。社區照顧倡導的原因，除基於人道的考量外，經濟的考量亦為重要因素。它使得有些原本在機構內接受照顧者，僅需提供便宜廉價的簡單服務便可在社區中生活，如此可節省許多支出。一位社區組織的領導者就指出：「社會資源幫忙我們的比政府還要多，這個是事實，若沒有社會資源當我們的背景的話，我們真的不敢動，只靠內政部的經費真的不夠。」對社區工作者來說，最重要的問題在於如何了解社區資源的分布，以及如何取得「使用權」。因此，當社區組織投入據點時，通常政府的補助金額並不充足，為了維持據點的運作，需要更多不同的物質資源管道：

表 7-7　社區資源的網羅及運用

項目	內容
社區資源運用	開發物質資源的第一步是尋求社區內閒置的資源。其中特別是社區空間的部分，在地性的社區發展協會較能充分運用社區活動中心，外部團體要進入社區提供服務的困難度則較高，由於與社區之陌生感與疏離，唯有藉由溝通與倡導的方式，尋求社區居民與領導者認同，才能取得照顧據點所需的社區空間。
社區居民互惠	來自於社區居民的互惠行為（reciprocity），這是社群主義者最看重的社區關係，它能將傳統社區內逐漸消逝的互惠與信任，藉由據點的形式與催化，讓居民願意主動地與他人進行分享與關懷。

善用志願工作	當社區長期照顧的運作得到肯定，來自社區居民或志工所提供的物質資源，一方面可以降低組織在相關支出的成本，另一方面是它所產生的非正式互動或氣氛，有助於社區凝聚力之形成，進而激起其他居民的類似行為，讓社區社會資本得以持續累積。

（資料來源：作者整理）

社區照顧服務的工作性質可容許彈性工作時間，以便廣納專業及非專業人才，他們可能是希望參與短時間工作的人士，特別是一些要打理家務的人士。事實上，美國專門招聘一些「非傳統」的工作人員加入長者護理行業，當中包括希望打發空閒時間的剛退休人士或喪偶成年人、尋找兼職或其他工作機會的學生、尋找更「有意義」工作的零售或食物服務員，以及希望藉護理技能獲取報酬的家庭主婦（Stone, 2000）。此外，非資助的社區照顧服務若蓬勃發展，不但服務會覆蓋全社區，對到戶服務的潛在需求亦高，照顧長者的服務員可以輕易在附近覓得顧客或服務使用者。由於工作與居住地點距離不遠，他們可於工作之餘，同時兼顧家庭。提供「實質好處」、事業前途、學習新技能的培訓和機會，以及晉升機會，亦是增強工作滿足感的措施，有助吸引和挽留照顧人員。這在國際間長期護理業的人力資源管理實踐中已證明屬實。

鄰里等非正規照顧者可為正規專業照顧者提供額外支援。由義工和非正規照顧者組合而成，並向義工及非正規照顧者發放金錢酬勞，讓長者可以獲得低端的個人支援服務，例如看守長者、陪診、代購物品等。

在社區持續發展一個可行的社區照顧服務系統，實在需要其他政策措施配合，以便營造適合長者的環境。歸根究柢，這關乎於提供社區照顧服務的處所的供應、無障礙的社區環境、無障礙運輸系統令長者暢行無阻從而參與社區，以及可持續的長期護理融資系統。社區長期照顧是期望結合不同專業力量，激發民眾主動參與，提供民眾參與地方事務決策的機制，尊重文化的多元性，將健康導入日常生活中，建立社區居民自決健康照護需求優先順序，並由居民共同建立健康生活支持環境，透過居民互相支持，實踐健康的生活，共同營造相互扶持的社區。社會對於社區照顧服務不斷

上升的需求已超越營辦者可提供服務的上限，故有需要增加交通接送，以便家居照顧人員更有效率地提供其服務。例如，可向社區照顧服務營運者提供額外資源以購買或租用車輛，接載專業人員到達服務使用者所處之地，從而減少花在公共交通上的時間。

　　若能提供適當及充足的社區照顧服務，患有老年失智症的長者或可減慢衰退程度，並因而延長他們在家與家人相處的時間。如澳洲設立老年失智症日間護理中心的經驗，與家庭護老者及服務舉辦者會晤資料顯示，患有老年失智症的長者可能在日間護理中心空間有限的情況下，會對中心的其他使用者作出滋擾行為。爰此，須審慎考慮專為老年失智症患者而設的中心，與融合不同服務使用者組別的綜合中心，兩者相對的差異之處，以隔離相對社會共融方面的問題。

肆、社區志工參與社區照顧

　　志工是指那些本著志願服務的精神（volunteerism），不計有形的報酬（tangible gain）而實際付出時間、財物、勞力和知能來協助他人者。也有學者特別強調，志工是因為了解社會的需求，進而實際付出行動以善盡社會責任。為了能透過社區居民的自主參與，以建立多元的社區照顧服務型態，衛生福利部針對參與設置社區照顧關懷據點的民間團體，補助開辦設施設備費、業務費等相關經費，期望主動關懷老人、服務老人，並鼓勵志工熱情無輟的參與，同時也充分結合與開發社區各種人力、物力資源，以回饋社區。志願服務是個人本著濟世的胸襟，對社會提供精神或物質的力量，致力於改造或促進的服務。志願服務是不求回報的付出，且是出於個人自願的，方式則不限於個人、團體或組織。

　　對於居家護理的目的是在增進、維持或恢復個人的健康，或將個人的疾病和殘障程度減少至最小程度，使其盡可能地達到生活上獨立自主之境界。所以居家護理服務的提供，不應該局限於治療，還要有預防性的功能，對於接受居家照護服務者，應要有預防性的計畫，避免病人產生其他的疾

病，而併發症及感染情形也是應該要特別注意的，如此病人在家中才能有好的健康情形，而居家護理也才有其意義。同時，鼓勵高齡者能持續參與社會，提供自身的智慧，協助社會的進步與發展。參考歐盟的高齡者培力計畫（SenEmpower）的概念，開設更多協助高齡者發展自主能力及參與社會事務能力的課程，並透過社區網絡與志工參與，協助高齡者成立自主團體，參與公共事務，讓高齡人力資源再運用，成為幫助長者進步的重要力量。志願服務基本上是一種社區參與。參與的方式可以是「正式的志願服務（formal volunteering）」，亦即透過正式組織，如各種形式的志願性組織、政府機構、或企業提供服務；也可以是「非正式的志願服務（informal volunteering）」，不經由組織，個人本身無酬為他人服務；當然也可以是人與人之間彼此相互的協助（self-help）。

表 7-8　社區志願服務的特質及運用

項目	內容
志願的服務	一種民主的、出於個人志願結合而成的服務，其服務動力來自參與者內心的意願，是自動自發的精神反應，而非外力的干涉、驅迫。
計畫的作為	有目標、有計畫的籌謀，透過個人意願和團體宗旨，志願服務得以在目標導向的規劃下，達成其服務功能。
利他的行動	志願服務是個人內在價值與社會倫理結合的表現，屬於利他性的非經濟行為，服務的目的，不注重金錢或物質的酬賞。
合作的結果	志願服務乃透過個人或團體，以有組織、有計畫的設計，達成互助共濟的目的。
長期的投入	志願服務是持續的服務，它是由一群人，秉持同一目標，薪火相傳地持續下去。
業餘的從事	志願服務是行有餘力，則以助人的服務行為，並兼及物質與非物質、專業與非專業的層次。
經常的展開	志願服務在實施上是本著「人人可以做，處處能展開，時時都能為，物物可利用」的原則，因此，具有普遍性及經常性。
互惠的過程	服務本身即提供服務者個人成長與發展的動態過程，所以服務過程即是施者與受者之間「給」與「取」的雙向互動過程。
整合的過程	志願服務是整合人力、物力、財力、智慧的系統，經由人際、團體關係的建立，資源的獲取轉換及組織功能的發揮，方能有效地達成助人的目的。

（資料來源：作者整理）

　　在一個民主社會中，投入志願服務工作是公民參與的具體表現，這不僅是一種國民參與公共事務的權利，也是一種社會責任。生活在家中或社區的老人可以依自己希望的留在家中，也可以減少照顧者的負擔，我們可以更進一步的達到在地老化的目標。為發揮志願服務之自助、互助、助人、他助精神，協助失能老人及其家庭獲得有效與適當長期照顧服務、提升老人長期照顧品質。藉由志願服務者的參與，將「在地老化」的觀念深耕社區生活，並提供失能者更多元、全方位的服務。相關規定積極規劃倡導各項多元志願服務工作，多年來志願服務工作已獲得成效。另為讓更多人投入志願服務行列，培養服務社區、公民參與的精神，拓展志願服務效益，推動「長期照顧志工服務」，希望透過志工人力的建置，讓更多團體及民眾願意投入志願服務工作，同時提升志願服務精神的價值與能見度。另藉由對服務使用者酌收部分經費或材料費用等做法，逐步規劃關懷據點之財務管理機制，以期在政府階段性補助後，能逐漸走上自給自足，永續提供社區老人照顧服務。

　　在英國，志願服務和參與社區活動是「公民權（citizenship）」概念的核心，也是民主政治不可或缺的，即使是建構英國福利國家的貝佛里奇（Beveridge）也非常強調志願性行動（voluntary action）的重要性。社區照顧中有些服務措施是可以由志願工作者來提供，志工是建構社區照顧服務網絡的重要環節，就近結合社區在地資源與各項照顧服務，提供居家及機構關懷、家事服務、陪同外出、文書服務及電話問安等服務，藉由您的投入，攜手建構活躍老化及健康永續，創造服務價值與「心」感動。公民社會的模式強調在民主社會中，公民應積極參與公共事務，不僅是直接的服務，更應包含參與公共決策。而從事志願服務就是參與公共事務的重要方法，而且是創造社區意識不可或缺的。此外，志願服務也有助於社會的融合（social inclusion）、終身學習（life-long learning）、健康的生活（healthy living）及活躍的老年生活（active ageing）。社區志工可從事一些非專業性的工作，秉持犧牲奉獻的精神，不求報酬，提供居家服務與營養餐飲服務，服務內容簡述如下（邱汝娜，二〇〇一）：

表 7-9　志願工作者可提供之社區照顧服務

特性		內涵
居家服務	生活照顧	志工到有需求服務者家中協助家務及日常生活照顧，使其得以維持基本的生活能力。提供服務的項目包括：衣物換洗、修補、協助膳食、居家環境整理、陪同或代購物品、代繳各項費用。
	護理照顧	對於行動不便者或長期臥床者，志工則提供簡易護理技巧之身體照顧服務，例如：餵食、洗澡、協助穿換衣服、翻身、拍背與肢體關節活動。以及照顧案主的健康醫療生活，包括：陪同就醫、代領藥品、保健服務、提醒服藥、聯絡醫療機構。
	文書服務	協助書寫不便的案主辦理各項申請手續，以及代寫書信、聯絡親友。
	精神支持	提供案主生活關懷及情緒支持，包括電話問安、定期的友善訪視，及陪同禱告。
	陪同服務	陪同散步、訪友、閱讀、參加休閒活動。
餐飲服務	送餐到家	針對行動不便者，由志工將經過個別需求設計之營養餐食送到案主家中，並提供進食困難者餵食服務。
	共餐服務	在社區之定點提供午餐，讓行動不便者集中用餐增加其運動及與人互動之機會。

（資料來源：作者整理）

　　人口快速老化，意味著老人相關需求的快速成長，也就是社會對老人的負擔相對增加。在就地老化的目標下，我們期待給老人一個安心又完善的服務，由相關人員到社區或家中提供服務，對需要者而言是方便的，而且也比機構式的照護服務成本少。居家護理對身體狀況需要服務的老人與照顧者而言，扮演的角色除了護理上的工作之外，對照顧者也有教育的功能，可以在訪視時教導照顧者相關的醫療知識，再者，對於照顧者的心理建設也有幫助，居家護理人員可以和照顧者及家人分享照顧的心情，給予家人支持。但換另一個角度來看，如果將長者真的當成「寶」、視為是社會的「資產」，或許我們也增加了許多資源。老人作為社會的重要資源，不一定要在職場上或家庭內貢獻心力，也可以在社區內從事各種公益活動。從我國從事公益活動的人口當中，發現老年人口是相當有潛力但有待開發的一群。居家服務乃是為求使長期患病、社會生活功能薄弱、需要依賴他人照料、心智障礙、患有精神疾病或與人溝通、互動有障礙者能安穩、自由

獨立在家，而提供所需要之支持性、復健性、預防性、維持性、長期性住宿服務。在一個多元化的社會裡，非營利組織的角色漸被重視，而志工通常是非營利部門最重要的人力資源。因為志願服務是結合人力，依據助人、利他的信念，用實際行動表現，推展社會服務。在服務過程中，不計較報酬，並可經由專業教育訓練，提高工作能力，使得服務能有效地進展，達成助人的目的，同時也提供了志工自我成長的機會。而政府部門為了提升公共服務品質及擴大民眾參與，也大量引用志願服務人力。總之，志願工作者對社區照顧具有某種重要意義，他們雖然不是專業人員，但是他們就像一根小螺絲釘，少了他們，機器就無法順暢地運轉。

結語

　　隨著人口快速老化，臺灣身心功能障礙或衰老的人口急遽增加，加上社會結構的快速變化，對於長期照顧的需求也日益殷切。世界衛生組織（WHO）將一九九九年訂為「國際老人年」，並呼籲全世界重視此一議題。我國近數十年來，在「人口結構高齡化」、「疾病型態慢性化」、「健康問題障礙化」、「照護內容複雜化」及「照護時間長期化」。另外，家庭所呈現的多元現象，如核心家庭、雙薪家庭、以及單親家庭比例大增，影響家庭照顧者角色之扮演；傳統主要照顧角色之婦女投入職場，增加了勞動參與率，也減少了家庭照顧者的比例；不同世代（generation）間居住安排型態之轉變，獨居老人比例之增加，無法執行延續主要之傳統照顧型態；對健康照護之需求本質已由「治療」轉為「治療與照護並重」或甚至「照護超越治療」等發展現象。社會上之家庭、勞力、居住、經濟發生結構性的變遷。是以，社會對於長期照顧有更高的需求。

　　人口高齡化趨勢，舉世皆然，擁有健康不再只是靠個人的努力而已，更需要有支持性環境，以促使民眾擁有健康的生活型態。健康的生活包括：接受預防接種、均衡飲食、規律運動、減少壓力、避免有害健康危險因子、定期健康檢查及定期接受各項篩檢等。社區照顧實施的社會基礎及其活動

脈絡的特性，民眾參與和社區資源建置，此外，前瞻性的社區照顧政策，
應致力於減輕非正式照顧者的負擔，審慎研擬一套健全的服務運送體系，
並不斷追求卓越，以有效率、講品質的服務輸送，是必須持恆的努力方向。

第八章　鄉村社區的
　　　　長期照顧

前言

　　人口結構的改變將造成勞動力與照顧人力的萎縮，家庭照顧機制將面臨更加嚴峻的挑戰，老人照顧與醫療需求，將會是家庭與社會龐大的負擔。一般民眾對於長期照護的認識，都只關注在失智症這樣的疾病，其實，除了失智症之外，依據「我國長期照護需求推估及服務供給現況」報告推估（經建會，二〇〇九），到了二〇三六年，臺灣地區的失能人口可能突破一百萬；根據世界衛生組織推估的長期照護潛在需求是七到九年，這麼多的失能人口需要歷經這麼長的長期照護時間，除了穩定維持生命機能之外，照護者還可以提供其他協助。有鑑於此，長期照顧有其迫切性的需求，且建立醫療體系與長期照顧體系的連結，進而發展持續性與全人性照護是未來推動衛生福利政策的重點。同時，隨著醫療科技進步、平均餘命延長、社會結構變遷、家庭結構改變、少子女化及婦女就業等因素，民眾長期照顧需求日漸殷切，照顧失能者的責任亦逐漸轉移至公共部門，因此也使得長期照顧制度之規劃成為政策制定者關心的重要課題，臺灣因應老化準備的時間相對而言是較為短暫的。老人的充能賦權意義在於使其和其他年齡的成員一樣受到尊重，參與各個體系，得到公平的對待，能實踐公民所享有的權利和義務與自我實現。社區化照顧是欲讓需要被照顧者能和常人般，在社區中過著自然且「正常化」的生活，並在需要時能不受歧視地得到扶助與支持，以避免與社區隔離、欠缺隱私和選擇、以及充滿依賴之非人道式的全控機構照顧。

壹、鄉村社區長期照顧服務意涵

　　面對我國人口結構變遷呈現「先快速少子女化，再快速高齡化」特色，當前老年人口已超過全國總人口十分之一，當戰後嬰兒潮人口邁入老年期後，我國人口結構失衡的問題將更加嚴重，高齡化社會可能帶來的嚴酷現

實，不僅是已臻高齡的老年人口最迫切的問題，也是十年、二十年或三、四十年後會達到老年期的青壯人口必須面臨的問題。現今社會由於醫療科技的發達、高度的工業化、衛生環境的改善及營養的充分供應，使大多數人都可以突破七十歲大關，甚至活到八、九十歲。但是所謂「長期照顧問題」絕非只是單純的「老年人的問題」，亦涵蓋由人口老化所導致的其他社會問題。

　　面對我國老年人口在數量和比率上持續增加的趨勢，首當其衝是急性醫療與長期照護成本的大幅增加，展望未來，為健全財務規劃及減輕家庭照顧負擔，建置可長可久的長期照顧體系，方能有效因應我國人口快速老化所產生的長期照顧需求。在我國的傳統社會中，「家庭」為主要的經濟與社會運作的單位，當家中長輩面臨身心障礙或失能時，「養兒防老」、「反哺親恩」、「子孝媳順」等根深蒂固的觀念油然而生，身為子姪輩，理所當然肩挑起照護責任，而女性配偶或子姪輩更是長者在照顧事務上的主要依託。過去數十年間，已發展國家老人長期照護政策及長期照護方案的內涵，以瑞典提出「在地老化（aging in place）」理念最受到矚目，以達成「在地安養，無憂向晚」，正如同社區照顧（community care）的理念，強調「在地老化」與「生活正常化」為目標，重視透過居家支持設施的發展方式以支持失能者留在家中，降低機構式服務的使用，以賦權充能（empowerment）的觀念來推展社區老人照顧服務，是推展在地安老的重要發展趨勢。此風潮在一時間使各國均以「在地老化」政策為長期照護政策改革目標，開始抑制長期住院病床數，嚴謹認定照護的需要性，並鼓勵居家式及社區式服務的申請，用以降低照護成本及政府財政負擔。我國長期照顧政策受到此一政策風潮的影響，及考量龐大的照顧費用及照顧品質，政策轉向注意支持家庭照顧的能力。我國長期照顧服務政策內涵也逐步重視在地化、社區化的服務提供模式，「在地老化」理念源自於對老人生活品質的省思，認為老人如果能掌控自己的生活，有尊嚴的過著有隱私的生活，乃是最基本生活品質的表徵。

　　一九五〇年以後，西方先進國家的老年人口大量成長，長期照護開始從少數貧窮老人的問題轉變為一般老人的普遍問題，長期照護的目標也開始從濟貧轉變為大量興建機構，以及提升機構品質的方向發展。高齡友善健康照護機構可提供對長者友善、專業、有尊嚴的醫療服務及環境，促進長者與其家庭對自身健康與照護的掌控能力，以預防及延緩老年失能的發生，讓長者在老化過程有獲致最大健康的機會。在人口結構改變、消費意識提升及福利政策巨大轉變之下，未來老人福利機構如何在社區中轉型經營及管理，強化機構功能，以落實社區照顧服務的提供。同時亦以老人福利機構為老人福利服務輸送轉介之核心，依照機構資源及特性發展重點特色之福利服務，以回應整體性多元化的福利政策，達到提供符合需要的福利措施。老人的社區照顧，是社會福利結合社區營造以推展老人社區照顧的主要理念，所指的是針對居家的老年人，透過從家庭或社區所具有的支持系統，提供以滿足其需求為中心的服務。但由於社區照顧的理念不僅著重老人福祉的保障，也須關切弱勢族群家庭的照顧負荷，因而國家應該分擔「有需要」群眾的照顧責任。這種動用社區資源，以照顧居家老人（不論其健康或病痛）的措施，是需要透過社區長照服務來提高保障，補足可能的經濟缺口。一個具備尊嚴、獨立自主和可供選擇的老人長期照護體系已經在社會中成為日漸關注的議題，關於老人的照顧問題，國家或公共服務的介入已是不可避免的趨勢。其目的自然是企圖藉此使其恢復在生命中漸失去的活力，使其可維持自身之生活，甚至使年老病患延長生存年日。

　　老人因慢性病所引發身心障礙的情形已趨普遍，而在身心障礙的情況之下伴隨著失能的情況產生，因而面臨了生活適應的問題，如：身體的清潔、進食甚至對於各種不同病況的專業護理，而這往往也帶給老人及其家庭許多的壓力和負擔，因而需要社區照顧的介入。由於發展中的長期照護體系資源不足以因應日益增加的照護需求，加上國內失業率不斷攀升，政府於二〇〇二年提出「照顧服務福利及產業發展方案」，希望藉此建立照顧服務管理機制、引進民間參與機制、全面提升照顧服務品質、健全照顧服

務人力培訓與建立認證制度、發展照顧服務產業發展、法規鬆綁及措施調整、建立照顧服務資源網絡。

表 8-1　鄉村社區長期照顧服務特質

面向	類別	內涵
文化價值	文化敏感性	照管人員兼具長期照護專業與文化敏感性，聘用當地專人提供長期照護服務，讓在地人照顧在地人，以達在地老化之目的。
	宣導在地化	長期照護結合在地資源、運用當地語言與衛教宣導方式，提高民眾的理解與使用的意願。
	文化差異性	尊重區域文化價值差異性：當地住民文化的深層影響應納入考量，發展符合在地的需要與特色。
創新服務	統整照顧管理制度模式	結合在地公共衛生及在地資源同時發掘有長期照護需要者，進行長期照護需求評估、照顧計畫擬定、資源管理及服務資源連結。
	提供整合式長期照護服務	因應偏遠地區特性，以社區的需求為基礎，發展在地化及多元功能之綜合服務模式。內容可包含社區式照護（例如：喘息式服務、日間照護、社區物理治療服務、社區職能治療服務等服務，考量當地已有之設置如於衛生所[室]、鄉民活動會館、活動中心或教會等，經由修繕，即可提供）、居家式照護、機構式長期照護服務（須符合機構設置標準）及其他創新長期照護服務。
擬定策略		獎勵偏遠地區（含山地離島）設置在地且社區化長期照護服務據點，統整照顧管理機制，以社區需求為基礎，發展在地化及多元功能之綜合服務模式。
		辦理偏遠地區社區化長期照護資源管理與輔導計畫，建立偏遠地區社區化長期照護服務體系管理平臺，以提供輔導、品質管理與評價機制，協助前項方案之落實執行。
		辦理在地人員長期照護教育訓練，強化在地人提供長期照護的知能，提高照護品質充實當地的長期照護人力。
		獎勵發展整合式或創新長期照護服務模式。

（資料來源：作者整理）

老年人口快速的增加因素外，失能長者的數目增加與失能後平均餘命的延長，也是一大主因。平均餘命的增加象徵醫療與照顧體系的進步，但是失能長者數目的增加則代表是老化社會中的「失能擴大（disability expansion）」的現象。老人在社區日常生活中所必需的基本照顧服務，並協助老人安排與經營在社區內的生活；定期社團方式的活動方案則是提供給

老人進一步與他人互動成長與學習的機會，使老人在參與過程中能感受到尊重並且有追求自我實現的機會。「回歸家庭與社區」是國人核心觀念與價值。考量服務可近性，每小區域（鄉鎮）至少具備提供照顧服務類或醫事服務類之立案單位或服務據點，有能力連結此二類服務之區域，得設置單一整合式服務；另長期照護資源不足地區，考量受限當地服務提供單位較缺乏，可設置「整合式服務」提供多專業及多層級服務，仍須符合在地化、社區化及適足規模等原則。小型老人養護機構以地緣上之優勢，對當地社區居民需求、醫療及社會資源的掌握性高，相對在回應性上較具機動性，易發展出可近性、可接受性、可負擔性較高之服務，並能滿足社區居民及市場之需要。尤其是在重視家庭及社會融合的中華文化下，讓需要被照顧的失能老人實踐續留在熟悉的社區環境中，並且又能就近得到適切的照顧，相對於遠離家園去到一個陌生的機構接受照顧，這種方式更具人性化且較符合社會融合原則。

貳、鄉村社區長期照顧服務目的

隨著近年來臺灣經濟發展，人口大量遷移至都市，都市化比例居高不下，城鄉差異日益顯著，因為正值生育高峰的農村青年大量移出，更使得鄉村人口出生率下降，嬰幼兒數減少，則老年人口數也就相對增加，更加強了鄉村人口老化的程度。另一方面，大量正值出生高峰的青年移入城市，提高了城市的出生率，嬰幼兒人數的增加，使城市老年人口數相對減少，因此而減緩了城市人口老化的程度。由於出生、死亡及遷移等現象隨時隨地都在發生，且各地變化情況互不相同，因此它們必然對每個地區的人口年齡結構分別產生不同程度的影響。壯年人口紛紛往都市移動，鄉村人口結構紛紛趨向老年化，老年人應是安養天年、含飴弄孫，然而面臨家中子女外移至都市，許多年邁的老年人口因此無法得到完善的照顧，造成嚴重的老人安養問題。鄉村地區人口老年化更造成城鄉發展極度不平衡，而壯年人口又會因鄉村經濟發展緩慢之推力而移出至都市，形成惡性循環。

　　農村的人口老化是社會結構改變的重要因素之一，這二十年來，農村的農業就業人口，其中十五～三十四歲的數量從百分之十九下降為九點五，伴隨著就業的困難，青壯年往都市出走，形成了中空化的情形，老化、中空化的結果，將衍生不容忽視的社會問題。鄉村人口老化必成臺灣未來社會發展之一大隱憂，根據二〇一五年的統計，臺灣六十五歲人口占總人口的百分之十二點四，以農業人口為主體的嘉義縣則為百分之十五點六，雲林縣為十五點一，南投縣十三點六。顯示，農村高齡化情形更加嚴重，鄉村老年人口比率高出都市甚多，臺灣鄉村地區已自高齡化社會進入高齡社會。

　　一個社會發生人口老化現象後，不僅需要對因老年人口的增多所產生的老人問題，更為因應人口之老化，社會必須投入更多的醫療照顧成本及老人福利工作。政府於二〇〇四年頒布的「社會福利政策綱領」中強調「以居家式服務和社區式服務作為照顧老人及身心障礙者的主要方式，再輔以機構式服務；當老人及身心障礙者居住於家內時，政府應結合民間部門支持其家庭照顧者，以維護其生活品質。」另，二〇〇七年「長期照顧十年計畫」亦提出「發展多元服務之長期照顧，優先發展居家和社區式服務，並整合保健醫療與社會照顧」及「發展復健服務及居家環境改善服務，以支持失能者自立」之規劃原則。老人福利工作的推展，不僅要考慮到老人個人在心理、經濟、醫療及休閒等各個層面需求的滿足，同時也要注意到整體性社會結構對日益增多的老人身心各方面的健康和福利的影響。雖然臺灣的醫療設施已相當發達，但身處鄉村地區再加上子女搬入都市，生活起居乏人照顧，健康的問題也就出現了。為因應人口老化現象對經濟、醫療、家庭、社會乃至於個人身心健康等層面可能產生的衝擊，各種相關議題將成為政府、社會大眾以及專家學者們注目的焦點之一。

　　相較於傳統的機構照顧模式，社區照顧被視為是比較符合人性且經濟的照顧模式，特別是傳統家庭照顧功能逐漸式微之際，愈顯得建立一套完善之社區照顧體系的重要性。社區式照護不像機構式照顧將老人集中，而是在老人居住的社區中提供服務。因此，接受社區服務的老人，不必完全

離開熟悉的居住環境，仍可享有慣常性的生活方式。社區照顧的服務內容包含技術性醫療護理與一般性之個人照護和社會服務等，其目的除提供居家失能老人本身照顧外，也可輔佐家庭照顧者來協助老人，增加老人留住社區的可能性。社區照顧妥善結合社區資源以發揮「自助助人，自立立人」的功能，包括下列各項：提供實質的援助（如起居生活照顧、經濟支持、護送就醫）、感情的資源、資訊的提供、服務的轉介及權益的倡導等。社區照顧常能提供即時、快捷的幫助，且因協助者都是個案日常接觸的熟悉者，更避免正式服務的繁複手續及因之而來的陌生感覺，所以提供的服務，應較易為個案所接受，實現「由社區照顧（care by the community）」的理想。社區照顧的服務對象係以需要接受長期照顧的老人、身心障礙者及其照顧者為主，其目的欲藉由需求導向的服務，以讓他們能夠盡可能過著正常化的生活。社區照顧朝向社區化的主要目的在於：

第一，讓人民盡可能在自己的家中或類似家中的社區環境中過著正常的生活。

第二，經由適當的照護和支援，以協助獨立自主性，並協助發揮最大的潛能。

第三，讓長者、失能者對於自己的生活方式及所需要的服務有較大的決定權。

第四，安全居住環境、服務品質可以滿足需求，減少依賴，以增加自立自強。

第五，服務使用者可在社區中尊嚴的生活及建立與當地居民接近的自立生活。

老年人生理方面的衰退，或許並不足以威脅到日常生活功能的維持，但由於慢性疾病在老年人中的盛行和健康維護的費神費錢，因而健康對老人而言是首要的問題。面對臺灣人口的高齡化，除了醫療科技對於老人的疾病有更為積極的治療以外，對於治療後延續的復健服務，亦有著更為殷切的需求。越來越多的老人藉由復健服務的提供，達到病後功能的促進與恢復，並減少失能發生的可能，亦同時提高日常生活品質。而居家式與社

區式物理治療在復健服務當中扮演著重要的角色。如何預防與早期診治慢性疾病以及解決慢性病老人的長期醫療照顧的問題，實為重要課題。為讓服務使用者能在充分享有公民權利的基礎上接受照顧，以過著有尊嚴且受尊重的獨立自主生活，充能賦權（empowerment）就成為正常化生活所不可或缺的一環。回應現階段老人需求，提升老人生活品質，確保老人在長期照護、健康照顧、經濟安全、居住交通及社會參與等相關需求，獲致滿足。亦即，絕大多數老人所需要之生活照顧，如照顧安養服務、健康促進維護、社區參與融合及友善環境建構等，應於我國人口快速老化前做好周全準備，以延緩老人身心功能的退化，有效減少老人慢性疾病產生，更能降低長期照護及急性醫療之整體社會及家庭成本，使長者受到應有的照顧，豐富各年齡階段的社會生活。

造成老人比率懸殊的主因是城鄉發展差異，年輕一代為了學業與事業發展離開家鄉，被遺留下來的多半是老人。目前造就差異的流向主要有四種，分別是「東部到西部」、「離島到本島」、「鄉村到都市」、「山地到平地」。社區照顧的推動並不是政府推卸照顧責任的託詞，而是隨著照顧理念的轉變而出現的另類模式，生活正常化、社會角色的活化以及充權等，即為社區照顧重要的理念基礎。社區照顧含括的範圍廣泛，相關活動的進行的團隊運作，需要系統活動、預防性的公共衛生服務、健康教育計畫、環境衛生、社區為本位的工作計畫、組織的發展與公共政策等的配合才能執行與評估其成效。雖然社區照顧帶有去機構化的意涵，但社區照顧與機構照顧和居家照顧並非是截然區分的，一位需要接受照顧者可能會隨著其身心及家庭支持的狀況而選擇於三者之間，而形成所謂照顧連續體或照顧光譜的概念。其中若要獲得健康，更需要融合個人的社會福利服務的資源與健康照護服務體系療護疾病與失能（disabilities）的部分。

長照制度規劃目的乃在滿足使用者的長照需求，包含健康與社會照護，以維持健康與生活正常的需要，隨著人口老化與失能人口的快速成長，社區照顧已被視為是我國長期照顧的主流模式，「就地老化」的目標同時也意味著家庭是長期照護需求者主要的照護資源提供者，當國家以強化家庭

照護功能為干預目的時，對擔負大多數照顧責任的家庭照護者，支持性的政策更形迫切。支持家庭照顧者的策略可包含：勞務性支持、心理性支持、經濟性支持與就業性支持方案。居家式、社區式物理治療服務的目的主要在於提高使用者與家屬自我照顧的能力，服務對象應擴大到任何有需求的民眾。治療師應該扮演指導者與評估者的角色，而影響治療師投入的主要因素有交通路程與服務費用。理想的執行方式以衛教指導為主。服務頻次應按照個案需求作調整。提供服務的場域則應從關心使用者日常生活的需求著眼。

在一九六〇年代左右，北歐提出在地老化的照顧理念，強調去機構化及社區化照顧才是最佳的照顧方式。當前方向為「在地老化（aging in place）」的政策目標，認為長期照護應盡可能協助身心功能障礙者留住家中，過獨立常態生活。近年更主要以社區化方向發展。此後，正常化（normalization）和社區照顧（community care）即成為實現在地老化目標的主要策略。因而居家服務成為輔助一般老人持續生活在熟悉的居家或社區環境中，及協助失能老人延緩接受機構式照顧的重要服務措施。我國長期照顧政策理念先以提供機構式照顧資源為主，接著再轉向發展在地化、社區化照顧，並隨著失業率升高有重視照顧服務產業化趨勢，然後再強調著重普及性、可及性、多元性以及連續性之福利多元模式發展。以全人照顧、在地老化、多元連續服務為長期照顧服務原則，加強照顧服務的發展與普及。社區照顧也必須建立在完善的照顧網絡之基礎上，否則可能造成服務的零碎與斷裂，而不利於照顧的品質。這些在照顧服務的政策理念，反映出政府部門對人口老化所衍生的健康及長期照顧問題之重視與發展趨勢，更突顯照顧服務政策內涵的多重化，以及長期照顧服務屬性和權責的複雜性。

根據臺灣地區農業基本調查農家戶口抽樣調查報告顯示，當臺灣於一九九四年進入高齡化社會時，農村高齡化現象於一九八五年，農村高齡人口已占全農戶人口之百分之七，即已進入「高齡化」社會的行列。加以相關資源的相對缺乏，農村高齡現象值得更多的關注。社區照顧考量當個人支援網絡，無法提供充分的提供照顧服務時，應組織社區照顧網絡、志工

之志願服務網絡、宗教團體、個案群組所組成的互助網絡等。二〇〇一年開始因應加入世界貿易組織（WTO）對農業、農村與農家生計之衝擊，並輔導農會轉型經營，農委會積極採取多項措施創造農村就業機會，如「農村婦女副業經營班」即「田媽媽」之規劃推動，內含到宅照顧服務、家庭托顧服務，亦為在地老化措施之一。在地老化一直為推動農村高齡者生活改善之目標。農村由於社會經濟轉型，經濟衰退，青壯人口外移，高齡化更快速，社區長期照顧善用照顧資源是個案從原本既有的家人、親戚、朋友等自然助人者中得到服務。其中親友網絡即是有家人、朋友、鄰居、親屬、同儕等之聯繫網，由於手足及其他旁系親屬在經濟、情感等生活占有一席之地，也是不可輕視的資源；以往的朋友、同事、教友、信徒等都是生活中重要的支撐力；朋友、同儕的關心，重要的鄰居、親人的關懷都是對等重要的。

參、鄉村社區長期照顧服務策略

　　近年來，因社會經濟環境的變遷及家庭結構由核心家庭取代原先的擴大家庭、家庭人口數減少，婦女勞動參與率增加，而奉養長輩的觀念亦逐漸淡漠，子女移居外地的情形日益增多，因此現代家庭已逐漸失去照顧老人的能限或容受力（care capacity）。臺灣老人與子女同住的比率亦正逐年下降，老人在晚年獨居自宅或遷居到安養護機構中居住的比例更有逐年攀升的趨勢。爰此，「在地老化」的觀念成為老人照顧的主流概念，原因便是以老人的意志為中心，尊重老人的意願，年紀雖老，卻仍渴望擁有家庭的溫暖與社區的生活。政府自二〇一〇年推動「偏遠及長照資源不足地區設置在地且社區化長期照護服務據點計畫」，透過計畫，讓偏鄉失能民眾也能就近被照顧，其成功落實的關鍵是由在地人建立符合在地需求的長照。社區化長照的發展關鍵：善用在地人力，在地人穿針引線、整合資源。由於老人原本就較缺乏可運用的內外在資源，因此在面臨疾病所帶來的衝擊及影

響時，相較於其他年齡層，更容易產生心理調適的困難。農村高齡者生活改善所採取之主要策略原則如次：

一、主動發現需要照顧與輔導的高齡者，發覺被遺忘者與孤單者。

二、輔導高齡者組成自主性的自助與互助組織建構人際網絡。

三、動員與開創社區資源支援在宅安養制度。

四、強化生活調適、情緒管理、家人關係之改善與促進教育。

五、強調預防重於治療的理念，落實預防醫學的做法－推動健康檢查、營養保健與建立良好生活習慣教育。

六、輔導理財促進經濟安全與尊嚴自主。

七、促進高齡人才的運用－經驗與才藝的傳承、工作機會與志工服務的開創。

八、輔導運動、休閒育樂與終身教育。

由於臺灣偏鄉地區因環境特殊，地區遼闊，交通不方便，一般經濟及就業情況較差，長期照護專業人員羅致不易，雖經政府多年努力已有改善，長期照護服務資源仍有不足，為發展山地離島地區社區化長期照護體系，整備長期照護資源，行政院於二〇〇九年核定「推動弱勢族群醫療照護計畫－發展山地離島偏遠地區社區化長期照護服務體系計畫」，針對：第一，公告之醫療資源不足的偏遠地區；第二，山地、平地原住民及離島等偏遠地區；第三，長照資源涵蓋率低於百分之十的鄉鎮地區。優先獎勵醫事機構辦理山地離島社區化長期照護服務體系計畫，提供山地鄉／偏遠地區整合性長期照護服務模式，訓練及培養當地專業人力，提升在地長期照護的量與能，儲備長期照護專業人力資源，並以衛生所為中心，配合長期照顧管理中心及分站功能，由社區中通曉原住民母語之專業人員針對社區失能個案進行評估後，由衛生所、健康營造中心及長照機構提供整合性長期照護服務。

近年來居家服務廣泛受到重視，主要先是由於人口老化所形成的照顧需求，以及居家服務被認為可作為替代昂貴的機構安置之取代性服務。再隨著去機構化和社區照顧服務理念倡導和服務措施之推動，透過生活正常化與服務社區化的兩大策略，居家服務已成為輔助老人維持熟悉居家或社

區生活環境，以及協助失能老人延緩接受機構照護的重要措施。老人社區照顧屬長期照顧的一環，為了保障老人身心障礙者能獲得適切的服務，增進其獨立生活能力、提升生活品質以維持尊嚴與自主，須了解身心障礙老人在各方面之需求，以檢視服務提供的適切性和有效性。有鑑於目前臺灣各地社區需求、能力等均有不同，在落實《長期照顧服務法》所稱的「社區式的整合性服務」，初期推動應以「由簡而繁漸進發展」，因地制宜。透過社區調查或社區自治機制，組合出當地最需要的長照類型。檢視農村老人在地老化相關資源來自社政、農政、衛政等機構，其相關資源及措施如下：

表 8-2　農村社區長期照顧的基本資源

類別	內涵
社政資源	諸如心理社會適應（老人諮詢服務）、教育及休閒（長青學苑、老人福利服務中心、各類交通、文教優待措施）、安定生活（居家照顧服務、社區照顧服務、機構養護服務）、健康維護（中低收入老人醫療費用補助、中低收入老人重病住院看護費補助、老人預防保健服務）、經濟安全（中低收入戶老人生活津貼、補助與特別照顧津貼）。
農政資源	支援（服務）中心、高齡者生活改善班、老農津貼。
衛政資源	成人預防保健服務、老人居家護理、罹患重大傷病者可免部分負擔醫療費用、老人日間照護中心、護理之家、長期照護管理示範中心。
相關資源	包括農村老人在地老化之潛在服務提供者，如老人會、基金會、宗教團體、志工服務隊、婦女會等。

（資料來源：作者整理）

　　許多老人視前往安養機構為尊嚴的喪失，於是，全面性的老人居家照顧近年來成為顯學，特別是臺灣已正式走向老化社會，此項議題更受到重視。社區長期照顧福利在地化：建置社區化平價、優質、普及的一套照顧服務系統，同時服務老人與身心障礙者，讓男女青壯老幼、鰥寡孤獨障疾者，在社區皆有所用、有所養、有所愛、有所樂。給家屬貼心且實惠的支持，「在地老化」政策認真面對家庭照顧者的期待，擴大提供社區化的居家

照顧、日間照顧（到日照中心）、喘息服務、甚至臨時、夜間、與週末等延伸居家或住宿照顧服務，並貼心提供家屬參加教育訓練或自助團體等活動時，所需要的替手服務配套。發揮「預防性（preventive）」與「生產性（productive）」福利政策模式的功效，才足以因應新世紀的新需求。

高齡長者能安全舒適的留居原宅老家，能生活於其所熟悉的社區中是其最大的期盼，也是關心老人及老人問題者一致的共識。社區長期照顧中的人力大多是志願工作者，為配合聯合國二○○一年訂為「國際志願服務年」，我國響應此活動，《志願服務法》亦已於二○一一年公布施行。根據《志願服務法》規定：「志願服務，指民眾出於自由意志，非基於個人義務或法律責任，秉誠心以知識、體力、勞力、經驗、技術、時間等貢獻社會，不以獲取報酬為目的，以提高公共事務效能及增進社會公益所為之各項輔助性服務。」故志願部門應試著結合大量的人力資源，使志工的熱忱得以充分發揮，讓社區中需要幫助的人，獲得最及時且最適切的幫助。善用社區資源：

表 8-3　善運用社區資源

項目	內容		
既有人力運用	社區組織成立照顧據點的首要人力資源，可以直接由組織內部人力產生，特別是既有已提供各種服務，抑或具備潛在能力的志願工作者。	人力資源延伸	將志工所具備的服務技巧直接加以運用至據點。
		人力資源轉型	重新進行培力（empowerment）之工作，使得志工的能力符合開辦據點服務之需求。
召募新志工	當組織在社區中缺乏前述的志工基礎，那麼它就必須進行志工召募的工作，相較之下，服務供給的困難度也因而變高。對於部分來自社區外的團體，由於其相對缺乏在地性的優勢，初期必須先運用組織內部的人力，再透過建立社區認同的方式，漸進式地吸引社區居民的加入；至於社區發展協會部分，可以在據點成立初期，藉由社區菁英或領導者之號召或連結，建立所屬的人力資源網絡。		
運用服務使用者	老人是相互關懷與志願精神的新來源，照顧據點的服務對象是老人，但是老人絕對不是社區的依賴人口，他們亦是社區中潛在的人力資源，在部分退休人口較多的社區，其整體人力規模甚至大於組織既有的志工體系，由年輕老人來服務老老人，抑或是由健康老人服務身心狀況較為不佳者，已成為在地老化過程受到普遍倡導的社區工作方式。		

連結外部網絡	由於老人之問題與需求之多元性，照顧據點的服務有時無法只依賴既有的志工或是老人本身，許多項目是超越部分社區組織的能力範圍，其中特別是健康促進活動，它牽涉到社會服務以外的專業，這便需要領導者去連結外部的網絡，以彌補組織之不足。
運用單位經費	對於許多相對小型的單位來說，行政人員的缺乏經常是共同的困境，多數組織經常是由幹部兼任相關工作，只是受限個人職業特性與工作時間考量，幹部經常難以全面兼顧組織之行政工作。因此，若單位經費允許，可聘僱專兼職人力，以因應照顧據點龐大的行政負荷。

（資料來源：作者整理）

　　鄉村社區長期照顧服務策略鼓勵居民面對本身問題，藉團體行動為基礎，實行互助來重建人生。秉持「自助人助」精神，支持社區推展專業服務、研發創新服務，以回應日新月異的高齡照顧需求、扶助民眾的多元需求，鼓勵優質社區運用專業技術協助服務對象，期使與社福專業組織形成公益合作夥伴，結合專業能量與資源，透過多元服務輸送管道，攜手支持弱勢民眾生活，提升整體社會的幸福感與安定感。「社區高齡者自助人助」其策略為：

　　第一，以相互的協助及合作的實際支持，擴充社區高齡福利的能量。

　　第二，透過社區民眾彼此扶持，引介專業服務有效進入社區與資源匱乏處，彌補福利落差。

　　第三，支持社區互助的行動，鼓勵專業社福單位發展創新、具前瞻性的服務，回應重要且急迫的福利議題，促成社福專業的進步。

　　社區發展是一種多目標、長遠性、綜合性的社會福利事業，旨在透過社會運動方式與教育過程來培養社區意識，啟發社區民眾發揮自動自發、自助及人助的精神，並期改變社區體質，使其更能達到民主、自治、自助之目標。透過社區發展協會對社區內退休人員、家庭主婦、青年學生等未開發人力，鼓勵參與社區服務，利用個別餘暇加以組織、激發潛能，按照個人興趣與專長，以協助社區自助、互助。集結人力、物力、財力，配合政府行政支援、技術指導，以改善社區居民之經濟、社會、文化等環境，

提升其生活品質以推行社區高齡照顧公共設施與社會福利社區化，以增進社區民眾長期照顧的福祉。

在社區建立的長期照顧，全方位為社區老年人提供生活照料、代購代買、居家衛生、醫療保健等服務，使老年人有所依託，愉快生活。自助是互助的基礎，必須人人都能互助然後才有較好的互助，我們常說的「天助、自助、人助」將自助置於人助之前，即具有此種意義，而「互助」就其涵義而言，一方面是己助人，另一方面是人助己，兩者缺一不可，否則就談不上互助。助人固然快樂，但對老人而言，想助人，心有餘而力不足。想等別人幫助，卻又多半空等。老人要依靠誰？唯有靠自己。常言道：「天助自助者。」行動要自助，餐飲要自助，娛樂更要自助。大家都能自助，等於替社會騰出許多空餘資源，去幫助更弱勢者，這就如同助人一般快樂。人類的互助取決於愛心與道德的規範，當自己遭遇困難時，總希望得到人家的幫助，但當人家亦有困難時，需要及時伸出援手，攜手與共。發掘長者自身的潛能，不僅使他們的生命獲得了延續，生活得到了充實，更讓其他人感動於他們熱情的生命活力與服務社會的高尚情操。

以融鑄「自助人助」為作為的社區長期照顧機制，助人自助是社會工作的價值特徵，它是指社會工作者與受助者互動，在社會工作者的引導、啟發和幫助下，受助者自己幫助自己，自己解決問題，擺脫困境，恢復正常的社會功能。案主自決是社會工作原則之一，它是指社會工作者要尊重案主（受助者）自我選擇和自我決定的權利，由案主對自己的事作出決定。助人自助、案主自決等社會工作價值原則強調尊重人、相信人、平等待人，是對人文精神的高揚和有效落實。與其他助人服務單方面施與以及被動接受的情況相比，社會工作更加注重人的發展、崇尚以人為本的特點。須把握：

一、成員彼此分享生命歷程的情境。

二、彼此交換成長資訊以應對挑戰。

三、從成員的相互扶持中增進能力。

四、激勵能重視成員的經驗性知能。

五、積極參與互助式的成長性方案。

六、形成自我治理的社區照顧機能。

協助比幫助更強調案主的主體性，更符合社會工作的專業特性。助人自助是社會工作的重要作為，助人自助就是授人以漁，助人者自助，助人中自助，從助人到自助，助人、自助、互助，助人就是自助等是其中出現較多的說法。在社會工作中，助人自助有特定涵義。助人就是在個人、家庭、群體、組織和社區有需求時，社會工作者提供專業支援；自助就是通過社會工作來整合社會資源和挖掘個人潛能，推動服務物件走向自救、自立、自助和自強。根據這種解讀，助人是手法，自助是目標。顧名思義，助人自助就是社會工作者依託專業技術，協助服務的案主進行自我幫助。透過社區居民共同的關注及付出參與，發揮我國「守望相助、健康相扶、長照相持」的理想生活，利用健康促進服務的提供或是長期照助的作為，落實「社區共同體」的概念，以促進社區居民更好、更安全的生活環境。

肆、鄉村社區長期照顧服務方案

我國居家服務過去在提供上受殘補式福利政策的概念影響，原本多透過對服務需求者「資產調查」之結果來作為提供服務之依據，因此服務對象多為中低收入戶之失能者。由於居家服務具有支持家庭照顧功能的替代效果，所以在福利服務的對象上，政府雖然優先對於沒有購買能力的中低收入戶家庭提供照顧，並根據使用者時數上限規定，採完全補助方式，但隨著居家服務逐漸發展出特定的服務模式，並建立出一套評估與費用支付標準後，一九九八年臺北市首先將其服務擴及至一般的失能老人，而採取部分免費和部分自費的服務模式。社區整合式服務運作原則為多項服務之工作人員均由每一單位靈活派工，譬如，到宅服務員可兼做日托與到宅支持性服務等兩項，而居家照顧服務員可兼做日托、日照、居家式長照服務與到宅支持性服務等四項。居家服務由消極的、補充性的服務提供，

發展為積極的、支持性的服務供給，甚至包含喘息服務等多元化整合性的服務方案，以期支持家庭照顧功能。

目前臺灣罹患慢性病的老人逐年增加，慢性病所引發的後遺症導致許多老人成為身心障礙者並有失能的現象產生，對老人而言，在他們的諸多問題裡，被關照最多的也是身體的健康，因為，老人的疾病多係慢性病，包括心血管疾病、行動不便……等。臺灣長照設施和服務仍嚴重不足。例如，「一鄉鎮一日照」有些地區不夠用，周邊配套服務也不足，醫療、送餐、交通、復健或家屬的喘息輔導（請人一週到家幾小時，讓照顧者得以喘息，並安排參加舒壓、分享等輔導活動）等。因此，各地須先盤點老年人口數，並考量不同家庭照顧模式（有無外勞等），才能了解需求、擬定服務。甚至結合既存的社區關懷據點，作為長照銜接，或轉型成日照中心、小規模的多機能服務機構。

政府社區照顧的所有向度裡，最大的區塊也是協助老人使其老有所終，滿足他們的種種需求。鄉村與部落等人口密度較低地區之長照服務模式，應以「人口聚落考量及不分齡整合性照顧」為原則，建構因地制宜、一點多功的整體服務，用一組具備多元訓練之工作人力，可組合提供微型日照、居家式長照服務、日托、到宅支持性服務、社區老人廚房、兒童混齡托育（例如「老幼共托」）、身心障礙服務、文化傳承與創新、小農經濟，甚至醫療、藥事、衛教、家庭照顧者支持等綜合服務。考量對老人生理、心理、社會及日常生活功能等多層面的影響，使得生活適應上有許多問題的產生，為了因應此等情形，政府推行了社區照顧的福利服務，希望能夠建構完整之我國長期照顧體系，保障身心功能障礙者能獲得適切的服務，增進獨立生活能力，提升生活品質，以維持尊嚴與自主。

任何一個社區健康營造，在初期運用現有資源推動計畫阻力最少，因此可經由現有資源的了解以達到有效連結社區資源。須了解社區資源：

表 8-4　社區長期照顧服務資源

項目		內容
有形資源	人力資源	1. 政府行政人員：站在協助的立場，支援地方各項建設。 2. 社會工作人員：受過專業訓練，作為政府與民眾間溝通之橋梁。 3. 地方熱心人士：社區理事長及熱心公益之理事、慈善機構人士等。 4. 社區居民本身：居民自願參與各項活動，可達到相當程度之滿足感。
	財力資源	1. 政府補助款：如縣市政府補助及政府各有關單位計畫內之預算。 2. 社區公共造產及基金孳息。 3. 社區熱心公益人士之捐助。 4. 志願機構團體之捐助。
	物力資源	包括社區內有關機構（如醫療保健機構、福利機構、教育文化機構及宗教機構等）的場地及設備、社區報紙、以及地方特產與自然資源。
無形資源	意義	無形資源雖不如有形資源顯明，但卻與有形資源同等重要，不可忽視。社區的意識是建立在居民彼此認識、了解及關心的基礎上，需要時間慢慢發酵社區情感。
	類型	社區意識、文化規範及社區凝聚力，文化規範是一種生活，也就是人與社區之間的一種關係。
	作為	社區健康營造的動力為社區意識的凝聚，藉以提升居民的認同。社區健康工作的開始，可由幾戶人家互相認識，然後組織起來。
	價值	每一個社區都有其獨特的歷史和特性，社區健康營造就在於引導出蘊藏於自己社區中的人、事、物，只要它們對社區的形成及發展過程是重要的，就是在別的社區也看得到，仍是這個社區的寶貴價值。

（資料來源：作者整理）

　　我國長期照顧政策之發展過程中，政府從早期以機構式照顧擔負弱勢者的照顧責任，再配合去機構化、社區式、居家式與在地老化觀念的興起，逐步轉向到強化對家庭照顧者的支持，以期分攤國家照顧福利上的重擔。故無論是提供人性化照顧、減輕政府負擔、改善失業惡化，乃至近幾年朝向全民性、普及性等照顧服務政策方向，皆以居家服務作為主要發展方向，並積極開展相關服務。老來無憂，絕非易事，有賴老人自助、互助、助人、他助等四助之推動。若要維護慢性病導致身心障礙老人的生活品質，長期照護服務的介入扮演著十分重要的角色，由於受影響的每個層面環環相扣

且會互相影響，照顧服務針對其生理以及日常生活方面的協助，不僅會改善這兩方面的情況，連同心理、社會、及家庭也會受到連帶的影響。高齡者生活改善工作之執行：

表 8-5　鄉村社區長期照顧服務方案

項目	內容
生活照顧	生活照顧服務（個人衛生、安全維護、餐點、午憩、洗澡、交通等服務）。
生活自立	訓練個案日常生活之自我照顧，以維持身體最佳之功能狀況。
健康促進	各項體能運動類課程、體操、唱歌、棋藝、球類及各類健康講座等。
文康休閒	設計適合老人之團體活動或個人之文康活動，分為動態與靜態活動，協助老人培養個人喜愛之休閒活動。
交通服務	由中心備有之交通工具或連結本地交通接送服務，提供日間照顧中心年長者使用。
家屬教育	由社工或護理人員提供家屬醫療保健、心理、社會等諮詢服務；辦理家屬照顧方案、支持團體及聯誼性活動。
護理服務	測量血壓、定期測血糖等保健服務，並製作成紀錄。
復健服務	依老年人個別需要提供適宜之簡單復健工作。
備餐服務	提供衛生安全及營養均衡之飲食，視需要結合營養師提供服務，並訂定菜單。
沐浴服務	協助沐浴、穿換衣服、口腔清潔、進食、服藥、翻身、拍背、肢體關節活動，陪同散步、運動，協助使用日常生活輔助器具服務。

（資料來源：作者整理）

　　當人口邁向高齡化之後，相關的長期照顧服務勢必須因應而生，以解決國內龐雜的照顧需求。特別是我國受到傳統孝道文化與養兒防老的觀念根深蒂固，故對於「在地老化」、「居家養老」的社區照顧服務的企盼殷切，如何運用多元資源，結合在地社區力量，以「在地人服務在地人」進行服務規劃，都成了當前老人服務的重要發展方向。以日照結合社區老化健康教育服務為主要推廣制度的模式，是當前最能同時兼顧政府的福利服務和家庭照顧支持的方式，也能為當前多元複雜的長照制度提供一個更具有穩定發展可能的方向。行政院農業委員會於二○○一年執行「建構農村聚落居民生活照護支援體系計畫」先驅計畫。二○○五年度將計畫名稱更改為

「營造農村健康生活及生產支援體系計畫」，推動強化家政班、高齡者生活改善班，提供照顧服務員訓練和家庭照顧者訓練，落實支援（服務）中心的功能。

推展社區長照需重視城鄉差異，尤其偏鄉、原鄉的生活習慣、文化和都市不同，但目前多採同套制度，不僅切割掉在地系統，也無法提供誘因發展偏鄉服務。光是送餐，偏鄉和都市的車程不一，卻採同套給付標準，服務不易進入。因此，宜盡快於各社區盤點需求、差異，以調配資源。為因應農村人口高齡化、慢性病患者年輕化、農家現代化，政府輔導農會辦理「高齡者生活改善」、「照顧服務人員訓練」等工作，以增進高齡者生活調適能力、促進農村居民健康。並設置「高齡者生活照護支援中心」，透過各地基層農會組織系統強化高齡農民的生活照顧，以提升高齡農民福祉，並以終身學習與預防醫學理念規劃之高齡者生活改善工作，推動以來成效佳，極有助於達成營造獨立自主的高齡生涯及預防或減緩高齡化所衍生的問題，減少農村高齡者進駐醫療、安養、照護機構，支持家庭安養或奉養制度的「在地老化」目標。鄉村或部落可先設立「老人日托」並提供「到宅支持性服務」，再逐步加訓人力，以升級達「微型日照」功能，並提供「居家式長照服務」。人力若再加訓其他職能，即可提供更多相關服務。

自一九九五年起開始社區總體營造活動至今已歷二十餘年，以文化、藝術及文創、產業相輔為主軸的社區改造運動，產生深遠的影響。未來將積極朝向推動以社區為主體之「長期照顧計畫」，運用各種方式動員居民、活化社區生命力，輔助社區總體營造，營造老者安之的社區生活，進而活絡農村之生命力，促進農村社會的永續發展。建構農村社區化照顧資源之執行與成果：

一、培育照顧服務員與家庭照顧者照顧失能者，輔導照顧服務員就業：培育照顧服務員並輔導就業，增加農家收入，有效改善農家生計；再者，需他人照顧之高齡者，大多由子女或配偶照顧，因之培育農家成員為家庭照顧者，增進其照顧技術，減少農家照顧負擔。

二、建構農村社區生活支援中心服務失能者農家：主要係透過經由該等培育之志工服務農村家庭，除服務農村高齡者外，現階段加強培育志工長期照顧知能以服務農村失能家庭，該等志工們訪問與失能者家庭，宣導「照顧服務福利及產業發展方案」及提供與長期照顧有關之資訊、諮詢、引介資源、生活輔導及通報等服務。

三、關懷獨居與孤獨高齡農民，並提供弱勢婦女、青少年等諮詢服務：該等支援中心服務對象以高齡農民與失能者居多，希與安養照護中心或護理之家等機構策略聯盟，落實照顧農民。

四、促進該等支援中心志工認識與體察失能者及其家庭之困難、需求等，並推介長期照護相關資源協助農村家庭度過困難期。

五、輔導與鼓勵農會承辦居家服務業務：召開照顧服務員與用人單位，長期照顧與醫療單位之研討會，培育照顧服務員以作為經營照顧服務之基礎。

六、輔導農會設置示範老農養護中心之建構與營運，作為協助農會轉型經營照顧產業：係作為創造農村在地就業的模式及協助農會轉型經營之試驗。

七、建構農會銀髮族服務示範中心：以服務長者為優先，開放設施服務其他年齡者使用，發揮更為寬廣的成效。

響應衛生福利部一鄉村，一日照，一托老的政策，也能兼顧居家照護品質，減少病人家屬的負擔，彰化醫院預備選擇現有的社區關懷據點投入醫院的醫療資源促進社區老人身心健康，提供關懷訪視、醫療諮詢、健康促進、多元學習課程，鼓勵在家的老人走入社區。同時為了發揮初級預防照顧功能，在鄰近的鄉鎮設置示範型社區日間照顧中心，結合社區醫療群診所、村里長辦公室、社區志工，提供日間照顧以及預防型照顧服務。

以陽明大學附設醫院於二〇一四年配合衛生福利部施政規劃，推動在地老化，結合與在地資源合作，於宜蘭縣壯圍鄉壯圍國小舊宿舍設立「長照樂智社區服務據點」以服務在地民眾，提升高齡者福祉，減少家庭與社會醫療與照護負擔。該據點為一完整的活動空間，除早上八點前有晨間運

動、週末晚上歌曲歡唱等活動外，其餘時段由醫療團隊配合計畫推展，以活絡活動中心實質功能，服務社區居民，並為社區帶來失智患者長期照護協助與資源，進而成為鄰近社區發展失智長期照護的參酌。並配合老人會活動，每月舉辦體驗營，讓老人會的成員藉由體驗營，了解失智症並提早預防。據點由神經內科醫師領導的團隊負責，有多位民眾參加，主要提供輕度失智症患者及家屬社區式健康促進活動。透過精心設計的帶領與在地民俗習性，加強長者保持其現有最大能力；也藉由課程活動安排促使長者有顆愉悅的心情，讓在地失智症者能享有尊嚴、有價值的在地老化生活。壯圍國小並設立樂智學堂，提供當地高齡者的樂齡族群柔力球、打擊樂、心靈成長等多元課程及精彩講座，提供樂齡族學習藝能、增長智慧、促進健康、廣結良緣、共創健康生活的歡樂學習園地，俾早期防治農村居民健康問題，促進與維護農村居民健康，預防合併症，以達成「健康老化」目標，讓長者除了體能運動外，能強化農家自我健康管理能力，心靈也能有所成長與依歸。

在長期照顧通常包含個人照顧（即人身基本照顧，如飲食、排泄、服裝、儀容、沐浴、清潔……等）；活動照顧（行動輔助、無障礙公共空間及載具、個人輔具、預防跌倒、……等）；生活照顧（如人身安全、居住安排、家庭支持、經濟能力、財務管理、購物協助、環境整理、社會參與、法律協助、政治參與、人際關係、……等）與家居服務（包括備餐、洗衣、理財、通訊聯繫、用藥、操作整理輕鬆家務、外出購物、搭乘交通工具）；精神照顧（如失智、行為異常、譫妄、憂鬱……等適當的生活對策）；臨床醫療保健照顧（臨床醫療、預防保健介入、復健、突發性健康狀況之因應處理……等）、以及其他（托育、喘息、自我倡議、社會教育、生育諮詢、婚姻輔導或協助……等）。進入了二十一世紀，全世界的重要國家無不將長期照護列為施政的重點，其中社區化長期照護勢將成為重點，結合衛政、社政、環保等在地資源及相關計畫營造農村健康生活及生產支援體系，運用在地人了解當地需求、文化和人脈的優勢，讓服務更到位。例如，挨家挨

戶拜訪，發掘失能或失智的隱藏個案、協助連結長照資源。招募當地照服員和社工組成團隊以達成下列目標：

第一，透過農業推廣體系以輔導農家建立健康生活方式及自我健康能力。

第二，建構農村社區化長期照顧資源，服務農村失能者以舒緩家庭負擔。

第三，預防與減緩農村高齡化所衍生的問題，以促進與維護高齡者健康。

第四，落實健康老化工作，預防疾病發生及失能，減少醫療與照護負擔。

第五，提升農村民眾能深化預防醫學的理念，並實施推展營養保健工作。

第六，改善農村生活環境，動手做環保，為農家生活提供健康永續環境。

為滿足農村社區長期照顧須建立完整的長期照顧體系，從支持家庭照顧者、到宅服務、居家護理、日間照顧、短期臨托、餐食服務、交通接送、團體家屋、機構式照顧等基礎建設完成，並積極發展以社區為基礎的小規模多機能整合型服務中心。發展社區化長照的重要關鍵是整合資源，把內外部資源串接起來，強調偏鄉發展長照，須整合社區力量才能達成，以提供在地老化的社區整體老人、身心障礙者的綜合照顧服務。

結語

「活躍老化」和「在地安老」，為社區長期照顧要落實的主要概念，以因應全球人口快速老化的趨勢，希望創造「長者安之」的樂活環境，鼓勵並結合銀髮健康照護產業提供更好的安老養老服務。爰此，《老人福利法》於一九九七年修正時，揭示以宏揚敬老美德、維護老人健康、安定老人生活、保障老人權益、增進老人福利為立法宗旨，內容涵蓋了福利機構、福利措施、保護措施及相關立案罰則等，其中老人福利機構專章明定地方政府應視需要設立並獎助私人設立長期照護機構、養護機構、安養機構、文康及服務機構等，彰顯出因應人口型態轉變，家庭照護系統的不足，在政策上提供了多元性選擇之長期照護模式，以保障老人在接受照護時，能受到尊嚴的服務、自主的選擇及生活品質的基本保障。

　　農村是一個全球所關注的生活領域，國際農村日（World Rural Day）呈現農村的貢獻及現況，更期望能提升農村的能力及地位，培力（empower）農村社區居民的能力。透過農業推廣體系以預防醫學理念推動營養保健工作，輔導農家建立健康生活方式及自我健康管理能力，俾早期防治農村居民健康問題，促進與維護農村居民健康，預防合併症，以達成「健康老化」目標，而對於失能者之照顧也必須建構。老化工作，提升高齡者福祉，減少家庭與社會醫療與照護負擔。因此，發展並鼓勵以農村社區健康促進及長期照顧，都有助於提升農民生活品質及農村的建設與農業的永續經營，對於社會的意義及貢獻深長。

社區長期照顧

第九章　社區長照與
活躍老化

前言

　　長期照顧可區分為：居家式、社區式及機構式等型態，其中機構照顧的優勢，是組織結構明確、專業分工清楚、職責明確、資源籌措充分、服務方案設計科學等，為社區提供專業的有保證的服務。但正規服務較容易官僚化及規律化，以致缺乏彈性及靈活性，而且也需要一定程度的資源投入。各國在落實此一理念時，逐漸發現由於老年人口持續增加，八、九十歲的超高齡老人越來越多，其身心功能障礙程度持續加重，且因為婦女外出就業情形增加，使得老人留在家庭獨處有其實際上的困難，因而提出為「社區化」，強調讓老人留在社區中老化的重要性。以權能激發的取向來看待在社區中的老人，其重點已不再限於單方面福利服務的提供，而是開始重視老人如何從被照顧者轉變成為在社區中生活的主體，能與社區居民及在地組織共同經營並豐富其社區生活，進行自我的健康照顧與管理。非正式關係網絡是人類在傳統社會條件下主要的社會交往方式，其實社區中的關係主要就是這種非正式的社會關係。非正式的社會關係靈活、有彈性、能夠輕易地接觸到社區內有需要的民眾。

壹、社區長期照顧的服務類型

　　綜觀歷史發展，只要有人的存在即有生活、健康與安全問題，有生活、健康與安全問題的存在即有相關的照護問題，有照護問題的存在即有介入照護、如何執行、由誰執行、專業要求、服務體系、照護時點、執行時程、資源耗用、品質管制，還有相關權利義務及監督管理等配套的系列問題或事務。社區長期照顧的推展需要依賴照顧服務資源，這是對於失能者或有需要者，提供人力、物力、財力、社會制度或福利設施，如各級政府的行政機關、公私立照顧服務機構、設施及人員等之提供，使失能者過著有尊嚴、有品質的生活。

表 9-1　長期照顧服務網絡體系

體系	服務型態	優點
衛政體系	機構式服務	1.護理之家，2.慢性病床。
	社區居家式服務	1.日間照護，2.居家護理，3.喘息服務。
	連結式服務	1.長期照顧管理中心，2.出院準備服務。
	其他服務	1.呼吸器依賴服務，2.失智症照護服務。
社福體系	機構式服務	1.安養護機構，2.長期照顧機構。
	社區居家式服務	1.日間照顧，2.居家服務，3.緊急救援系統，4.營養救援系統，5.改善住宅設施服務，6.輔具資源中心。
	連結式服務	1.居家服務支援中心，2.照顧管理中心。
退輔體系	機構式服務	1.榮民之家，2.榮民醫院。
	社區居家式服務	社區生活照顧。
	連結式服務	失智症養護中心。
其他體系	1.農委會高齡農民照顧服務，2.原民會高齡原住民照顧服務。	

（資料來源：作者整理）

從事社區健康工作應善用社區既有資產、資源，掌握社區特質，找到適當的議題為切入點，發揮社區特色、共識及凝聚力，思考在這個社區裡，到底要用什麼方式跟居民結合？跟生活有什麼交集？要居民一起來，從社區為起點，建立新的健康文化，追求我們自己想要的健康生活方式。失能個案需要全面性的照護，包括醫療與照顧，而服務的提供包括機構與社區。長期照護服務又為人力勞動密集單位，其中以照顧服務員為主要人力，現因薪資水準及專業角色尚待建立，及國人偏好成本較低之外籍看護工等因素，致使人力需求培訓缺口最大。社區長照以社區為基礎，讓老人在地老化，並讓社區婦女利用孩子上學的時間到長照中心幫忙，原先各地衛生所配置的社區醫師、藥師、護理師也將整合成為以社區為基礎的健康照顧中心。塑造良好勞動環境以留任人才，並提升照護機構服務品質，建置長期照護機構管理資訊系統，以確保失能者能獲得妥擅長期照護服務。我國若罔顧現有之社區醫療與照護體系整合而僅思考建立全新的長照服務提供網絡，一方面造成資源的浪費，也會延後長期照護的推動時程。因此，長照服務體系的建立必須與活化社區醫療資源同步進行，更可進一步以高齡者

照護作為社區再造的契機，結合其他社區資源共同發展，如此才是我國老人醫療與長期照護發展之福。

表 9-2　長期照顧服務人員分類體系表

服務類型	服務資源	專業人員
機構式服務	護理之家	護理人員
		社工人員
		照顧服務員
居家式服務	居家照護	護理人員
	復健服務	職能治療人員
	居家服務	督導及照顧服務員
社區式服務	日間照顧中心	護理人員
		社會工作人員
		失能者照顧人員
		失智者照顧人員
	家庭托顧	照顧服務員
		督導人員
	復健服務	職能治療人員

（資料來源：作者整理）

　　社區照顧為當前許多先進福利國家福利服務輸送的主流，我國在受到這股潮流的影響下，福利社區化或社區照顧，也逐漸的受到重視，並已從理念的探討期，建置社區化長期照護體系，使社區中失能民眾能維持獨立自主、安全與有尊嚴的生活能力。健康生活社區化是期望結合不同專業力量，激發民眾主動參與，提供民眾參與地方事務決策之機制，尊重地方文化的多元性，將健康導入日常生活中，建立社區居民自覺健康照護需求優先順序機制，並由居民共同建立健康生活支持環境，透過居民互相支持，實踐健康的生活，共同營造健康的社區，達到全民健康的目標，提升整體生活品質，並將加強建立各種機制，推廣及深耕，整合運用社區資源，使民眾獲得可近性、持續性、周全性、協調性、負責性的支持，來形塑每個國民健康的生活型態，打造健康的社區。其中重要的參與者為長期照顧服務員，依規定專業培訓課程為：

表 9-3　照顧管理人力培訓與發展

項目	內涵
Level I 共同課程	應職前或到任半年內完成課程，內容以現行照管中心照管專員共同核心課程四十小時及實習訓練課程四十小時為基礎，進一步檢討調整。
Level II 專業課程	應於到職二年內強化與精進之需求評估、照護計畫與資源應用等相關能力培育，強調實務、協調溝通及個案跨專業服務作為課程發展設計指引。
Level III 整合性課程	配合在職教育於六年內完成，課程設計重點以跨專業案例教學、跨區域服務體系資源運用及整合等能力培育。

（資料來源：作者整理）

　　第一，增加家庭評估及全人照顧的觀念，讓照管專員能在評估個案核定照護計畫，有能力從個案的生活背景、全人需求及家庭狀況，整體考量資源連結的適切性及可能效益。

　　第二，再增加案例分析討論時數至少四小時（或比重），增進照管專員對個案照護及評估的實務及解析能力，強化其專業判斷及擬定照護計畫知能。

　　第三，個案討論多元方式辦理，增加分區訓練，定期分區辦理各 Level 課程，並配合提供實地訪查輔導，以符合地區特性之個案需求，及提升照管專員受訓練可近性。

　　英國學者沃克（A. Walker）指出，社區照顧的主要實施策略有三種：在社區內照顧（care in the community）、由社區來照顧（care by the community）和與社區一起照顧（care for the community）。應該說，這三種觀點的落實反映了社區照顧的努力方向，社區照顧應是該三種涵義的綜合，實際上，它是一種支持社區並通過社區充分地發掘社區內的各種資源對受助人進行照顧的綜合性的實施策略。社區長期照顧的服務類型通常包括以下幾種：

表 9-4　社區長期照顧的服務類型

項目	內涵
家庭照顧	家庭照顧（family care）或非正式照顧（informal care）是由家人或親朋、鄰里提供餵食、穿衣、盥洗、家事、購物、聯絡、陪伴就醫、休閒活動等服務。

居家照顧	居家照顧（in home care）或稱住家照顧（domiciliary care）。包括在失能者家中提供醫療的居家服務，如居家醫療、居家護理；非醫療的社會照顧服務，如個人照顧、家事服務（home makers）等。在英國稱社區照顧（community care），美國稱以社區為基礎的長期照顧（community-based long term care）。
日間照顧	日間照顧（day care）包括日間醫療照顧、成人日間托顧、臨托照顧等。
機構照顧	機構式照顧（institutional care）是包括護理之家（nursing home）、住宿照顧（residential care）。
照顧住宅	照顧住宅是服務住宅（service housing）、團體之家（group home）。
社區服務	社區支持服務是包括社區友善環境、社區綜合型服務。

（資料來源：作者整理）

　　隨著老年人口的快速成長，慢性病與功能障礙的需求將逐漸浮現且增加，這些功能障礙者與缺乏自我照顧能力者，除健康與醫療服務外，亦需要廣泛的長期照護服務。因應高齡化趨勢並配合長期照護保險規劃，實有必要均衡各地區長期照護資源發展，全面提升照護品質，因此建置長期照護服務網有其必要性。於二〇〇四年開始將「長期照護管理示範中心」轉型改稱「長期照顧管理中心」（以下簡稱照管中心），並於二〇〇七年推出的十年計畫中將「照管中心」列為推展的重點項目，以建構一個符合多元化、社區化（普及化）、優質化、可負擔及兼顧性別、城鄉、族群、文化、職業、經濟、健康條件差異之長期照護制度。為增進民眾選擇服務的權利，結合社區與醫療之資源，提供居家、社區及機構式多元長照服務，服務內容含生活照顧及醫事照護，包括：居家護理、居家及社區復健、喘息服務、照顧服務（居家服務、日間照顧、家庭托顧）、輔具購買／租借及居家無障礙環境改善、老人營養餐飲服務、交通接送、長期照顧機構八項，提供有照顧需求的老人，整合且持續的照顧服務，支持家庭照顧能力，並達成「在地老化」的目標。

　　世界衛生組織（WHO）於二〇〇二年提倡「活躍老化」，其定義為：「為提升年老後之生活品質，盡最大可能以增進健康、參與和安全的過程。」為了達到這個目標，不僅需透過衛生體系的努力，也要號召非衛生體系的

加入，所以，所有政策面向的健康工程（health-in-all-policies）之精神，發動社會不同層面都加入這個推動行列中。為促進長者的活躍老化及健康老化，透過衛生體系、醫療體系與社福體系的結合，全面布建活化長者身心社會功能的社區健康促進網絡，以影響老人健康、預防失能最重要的八個項目：運動與健康體能、跌倒防制、健康飲食、口腔保健、菸害防制、心理健康、社會參與、疾病篩檢為重點，透過衛生局所、社區醫療機構，結合社區照顧關懷據點等資源，於社區全面推動。

　　長期照護的服務方式，依支援單位提供的資源不同，分為：居家式、社區式、及機構式。

表 9-5　長期照護的服務方式

類型	內涵			
居家式	家庭照護	家庭照護是長期照護的骨幹，由家人、朋友或鄰居所提供之非正式性的服務（informal support），一般而言，占社區老人由非正式性照護的百分之八十。其成本較便宜，是臺灣目前最普遍的照護型態，也是臺灣老人認為最理想的養老方式。但缺點是：照顧人力不足、照顧者長期身心負荷壓力、照顧品質缺乏專業性及無法提供技術性服務。		
	在宅服務	指社政單位對低收入戶提供日常生活的照顧服務。		
	居家照護	指衛政單位所提供的居家照護。目前服務以居家護理及醫師出訪為主。		
社區式	日間托老	為社政單位對低收入老人日間的照顧服務，內政部也獎勵地方政府辦理對日間就業而無法照顧老人之子女提供日間照顧服務，更獎勵老人安養養護機構辦理外展服務計畫以充分利用資源。		
	日間照護	由衛政單位提供，接受照護者仍留居於家中只有部分時間前去接受治療或照顧。		
機構式	居住照護	居住照護(residential care)是在社區當中的一個限定空間中，群居兩個或以上的無親屬關係的老人，並提供複雜性日常生活活動（IADL）的協助，如洗衣服、備餐、打掃居住環境、監督按時服	老人安養服務	申請對象必須符合年滿六十五歲以上，身體健康行動自如，具生活自理能力者，院內提供居住服務、生活照顧服務、三餐飲食供應、疾病送醫、文康休閒活動、親職聯誼活動。入住須洽社會局及各安養機構。

		藥、提供團體活動及運輸等。居住照護在我國現行長期照護體系包括：老人安養服務及老人養護服務。	老人養護服務	申請對象必須符合年滿六十五歲以上，生活自理能力缺損，且無技術性護理服務需求者，院內提供的服務比老人安養服務多增加了護理及復健服務。
	護理之家	提供二十四小時的日常生活功能、行動上、精神上及監督按時服藥的個人及護理照顧，並有物理治療、職能治療、營養諮商等，也提供臨時性非重症的醫療服務。		

（資料來源：作者整理）

　　社區主義，強調自由（freedom）、選擇（choice）及認同（identity），但對此類議題認為必須扎根在社會關係中，沒有任何事情可以被視為是不受妨礙的自我（unencumbered self）。所有人都擁有聯結（attachment）而這些聯結給予我們生命的意義。傳統上家庭是長期照顧的主要提供者，但是隨著婦女生率育的快速下降、婦女勞參率的提高以及老人單身戶的增加，使得家庭照顧的資源漸減。在付費意願部分，依照「長期照護先導計畫」的實施經驗，認為民眾付費意願低是該計畫執行上的主要困境。此外，長照需要者及其家屬，不習慣外人照顧，不知有何適當服務可購買，付費能力低落，甚且認為使用日間照顧服務為不孝的行為等因素，亦導致居家、社區照顧的需求不振。

　　健康促進包含疾病預防的部分，然而，嚴格上健康促進（health promotion）和疾病預防（disease prevention）是可以加以區別的。健康促進以疾病或特殊健康問題為導向，而疾病預防則是：健康促進是一種「著手」的行為（approach behavior），而疾病預防則是一種避免行為（avoidance behavior）。再者，健康促進是在尋求擴展正向的健康潛能，至於疾病預防則在阻止或降低疾病或特殊健康問題對個人的健康安適造成病理性的傷害。以字義上而言，「預防」是為了避免某事件或現象的「發生」，「促進」則是為了幫忙或鼓勵某事件或某現象的「存在或活躍」。健康促進行為的目標超越了僅僅預防某些特殊的疾病或健康問題，它促使個人達到最高層次的健康。雖然，健康促進和預防是可以區分的，然而，兩者可相輔相成而形成一種互補的過程。

貳、社區長照以促成活躍老化

　　一九八四年，世界衛生組織將健康促進定義為：「幫助人們具備控制並改進其健康能力的過程。所以，健康促進代表著在人與環境之間居中促成的策略，它將個人對健康的抉擇及社會對健康的責任予以整合，以創造更健康的未來。」綜觀臺灣長照現況，是由三種人擔負起長照的重責大任：家人、外籍看護工，及少量的政府長照服務。在家庭中，往往由子女或伴侶承擔照顧責任。如果以二〇一五年共有七十五萬名失能人口，每位失能者影響家中兩名親屬來計算，全臺共有超過一百五十萬名的「隱形照顧人力」。根據統計，臺灣真正在職場工作的人口，約有一千萬左右。如果因為照顧失能親屬，而必須有高達一百五十萬人離開職場，將對臺灣的勞動力與經濟發展產生重大的影響。衛福部調查顯示，超過四成的照顧者認為，經濟負擔過重，也有三成的人認為，已經無法負荷照顧壓力。媒體上，不時看到這樣的新聞：照顧者不堪負荷，於是帶著失能的親人，一起結束生命。

　　為了使老化成為正向經驗，長壽必須具備持續的健康、參與及安全的機會，因此 WHO 指出活躍（active）應為持續性參與社會、經濟、文化、靈性與公民事務，無論是身體活動能力或勞動力的參與，退休及失能老人仍可維持活躍，更期望他們依舊能積極參與家庭、同儕、社區甚至國家的活動。當前的臺灣社區照顧產業發展與總體營造政策推動至今，由下而上的社區營造模式由政而商的照顧產業正大力推展，蔚為一股新的社會運動風潮，十年來為臺灣的社區照顧發展奠定良好基礎，政府不僅將鼓勵社區自主提案，透過基礎調查工作了解社區之文化歷史脈絡；社區發展現況、優勢與困境；規劃整體性發展藍圖及願景；以及實踐藍圖之步驟與策略，由社區自我詮釋階段性需求，並據此研提計畫申請政府補助，推動社區營造政府僅是合作角色之一；也針對社區照顧的產業有更深入的著力，再按部就班推動各面向之社區工作，最後完成整體社區照顧服務發展之終極目標，此均是以「社區主義」的核心價值所提供的社區照顧。

在地社區組織需能跳脫以往老人福利服務提供者的觀念，但是，非正規社會支援網絡也有其不足之處，主要是服務者的專業服務水準不高，往往不能向服務物件提供足夠水準的服務支援。另外，常常不能給受助者保證提供連貫性及可靠性的支援，達到與社區一起照顧（care for the community）。因此須藉由參與訓練培力的過程，學習社區老人照顧服務工作，並積極提供老人參與服務規劃的機會。另一方面亦須使老人的家庭與社區有密切的互動與合作，方能使老人在社區的生活更完善。為了讓照顧據點網絡能夠順利運作，必須考量到如何去強化弱勢社區的能力。針對「社區需求」，推動「學習團體」社區賦權能量，建置「人力互補」及「資源共享」的「合作夥伴」關係。在「自主健康管理」的行動方案上，透過會議與活動的舉辦，集思廣益、互動交流，凝聚「共識與共事」的組織運作，展現了「讓愛從心做起」的社區健康促進。另外，於健康促進策略方面，推展：健康飲食與運動、災害防救、環境保護、長期照護、心理衛生、菸害防治、防疫、社區安全等主要議題；拓展社區資源，用心「深耕社區」。

表 9-6　強化社區長期照顧促進活躍老化的作為

項目	內涵
定期巡迴輔導	相較於聯繫會議的團體式輔導，個別巡迴輔導工作是另一個重要的培力選項。部分縣市政府是由行政人員直接輔導，部分則委託外部專家團體進行，此項工作的優點是較能夠深入了解據點書面資料以外的社區實務，掌握據點更為完整的訊息，並直接針對所看見或聽到的問題，由輔導者立即加以回應。
辦理人力培訓	照顧關懷據點的工作雖看似不像密集式的身體照顧工作那樣地專業，但它亦是種人與人之間的頻繁接觸，對於許多初次接觸老人服務的志工或組織幹部來說，並非每個人都了解有關老人的基本特性。此時，社政人員可以扮演催化者的角色，無論是辦理職前或是在職的訓練，協助社區組織縮短人力供給與據點服務需求間的差距。
辦理社區觀摩	由社政人員安排到其他社區進行觀摩，是直接以實例、實地的方式，學習其他據點如何運作，甚至可以直接對社區組織進行提問，結合了實際的體驗與經歷，這絕非間接性的轉述抑或會議內的指導可相比擬，特別是對於毫無辦理經驗的社區來說，無論是社區領導者、幹部或是志工，進行觀摩將形成一種「走動式學習」，藉由體驗的力量，不僅帶給社區學習的機會，亦激發其服務的動力。

進行資源連結	不是所有的社政人員或是專家學者，都能保持一種持續性的陪伴功能，甚至由於據點運作是屬於較為實務性的工作，其知識範圍有些並非社政人員所能知曉或熟悉，因此，連結各地方較有能力之單位，以擔任地方據點之模範或諮詢者，分擔其個人能力之不足，長期性地提供據點所需的協助。
提供便利訊息	在服務網絡形成初期，各個行動者的互動便依賴訊息的傳遞。當社區組織決定納入網絡之後，為了減少其功能發揮之障礙，政府部門所進行的訊息配合，可以讓服務的供給更有效益與效能，其中主要是以下兩種類別： 1.實務性訊息：包括工作方法與案例之介紹。 2.服務性訊息：包括社區組織所需服務對象訊息，以及可運用之資源等。
提供情感支持	相較於有形的實質性培力，情感性的支持工作，亦是促進社區組織持續投入服務動機之要素。對於任何加入新服務領域的組織而言，其必須經歷行政技巧與服務經驗不足，所產生重新學習甚至是使用者抱怨等壓力。然而，不同於一般營利單位，社區志工所投入的工作，通常不是以獲取物質回報為前提，當志工面對服務工作上的壓力時，情感性的支持可以維繫志工的服務動機，此時社政人員將由科層的監督者，轉變成心理支持者的角色。

（資料來源：作者整理）

　　隨著人口老化，失能盛行率也急遽上升，為滿足失能老人的照護需求，政府必須規劃及發展多元的照護措施，包括自我照顧能力的支持、非正式照護資源（如家人、朋友）及正式照護資源（社政及衛政照護服務）的發展，以延緩因老化而造成的失能，及盡可能降低失能程度。「社區主義」不只是在進行總體營造的社會重建工作上是理想的著力點，同時由於社區主義強調權利自主的行使，也可以扭轉過去行政系統政策執行「由上而下」，公共建設或行政資源分配「見林不見樹、見明不見暗」；對民眾的照顧「時時有盲點、處處是空門」的困窘。長照應導入新思維，從預防失能、延緩失能惡化、減輕醫療與照顧負擔著手，才能達到活躍老化。要達到活躍老化的目標，長照應將重點放在減縮老人失能程度、時間，提升生活自理能力及生活品質，減少長照體系因照顧重度失能而造成的負擔，也讓老人能有尊嚴地在地老化。社區長期照顧在公共政策過程中的實踐，可以得到以下效果：

　　第一，鼓勵發展、維持與引發自主性社區的優點，以落實政府的公共政策。

第二，使社區民眾對社區產生認同心理及利他情操。

第三，激發民眾潛能，改變政治文化，主動的參與公共事務，型塑公民參與。

第四，調合官民對立型態，促進我群意識的形成。

第五，彰顯社區的獨特性，形成具有地方特色的地方文化。

第六，協助社區培養相互救助與自我救濟的團體或組織，以促成公共目標的實踐。

第七，培養自我管理的社區團體，以節省政府之人力。

第八，促進公共政策的品質，以滿足民眾的需求。

第九，強化地方認同的基礎，建構生命共同體的意識。

第十，促成民眾權利自主意識的提升，推展社區主義。

當前國際發展趨勢，可歸納出活躍老化、友善老人、世代融合是發展積極性老人福利政策之核心理念。在高齡世代方面，透過參與高齡學習活動，首先，高齡者能有規律、持續的走出家門與活動身體的機會，延緩生理老化。其次，透過課程中的訊息刺激，讓「晶質智力」，也就是與一般常識、語文能力、技能運用、問題解決及回應社會情況等相關的認知能力，能持續增長，延緩心智老化。第三，參與學習，讓高齡者的生活變得更為充實，並形成同儕朋友間的支持網絡，有助於消弭如意志消沉、情緒低落、自信低落的心理老化現象。第四，參與學習，有助於鼓勵或激發高齡者踏入志工領域，為社會貢獻己力，也與社會建立起更積極、緊密的連結。透過學習，高齡者能維持身心健康，持續參與社會，並形成社會支援網絡，成為有能力、獨立自助與互動的健康群體，活出自信、尊嚴、健康與喜悅，有助於減少家人與社會對於高齡者的龐大醫療、照護支出，以及由於相關社會問題或負面事件而付出的社會成本。

社區長照以促成活躍老化，所謂活躍老化，世界衛生組織（WHO）定義為「提升民眾老年期生活品質並達到最適宜的健康、社會參與及安全的過程」。包含健康促進、社會參與和安全維護面向；其中健康促進為透過多元角度介入，促進人們具備積極、有效的能力以維護及自主管理健康；

社會參與則有提供教育及學習機會、鼓勵個人依能力、偏好及需求，投入經濟發展相關的活動或志願服務工作，以及透過各項服務鼓勵民眾充分參與社區及家庭生活等教育學習、社區生活參與、開發人力資源等；安全維護包含老人保護、經濟安全等。友善老人理念則包含建構良好之物理環境，如有利老人之交通運輸及居家住宅等無障礙環境，以及面對老化之正確態度，正向形塑老年圖像等；最後，更應藉由教育宣導或世代交流等傳承，進而營造無年齡歧視、對老人親善之世代融合社會。

在高齡化社會環境下，健康照護體系應投資及發展多元短期及長期居家式或外展式照護措施，以滿足老人日常生活。不論成功老化或活躍老化之概念，均涵蓋老年人身體、心理、社會三個面向，但相較於成功老化，活躍老化更著重於老年生活的自主及參與。因此我國因應高齡化社會的衛生政策係以健康促進、降低危險因子、發展友善且高品質健康照護環境等三大面向為主軸，期能達到預防失能、活躍老化之終極目標，老人社區健康促進將促進老人心理健康、健康體能、口腔保健、均衡營養、跌倒防制、菸害防制、社會參與等預防保健及篩檢服務等項目列為主要工作；老年人所需要的是整合性的持續性照護措施，應以在地老化、多元連續性的服務原則，加強及普及照顧服務資源之發展。使老年人能獲得可近、方便、公平與可負擔的照護環境，提供適當照顧服務，以提升失能者與其家庭之生活品質。

參、以社區網絡建置社區關懷

人口老化是一種社會趨勢變遷，同時帶來了機會與挑戰，提供我們尋求活躍老化經驗的新方式，對老年人健康之關注，不應僅局限於罹病或功能障礙老年人之照顧，更應積極以提升老年人整體生活品質及安適狀態為目標，世界衛生組織強調：「健康」是個人或團體的能力能達成的權利與義務，以另一方面而言，個體或團體能了解呼吸與安全的需要，及有改變與因應環境的能力。因此，健康是能應用每天生活環境的資源，而不僅是生活物質而已：強調社會與個人資源的正向概念及身體健康的能力。社區

主義係以社群個體為主體思想，以人人為我，我為人人的精神，建立各種社群合作機構，社區長期照顧充分結合社會網絡的特性，形成生活互助共同體，著重的是個人在社會的人際交往中所形成的比較緊密、可以相互支援和幫助的人際關係網絡。該生活共同體包括正規社會支援網絡和非正規社會支援網絡兩種。當代社會的現實表明，正式的組織關係並不能代替非正式人際關係提供的社會資本和支持，如果不結合非正規社會支援網絡，很難建立起一個守望相助、互助互愛的「關懷的社區」。一般來講，社區網絡大致分為三類：

表 9-7　結合社區網絡建置社區關懷的作為

項目	內涵	實例
提供直接服務的網絡	以直接服務為主，是在社區內動員家人、親友、鄰里或志願者等，藉此建立一個支援系統去關懷社區內有需要的人。	動員社區志願者探訪獨居孤寡老人，幫助他們打掃家庭衛生或是對獨居者提供送餐服務。動員志願者有組織的、系統的為傷殘人士提供康復服務等。
服務群體的互助網絡	這類服務是以同一類型的服務物件為主體，建立服務物件本身的互助小組，使他們能夠以助人自助的方式互相支援。	照顧失智長者的互助組織、糖尿病人互助小組等，以功能社區的概念去建立的互助組織。
社區緊急的支援網絡	幫助個人及家庭預防突發事故或危機而建立的支援網絡，為居民提供及時的幫助和支援服務。	獨居老人的緊急送醫互助，由志工協助推行的緊急支援服務網絡。

（資料來源：作者整理）

社區長期照顧服務推動之主體在「人」，社區照顧能否落實，關鍵在於「社區」能否即時回應居民在地老化的多樣需求，也唯有社區居民的共同關心與參與，才能使老人在社區中安享晚年，享有尊嚴、自主、愉悅、溫馨的照顧服務。以社區為基石，在同一社區內發動鄰里、居民組織或志工等去關懷社區內有需要的人士，結合社區內組織團體、親朋好友、家庭等，形成互助網絡，並強化社區居民行動力，進而改變個人的健康行為。培養

社區種子志工能身體力行健康生活的方法，並在社區中分享與推廣，以改變社區個人健康行為，並落實健康的生活。

　　社區健康促進範疇，可參照世界衛生組織渥太華健康促進憲章五大行動綱領，及泰國曼谷憲章中強調的「永續發展」觀念，將更符合社區健康營造的精神。因而，社區長期照顧強調：使用者和照顧者必須要以個體接受處遇，他們有個別的需求，服務必須要能充分地感受和彈性的反映其需求。其主要理由除基於對個人的尊重外，也欲避免地方機構以可用的資源作為評估案主的需求，而非以案主的真正需求為考量，致使所提供的服務並非是人們所需要的。

　　社區健康營造是個強調由下而上之運作，由社區主導，居民主動參與，營造有利健康的環境。培養民眾社區意識，關心社區在地弱勢族群，以志願服務的精神，強化社區互助支持體系，並結合社區在地資源，提供照顧

表 9-8　社區照顧的內涵

項目	內涵
訂定社區健康生活規範	1. 社區健康營造推動委員會針對社區健康需求，凝聚共識，訂定健康議題。 2. 依據社區居民生活特性，訂定與健康議題相關之生活規範。
營造健康環境	1. 依據社區推動之健康議題，營造相關健康環境。 2. 健康環境與健康行為結合，以提高健康環境之使用情形或作為行銷健康生活方式的據點，進而促成社區民眾主動養成健康生活習慣。
提供簡易可自行實踐健康行為的方法	1. 依社區推動之健康議題，設計多元簡單、易懂、可自行操作的健康生活方法，提供社區民眾於日常生活中實際應用及操作。 2. 透過激勵機制，強化社區居民實行及維持健康行為。 3. 種子志工與組織團體結合，或透過行銷策略強化社區民眾落實健康行為。
調整健康服務方向	依據社區民眾健康需求，反映給社區醫療單位，促使社區醫療單位調整其健康服務方向。
永續發展	具體的永續機制。例如：健康議題產業化，健康產業在地化－利用社區地方特色發展健康產業，不僅建構社區健康生活的環境，亦可藉由健康產業獲取財源，達到健康社區永續發展的願景。

（資料來源：作者整理）

服務的補充性人力，使社區照顧質量有所提升，從而使需要幫助的弱勢民眾能在社區中享有人性關懷而溫馨的照顧。透過社區組織及居民自發性的力量，利用社區的內、外資源，解決社區的健康問題，營造健康社區環境，進而促進社區的健康，達成健康生活化、生活健康化之目標。永續經營的志業，藉由社區的認同及參與，將此健康營造理念持續傳遞下去。

隨著人口的老化而對機構照顧需求遽增，使得潛在的支出壓力甚大，又因治療方式的改善，使得有些照顧在社區或家裡進行即可。因而，機構照顧成本的上揚、較佳治療方式及專業者和個人的偏好，使得重心由機構的照顧轉向較廉價的社區照顧。因此，去機構化所著重的並不僅是情境，且是關係到整個供給的方式。

表 9-9　社區照顧的特質

項目	內涵
長期照顧	社區照顧的服務對象最主要是需要長期照顧者，它相對於短期或急性照顧，但有些人是在接受短期的急性醫療照顧後，接著需要長期的照顧，特別是老人或精神疾病患者。然而，並非每位需要長期照顧者皆須納入社區照顧。
去機構化	去機構化為社區照顧中重要目的之一，即偏好以機構外的照顧替代機構式照顧；若照顧必須在機構內提供，也應避免「全控機構」式的形式；即機構的組織和照顧的提供應是開放、富彈性、非結構式的，且不能以一套固定的模式為之。
減少公共照顧	政府企圖以鼓勵非正式部門提供社區照顧的服務外，更欲透過民營化、市場化、強制性競標，以及購買者與供給者分離等經營方式，以減少對公共部門的依賴。進而達到：1.提供符合需求的服務；2.增進選擇、彈性和創新；3.促進效能、效率、責任和品質。
非正式照顧	社區照顧政策欲鼓勵或增強有照顧需求者的親屬、鄰居和朋友等非正式網絡加入提供照顧的行列。這主要是基於下列的理由： 1. 大部分的照顧為非正式的，但照顧者的巨大壓力卻為公共社會服務所忽略。 2. 基於經濟因素的考量，因為專業的照顧者甚為昂貴。 3. 非正式的照顧較富彈性。 4. 被照顧者偏好非正式的照顧，此乃由於照顧者與被照顧者彼此間是基於有情感性的相互責任和長期的關係。

裨益參與	透過參與服務提供的設計，以讓人們有選擇的自主權，是支持社區照顧重要的原則，它讓人們有權為自己的生活作選擇。這種增進人們參與、選擇和自主的機會，主要是基於下列的理由： 1.提倡社會工作價值「案主自決」的專業理念。 2.強調社會服務消費者運動，以避免公共部門對福利資源分配不公平的問題。 3.避免專業者忽略到照顧者與被照顧者的真正需求。 4.案主「自我提倡」理念的發揮。
需求導向	人們有廣泛的需求，他們也許需要一些不同的支持形式，以便能過著完整且獨立的生活，包括在自己家裡過著獨立的生活，以及完全參與社區生活和廣泛的社會網絡。
抑制成本	社區照顧最初倡導的原因，除基於人道的考量外，經濟的考量亦為重要因素。它使得有些原本在機構內接受照顧者，僅須提供便宜廉價的簡單服務便可在社區中生活，如此可節省許多支出。

（資料來源：作者整理）

　　社區照顧的基本概念是以社區作依託，立足社區，依靠社區和充分發揮社區關係網絡的力量去支援各種服務，所以社區照顧的重點是強調社區資源的充分運用。社區資源指為達到服務使命，所提供的人力、物力、財力、社會制度或福利設施等協助。其中：

　　人力資源包括領袖、專家、義工（或志工）等；

　　物力資源包括物資、設備、場所、土地、器材等；

　　財力指金錢。此外，員工、義工、捐助人等。

　　人力資源對機構的價值觀及使命的認同程度也是一種無形的資源。運用社區資源於物質資源的缺乏、精神情緒上的缺乏、認知上的缺乏、人際間的缺乏、機會上的缺乏、個人權利上的缺乏、身體上的缺乏等各種需求。

　　為了強調居家與社區對於長照的重要性，我國的長照政策早已訂下三比七的比例，三分著力於機構式照護，七分著力於居家社區式照護。機構式照護，是完全由專業機構提供各項服務，包括護理之家、長期照護機構、養護中心、安養中心。另外再區分為於機構內提供專業性服務：如日間照護機構、機構物理治療、機構職能治療、機構喘息。於家庭內提供專業性

服務如居家護理、居家物理治療、居家職能治療、居家喘息、居家照顧。或是完全由家人提供各項服務如自僱監護工、親朋好友照顧。推動社區照顧宜善用志工團隊，志工是建構社區照顧服務網絡的重要環節，其可從事一些非專業性的工作，秉持犧牲奉獻的精神，不求報酬，提供居家服務與營養餐飲服務。社區長期照顧的健康促進願景，讓老人不只活得久，更能活得有意義；不僅追求成功老化，更要達到活躍老化之目標。

肆、社區長期照顧的局限性質

社區照顧服務強調任何人都是獨立的個體，不論身分尊卑，都應予接納及尊重。爰此，其持續發展需要不同的政策配合，營造方便長者的環境，包括向社區照顧服務營辦者提供處所、無障礙社區環境、方便的交通設施，讓長者暢行無阻從而能使用和參與社區活動，以及可持續發展的長期護理服務融資制度。以臺灣社會福利的發展來看，由於社區機構並非如同國外一般經過福利擴張的階段，不但一般社區民眾缺乏社區意識，多數社區機構或組織的發展也尚未健全，在此情況下，無論在財務或組織人力上是否有能力承接這份照顧的工作都是很值得注意的。但是，政府不能藉口社會非正式網絡的存在就推卸政府的責任，減少政府和機構等正式網絡對社區應提供的服務。相反，社區照顧的落實需要政府更多的投資及承諾。

表 9-10　社區長期照顧的局限性質

項目	內涵
弱化政府責任	社區照顧注重利用社區中存在的非正式的自然關係網絡和正式網絡的結合，向服務對象提供幫助和服務，發揮社會支援網絡中正面的社會資本的作用，避免由此引起的社會排斥。
社區資源不足	但是由於目前社會的發展狀況和家庭結構的變化，這一切都可能出現社區資源狀況不符合社區照顧的要求，使被照顧者得不到應有的照顧。
激勵機制問題	社區照顧顯然是把傳統責任和利他精神作為照顧行為的道德基礎。然而當我們肯定道德承擔和約束力量的同時，必須承認道德的承擔是有限度的。當家庭、社區網絡不可能對被照顧者負起長期責任時，最後會傷害被照顧者的利益。

品質難以保證	依靠親朋好友及鄰居的幫助也很難確保服務的連續性和可靠性，需要專門或特別服務的受助者可能得不到適當的照顧。
排斥部分對象	社會對一些有特殊困難的人，如失智者、精神病人、失能者等往往存有偏見和歧視，甚至反對在社區內設立有關的服務設施，缺乏用關懷和體諒的態度去接納他們。

（資料來源：作者整理）

　　社區照顧是一個社會服務網絡，這個網絡中的家人、鄰里、朋友和志工等非正規照顧者通常沒有受過適當的專業訓練，提供的服務是非專業化的，服務品質可能難以保證。正式組織機構和非正式社會支援網絡之間的關係是一種互相補充的分工合作性關係，充分發揮社區非正式網絡的作用，配合正規的社會服務，建立以社區為基礎的有效照顧網絡，區分不同網絡所具有的功能，為社區居民提供不同類型的服務與支援，使受助者的困難真正能夠在社區內得到解決。

　　健康生活社區化，是要結合不同專業力量，鼓勵民眾主動參與，提供民眾參與社區事務決策之機制，將健康導入生活中，建立社區居民自決健康照護需求優先順序機制，和居民共同建立健康生活支持環境，透過居民相互支持。非正式的照顧者（例如鄰居）是額外的人力資源。若在一些長者及低收入人士聚居的舊區和公共屋邨動員鄰居擔當非正式的照顧者，可改善他們的經濟狀況，從而推動社區經濟。社會企業及私營市場在發展社區照顧服務時亦可使用這個人力資源庫。

　　社會變遷過程衍生新的社會問題及需求，在醫療服務與公共衛生改善下，改變國人的疾病類型，連帶影響社會工作與醫護服務的方案及處遇模式。為保障人民獲得健康醫療照護服務，減少國人承擔昂貴醫療照護費用負擔，已推動全民健康保險；同樣長期照護費用負擔，因現今高齡少子化日益嚴重，為減輕民眾取得長期照護服務之財務負擔，希望藉由自助互助、風險分擔精神，確保民眾均能平等與效率獲得長期照護服務，降低整體社會成本，屆時整個國家的社會安全保護網絡即得趨於完備。推動長期照顧除專業人力資源外，尚且有資金資源成為推展的挑戰，目前資金的籌募，

借鑑福利先進國家，大體可區分為：「保險制」及「稅收制」兩大類型，其內涵為：

表 9-11　長期照顧資金資源類型制度

制度	代表	優點	缺點
稅收制	英國、瑞典	1. 由稅收撥一定比率款項辦理長期照顧服務，高所得者承擔多，低所得者負擔少，人民較不會計較。 2. 衡量財政狀況決定服務範圍與補助額度，資源較不浪費。 3. 漸進式推動，有足夠時間建立照顧服務體系及培養照顧人力。 4. 地方政府參與執行，可確保因地制宜的效果。 5. 由稅收制轉換社會保險制較易，由社會保險制轉換為稅收制幾乎不可能。 6. 由國家以指定稅收辦理長期照顧服務，以租稅公平為原則，讓高所得者承擔多，低所得者負擔少。同時，可避免附加於健保收取長照保費，增加薪資階級負擔的問題。	1. 財源不確定，政府預算易受立法機關左右，有賴納入中央政府政策。 2. 服務體系非營利化，致服務資源不易立即產生，需時間培植。政府必須透過財政誘因及行政協助，加速服務提供單位的設立。 3. 受地方政府財政狀況影響，各地方服務提供會有參差不齊情事。
社會保險制	德國、日本、韓國	1. 財源明確，由全體國民，或國民的一部分繳交保險費支應。 2. 風險由被保險人分攤，政府責任相對少。 3. 給付制度明確，有利可圖而較易創造出更多的服務供給單位，特別是對營利事業有利。	1. 因風險無法預估，若依年齡層強制納保，或全民納保，但非全部被保險人均有長期照顧需要，致大部分被保險人有繳保險費卻無服務需求，實非公平。 2. 保險給付有供給創造需求的道德風險，需求給付快速增加，易使保險財務很快陷入危機。 3. 若無足夠服務供給經驗、資料累積與研究，無法精確計算出保險費率、給付額度與品質評鑑指標。 4. 保費比率即使可透過精算粗估，但臺灣人口老化速度快，現在提

			出過高保險費率必然無法被人民接受。但不久未來要調高保費，又將引發反彈，滋生困擾。
			5. 以全民健保為例，保險費不易調高。但隨人口老化及照顧需求增加，現行規劃保險財務必然不足以因應。最終將以降低服務品質、降低服務員工薪資、擠壓服務費用、提高自付額為方法，會造成剝削女性及對所得低的家庭不利，因為付不起自付額而不敢申請服務。
			6. 倘若外籍看護工納入給付對象，將合法化外籍看護工的居家照顧角色、刺激外勞使用量增加，引發國人繳保險費，外勞領取給付的爭議。加深國內長期照顧的外勞化，違反創造就業與服務在地化的原則。
			7. 為立即創造出服務商機，服務供給易走向大型化、機構化、營利化、外勞化、醫療化，與長期照顧的原則：在地老化、社區化、小型化、人性化、非營利化等背道而馳。
			8. 社會保險屬人頭稅，低薪受僱者強制繳費將使家庭可支配所得降低，易引發反彈，特別是在經濟不景氣時。長期照顧的使用者是壽命長的使用多，不是所得低的使用多。
			9. 非就業者及所得偏低民眾繳不起保費，致部分國民得不到長期照顧服務，除非強制納保、強制執行，但必引發強制執行上的爭議。
			10. 與全民健康保險難以區隔，切割不明時，易造成長期照顧保險成

			為健康保險的財務赤字的挹注源頭。
			11. 引發雇主、國家分攤員工保險費比率的爭議。若無一定雇主由國家分攤保費，非就業者必然爭相加入職業工會或公會，以爭取政府保費分攤，衍生道德風險。
			12. 在準備不周下強行推動不具社會共識的長期照顧保險，容易被聯想到是為大醫療財團、大型機構、連鎖企業量身訂做，國家藉由公權力強制搜刮人民財產，圖利財團。

（資料來源：作者整理）

　　老人社區照顧是要發掘並連結正式與非正式的照顧資源，讓這些資源單位輸送照顧服務給有需要長期照顧的老人，使他們能和平常人一樣居住在家裡生活在社區中，而又能得到適切的照顧。長照制度需有穩定的財源為後盾，讓長照服務體系永續發展。建造和經營照顧機構是相當昂貴的，尤其是因應福利國家導致的財政危機而縮減福利預算，社會福利部門沒有能力再大量收容有需要照顧的老人。財務制度之規劃，我們有需要提供更多公眾教育，以改變大眾對申請資助長期照顧服務的觀念，讓他們了解資助社區照顧服務（以服務或資助券形式提供）是另一可行選擇。依據長期照顧需求、衡量財政狀況決定服務範圍與補助額度，以符合長照資源運用的公平與效率。我們亦需要加強對公眾、長者及其家人的宣傳並向他們提供資訊。

結語

　　為因應臺灣長期照顧需求的增加，在政策上有多項扮演「火車頭」角色的重要計畫，其一是二〇〇〇年由行政院社會福利推動委員會所發動的

「建構長期照護體系先導計畫」；另一為二〇〇二年推動「照顧服務產業發展方案」，並推動成立「照顧管理中心」。長期照護服務輸送具備原則，包括：

第一，整合、普及、多元與持續性整合服務輸送體系－尊重失能者的個別差異（失能類別、城鄉、族群、年齡、性別、照顧者需求）、中央與地方分工、社區自決參與的輸送機制。

第二，責信的服務品質－服務使用者可參與、自主及服務是可近性與可被信賴的。

第三，由中央統一規範服務輸送運作流程包括：申請窗口、接案、資格認定（含初步電腦認定）、需求評量、服務計畫擬定與核定、服務提供、服務評估與追蹤、服務計畫變更與複審到結案。

第四，統一規範服務輸送體系人力組成，包括：工作人員、行政人員、評估人員、照顧管理師、權益監督人、申覆審查委員會。

讓有需要照顧的老人留在家裡生活在熟悉的社區環境中，並且又能就近得到適切的照顧，相對於遠離家園去到一個陌生的機構接受照顧，這種方式是更具人性化且較符合社會融合的原則。為促進長期照護產業發展，因應老化社會之照顧人力短缺以及改善失能老人獨立性生活之照護品質，政府於二〇〇七年試辦遠距照護（telecare）計畫，以社區為導向，透過長期照護資訊網平臺建置之整合策略，發展創新數位健康照護與生活支援之異類結合服務方式，提供整合性與連續性的個人化照護管理。

社區長期照顧

第十章　社區長期照顧的實施

前言

面對我國急增的人口老化問題和社會結構變遷，老人照顧的責任已非家庭子女所能夠完全承擔，需要多元供給部門的協助才能有更完善的服務照顧，檢視我國的長期照顧發跡於一九八三年由地方政府推動的志工居家服務，一九九二年《就業服務法》通過外籍勞工來臺擔任產業外勞與家庭照顧外勞，是為長期照顧依賴外勞的濫觴。根據統計至二〇一五年，臺灣有二十二萬名外籍看護勞工，受僱於家庭與機構，擔任失能老人與身心障礙者的看護。機構式照顧老人占需求長期照顧老人的百分之二十，比率低於歐美國家機構式（約百分之三十）。顯示我國老人並不偏愛機構式照顧，致使現階段機構式照顧設施仍然供過於求。長期照顧所需的費用，大部分由個人及其家庭支應，成為家庭部門沉重的財務負擔。此外，因長期照顧制度服務輸送、照顧管理及法令規範等不夠完善，照顧需要者所接受的服務品質無法獲得保障。未來，由國家來建立福利制度，由社區提供照顧服務，運用非營利組織的資源投入，協助現代家庭分攤照顧老人的負擔與壓力，在老人更有自主購買服務的變遷趨勢下，對居家或社區式照護的需求將更為殷切，另外，多數臺灣民眾亦偏好居家與社區照顧模式，因此，發展多元化的居家式與社區式的確勢在必行。特別是我國受到傳統孝道文化與養兒防老的觀念根深蒂固，故對於「在地老化」、「居家養老」的社區照顧服務的企盼殷切，如何運用多元資源，結合在地社區力量，以「在地人服務在地人」進行服務規劃，都成了當前老人服務的重要發展方向。

壹、社區長期照顧關注的內涵

臺灣老年人口及其他失能者的照顧上的財務需要，已無法完全由家庭承擔，亦非市場所能適當提供，更非已有鉅額財政赤字的政府部門可以全部承受。面對衝擊與因應方面，應儘速建立穩健可負擔的長期照顧財務與

預算制度，建構一個多元化、社區化（普及化）、優質化及兼顧性別、城鄉、族群、文化、職業、經濟、健康條件差異之老人長期照顧政策。是以，推展長照體系的兩大問題，首先是居家與社區式服務的量不足；其次是照顧人力不足，以至於過度依賴外籍看護工。參酌一九八八年 Griffiths 報告中，及一九八九年的社區照顧白皮書，對社區照顧所強調的是「在社區內照顧」是指將受照顧者留在社區內而開展的服務，即指有需要及依賴外來照顧的弱勢人士，在社區的小型服務機構或住所中（即由政府及非政府的服務機構在社區裡建立的小型的、專業的服務機構）獲得專業人員的照顧。讓人們在自己的家或地方社區中類似家的環境中，盡可能地過著正常的生活。先指出社區照顧的目的是為了讓人們可以住在家中自立生活，故提供各種服務，這些服務包括預防性健康照護與社會照護服務；且強調不只由公部門提供服務，更大部分照顧工作是由非正式網絡提供，也鼓勵非公營單位發展服務，從而避免了過去大型照顧機構那種冷漠、沒有人情味和與世隔絕的程式化的專業照顧帶來的負面後果。對大多數人而言，社區照顧可提供最佳的照顧方式，明確地指出了正規照顧和非正規照顧相互融合的重要性，這種改變的目的在於：

表 10-1　社區長期照顧的基本層面

特性	內涵
在社區內照顧（care in the community）	在社區照顧的核心是強調服務的「非機構化」，發展以社區為基礎的治療與服務設施、技術和計畫，將照顧者安置社區內進行照顧，在他們熟悉的社區環境中生活，協助他們融入社區生活，使所提供的服務更貼近人們的正常生活。
由社區照顧（care by the community）	提供適當的照顧和支持，以協助人們得到高度的獨立自主性，並藉由獲得或再獲得基本的生活技能，以協助他們發揮最大的潛能。指由家庭、親友、鄰里及社區內的志願者等提供的照顧和服務。
與社區一起照顧（care for the community）	給予人民對自己的生活方式及所需之服務，有較大的決定權，彼此相輔相成、互相補充，強調建立一個能夠將正規社會服務及非正規社會支援網絡兩者相互結合的社會服務模式。

（資料來源：作者整理）

　　長期照護發展必須要同時積極推動失能預防策略，才能減少依賴者，以日本推動介護保險後的經驗來看，高齡民眾日漸依賴服務而導致失能逐步擴大，失能者逐步增加，顯見僅推動長期照護而忽略醫療服務發展失能預防的作為，只會擴大高齡民眾失能並增加長期照護的負擔。為求提升民眾健康與減輕後續長照體系的財務負擔，發展長期照護必須同時檢視高齡者接受各種醫療服務的問題，更必須在各階段的照護服務中強化失能預防的策略，導入高齡醫學對於高齡民眾身心功能的重視，以及強化醫療服務中「失能預防」的觀念，運用照顧管理模式可倡導與開發社區照顧資源，避免過早或不必要的機構式照顧。

　　英國一九八九年的社區照顧白皮書：「照顧人民（Caring for People）」，開宗明義的指出「社區照顧」係指提供給因老年、心理疾病、心理障礙或身體及感覺機能障礙問題所困者服務和支持，讓他們能夠盡可能在自己的家或社區中「類似家庭」的環境下過著獨立的生活，如「喘息照顧」（respite care）、日間托育、臨時收容所、團體宿舍（groups home and hostels）、居家服務、護理之家或醫院的長期照顧等等。參酌照顧管理是依案主需求而量身打造的一套服務方法，它提出一套個別性計畫，並強調多重問題案主所需要的服務網絡，以及案主優勢和選擇權，以達到案主充權的功能。社區照顧專業服務品質有其專業堅持，在長期照顧服務中，社區照顧應有其所關注的多個主要的特色，茲說明如下：

表 10-2　社區照顧所關注的主要內涵

特性	內涵
服務對象不同	長期照顧中社會照顧專業服務與商業部門產品與服務對象不同。企業產品在傳統的製造業中比較重視實物的產出而不是服務，但社區照顧服務在過程中強調以照顧人為基礎的服務。
發揮人本價值	長期照顧中社會照顧專業服務價值基礎在於人本價值。社區照顧專業服務的價值基礎在於老人人本價值，而且不應只被視為供給或需求的單位，或製造和消費的對象。
滿足弱勢需求	滿足部分老人失能弱勢的需求與問題，社區照顧專業服務在老人失能人群服務是有其特色的，要滿足弱勢老人人群所面臨的需求與問題。

老人公平對待	社區照顧專業服務的價值基礎包括清楚認知個別的失能老人案主可能是一失能老人團體、失能老人家庭、或其所在社區，其所經歷的可能有關性別、種族、社會地位、身心障礙的不公平的對待及壓迫，認知對失能老人不公平的對待及壓迫，為了針對這種不公平可能有其立法必要性。
改善長者境況	社區照顧專業服務的目的是藉由滿足失能老人的需要使案主的境況改善，目的是使失能老人案主與照顧者的境況改善。因此，社工員扮演一個困難的角色，同時代表國家和個人，並在各類背景中滿足失能老人個人、家庭、社區的需求。
融入社區生活	提供服務或支持給那些因老年、精神疾病、心智障礙、身體或感官障礙而有問題者；目的在為了使其盡可能在自己家中或在社區的似家單位自立生活。
結合社區參與	社區照顧所設計的計畫可能大多數是由志工或非社工專業所設計，與專業社會工作人員方案最大的不同點在於更具實用性，更是強調以最少的成本發揮最大的效率與效益。

（資料來源：作者整理）

　　失能老人的社區照顧服務著重的是對「長者安之」為理念的務實作為。要深化在地化的醫療，整合照顧體系，以社區為據點，擴展居家服務。以美國為例，他們推動 PACE（Programs of All-inclusive Care for the Elderly，老人全面照顧計畫），在社區裡面設一個「多功能小型機構」，設有日照中心與診所，當老人生病時，就接受診所的醫療，病癒後再回到日照中心。Bayler（1973）提出社區長期照顧是在社區內照顧，強調的是「去機構化的照顧（deinstitutionalization）」，是將被照顧者安置在其所熟悉的環境中生活，減少與社區的隔離感，協助他們融入社區的日常生活中。在社區內的照顧可以有多種的形式，最好的方式是將被照顧者遷回到其熟悉的社區中，並以社區支援性的服務作為配合，例如居家照顧、居家護理等；其次是將社區內的大型機構更改為較易接近社區的小型機構，例如兒童之家、老人安養中心、中途之家等；此外更應將遠離市區的大型機構或醫院遷回社區內，使機構內的被照顧者及病患能有機會與社區接觸。照顧管理包含兩個相對目標：一是個案導向，針對需求多元複雜的個案必須透過服務整合方能滿足需求；另一目標則是組織導向，強調資源的分配與控制，強調透過

行政安排建立跨組織間的合作機制，並賦予個案管理者守門人（gatekeeper）角色，不僅可避免服務的重複提供，並藉以提供服務提供效率。

隨著醫療科技提升及生活品質改善，致死亡率降低；慢性病的盛行率增加，身心障礙與老衰人口比例漸增，失能通常發生在生命的晚期，功能障礙使得健康照護服務需求更加多元。社區長期照顧是由社區來照顧，結合社區內的各項資源，包含人力資源、財力資源等的資源來共同照顧需要照顧的人，也就是整合在社區內的親戚、朋友及正式資源來共同提供照顧。在滿足社區居民基本與特殊需求的前提下，「社區長期照顧」對有照顧需求者提供福利服務，即讓有照顧需求者能透過非正式網絡的照顧，以儘量避免大型機構化的照顧，能有尊嚴且獨立的生活在自己的家裡、或類似家庭環境的社區裡，即所謂的社區照顧；而廣義的係指在社區所從事的各項福利服務，即透過社區資源網絡的建構，包括物質和非物質資源，提供服務給所有居民。

隨著疾病慢性化更引發長期照顧服務需求人數逐年成長，導致對慢性病患的健康管理需求。為確保民眾均能獲得長照服務，首先就是要普及長照服務網絡，同時為滿足家庭就近就能獲得適切服務的長照需求，政府於二○一二年推動長照服務網計畫，讓服務能深入各地社區，以達社區化及在地化資源發展。推動多元日照服務，達成一鄉一日照的目標，讓失能長輩在白天都能就近於社區得到妥適的照顧服務。人口老化是既成事實，讓銀髮產業能真正被推動，除了帶動服務專業化外，對經濟也絕對有正面的影響；為社會創立新興產業、有期待的就業機會，為高齡者提供有專業標準的多元自在養老選擇，便能成為環環相扣的社會服務。

一般來說，家庭如有失能者需要照顧時，勢將會影響到家人作息，這些家庭除要面臨照護人力的精神負擔外，經濟壓力亦會格外沉重。在長照服務體系建置完善的國家，均賴推動保險制度來帶動長照服務的起飛；反觀我們現行建構的社會安全體系，包括全民健保、勞保、農保及國民年金，均是採社會互助與風險分擔的社會保險制度，尚未建立對民眾晚年時期的安全照顧機制。為減少一般民眾的經濟負擔，英國及瑞典採取稅收制度；

德國、日本與韓國採行「社會保險」制度；藉由分散風險、自助互助的方式，減輕失能者及其家庭財務負擔，同時再搭配健保所提供的醫療照護及年金給付制度，使社會保障體系能更臻完善，打造可安心終老的社會。

貳、長期照顧項目與補助內容

社區是居住在某一地理區域，具有共同利益關係、共同服務體系與共同發展能力或潛力的一群人。社區長期照顧是運用社區工作的專業方法，從事社區中一切事務的實務技術，運用直接（個案工作、團體社區、社區工作）與間接（社會工作行政、社會工作研究）社會工作方法，提供各項福利服務，以滿足當地居民的需求或解決社區中所發生的問題。長期照顧是針對身體功能缺損或因衰老而無法自我照顧的民眾，提供一系列持續性的服務，以恢復、維護或改善他們日常生活功能為目的。「福利社區化」定義為：將社會福利體系與社區發展工作充分結合的一種具體措施與工作方法。福利社區化是「社會福利」與「社區工作」間的溝通橋梁，而社區照顧則為社會福利社區化的重要施行策略。社區長期照顧項目，包括：

一、**日常生活照顧：**包括換洗衣物之洗滌或修補、居家環境整理、家務服務、文書服務、餐飲服務與陪同服務等。

二、**身體照顧服務：**協助沐浴、換穿衣服、進食、翻身與使用輔具等。

三、**減輕功能障礙：**為身體功能缺損需要他人協助之民眾提供減輕功能障礙的服務，包括評估、復健與治療，並提供民眾居家無障礙環境設施設備的改善方案與補助。

四、**家庭喘息服務：**提供家庭照顧者居家式或機構式喘息服務，使家庭照顧者能獲得身心負荷上的舒緩。

社區照顧服務作為長期照顧服務的一環，需要一個以臨床評估來確定長者護理程度及服務範圍的可行制度。再者，由於長者的需要頗多元化，尤其涉及不同界別專業隊伍的從業員或護理提供者，使用者難免需要林林

總總的資源，因此採用「混合個案」模式，將有助提升成本效益及服務效率。目前，我國長期照顧服務項目與補助內容為：

表 10-3 長期照顧服務項目與補助內容

服務項目	目的	補助內容
照顧服務（居家服務、日間照顧、家庭托顧）	以日常生活活動服務為主	依個案失能程度補助服務時數： 輕度：每月補助上限最高二十五小時；僅 IADLs 失能且獨居之老人，比照此標準辦理。 中度：每月補助上限最高五十小時。 重度：每月補助上限最高九十小時。 補助經費：每小時以一百八十元計（隨物價指數調整）。 超過政府補助時數者，則由民眾全額自行負擔。
喘息服務	用以支持家庭照顧者	輕度及中度失能者：每年最高補助十四天。 重度失能者：每年最高補助二十一天。 補助受照顧者每日照顧費以新臺幣一千元計。 可混合搭配使用機構及居家喘息服務。 機構喘息服務另補助交通費每趟新臺幣一千元，一年至多四趟。
居家護理	維持或改善個案之身心功能	除現行全民健保每月給付兩次居家護理外，經評定有需求者，每月最高再增加兩次。補助居家護理師訪視費用，每次以新臺幣一千三百元計。
社區及居家復健	維持或改善個案之身心功能	針對無法透過交通接送使用健保復健資源者，提供本項服務。每次訪視費用以新臺幣一千元計，每人最多每星期一次。
輔具購買、租借及住宅無障礙環境改善服務	增進失能者在家中自主活動的能力	每十年內以補助新臺幣十萬元為限，但經評估有特殊需要者，得專案酌增補助額度。
老人營養餐飲服務	協助經濟弱勢失能老人獲得日常營養之補充	服務對象為低收入戶、中低收入失能老人（含僅 IADLs 失能且獨居老人）；每人每日最高補助一餐，每餐以新臺幣五十元計。
交通接送服務	協助中重度失能者滿足以就醫及使用長期照顧服務為主要目的交通服務需求	補助中重度失能者使用類似復康巴士之交通接送服務，每月最高補助四次。

長期照顧機構服務		家庭總收入未達社會救助法規定最低生活費一點五倍之重度失能老人：由政府全額補助。
		家庭總收入未達社會救助法規定最低生活費一點五倍之中度失能老人：經評估家庭支持情形如確有進住必要，亦得專案補助。
		每人每月最高以新臺幣一萬八千六百元計。
服務原則	給付型態以實物給付（服務提供）為主，現金給付為輔，並以補助失能者使用各項照顧服務措施為原則。	
	依民眾失能程度及家庭經濟狀況，提供合理的補助；失能程度愈高者，政府提供的補助額度愈高。	
	失能者在補助額度內使用各項服務，需部分負擔經費；收入愈高者，部分負擔的費用愈高。	

（資料來源：作者整理）

　　對健康醫療照護品質期望或需求的提升，經濟安全環境體系也隨著社會發展而重構。凡此種種演變趨勢，無不影響著長期照護既有功能體系，成為當前社會重大的政策議題。「社區長期照顧」是指正式機構之外的可用資源，特別是將家庭、朋友或鄰里等非正式關係視為一種提供照顧的工具。社區長期照顧體現「社區福利化，福利社區化」，所運用的工作方法並非僅限於社區發展模式，而是交互整合各種服務模式。基本上包括三個層面：

　　第一，非正式的社區照顧服務，包含支持性、諮詢性、工具性服務及合作性的團體活動；

　　第二，社區長照活動，公私立社會福利機構或公益團體將一項或多項社區福利工作落實於社區之中，並運用社區工作方法，以促進社區合作與自治；

　　第三，整合性社區服務網絡，對居民提供各種需要服務的轉介。

　　一九八〇年代以來，社區照護與社區研究的主流行動，無論是護理、公共衛生、醫療及社會工作等專業，近年來皆更加重視社區的參與及協力夥伴關係的建立，透過「社區參與」達到介入之目標。因此，新的典範更加重視社區的參與，視社區為具有權力的行動主體，有解決問題的能力，

透過專業人員擴大參與社區行動或社區研究。推展社區長期照顧服務發展的願景時，我們需要先確定一些理念及原則作為發展的願景。

表 10-4　社區長期照顧的原則

原則	內涵
以人為本	服務必須「以人為本」。套用此理念於長者社區照顧服務上，即我們需要確保服務以「長者為本」及「方便長者」。
居家安老	在可行的情況下，我們必須堅持貫徹「居家安老」的原則。這跟本地華人社會一貫的觀念、特區政府長久以來的政策方向、以及國際間提倡讓長者於其喜愛及熟悉環境下生活的宗旨一致。
共同承擔	我們必須意識到照顧長者的責任是需要由多個持份者「共同承擔」的，包括長者本身、家庭、社區、市場、政府等均需要為此付出，以凝聚眾人之力。
公平分配	政府資助的服務應優先給予有最迫切需要的群體，以確保公共資源符合「公平分配」的原則。
符合效率	需要注意在現時的運作模式下，公共資源的運用是否符合高效率及公正的原則，以及這個融資模式長遠而言能否持續應付不斷增長的長者人口。

（資料來源：作者整理）

　　在社區自主的潮流下，配合政策推動社區醫療照顧服務計畫，由專業醫療院、所結合社區力量，提供醫療照顧服務，期以社區為基礎，帶動社區資源，共同發展社區醫療照顧服務體系，讓社區關懷據點的營造推展，透過社區自主性的參與、經營、管理，將更能發掘出不同的社區特色，以居民的需求為考量，權衡居民的意見，達成社區居民對建立社區醫療福利體系，提升社區醫療照顧質量之共識。

　　社區長期照顧的基本精神和理念與生活正常化（normalization）相通，是希望那些需要被照顧者得到適當的支持性或資訊服務，俾能有尊嚴、獨立地生活在自己的家裡、或類似家庭環境的社區內，此與社區照顧的理念一致。

表 10-5　社區長期照顧運用社區工作的策略

策略	內涵
社區組織	促進社會網絡和志願服務發展自助的概念，促進不同福利機構間的合作。
社區發展	協助團體獲得改善生活品質的技術和信心。
社區計畫	社區狀況的分析，目標和優先性的設定及服務和方案的執行與評估。
社區教育	企圖將教育和社區間有較緊密和平等的關係。
社區行動	通常是在地方層次，以階級為基礎、衝突為焦點的直接行動。

（資料來源：作者整理）

　　社區發展可視為是一種過程，亦為目的。當其視為是一過程時，需透過理性的規劃、行動和評估；當其視為是目的時，是為促進社會的變遷和社會正義，以提升社區的生活品質（黃源協，二○○九）。社區照顧是一種致力於提升非專業人員之專門技術的專業，亦是一種提升處於困境者的能力，以便增進他們對自己所處環境之控制的專業，而社會工作員激勵和支持人們從事改善自己鄰里之條件和機會的團體，以便在社會工作員抽離後，參與者仍能持續運用並發揮這些能力。

　　在一個關懷的社會裡，我們絕不能讓長者因財政問題而缺乏接受所需安老服務的機會。社區工作的型態，Jack Rothman（1968）提出三個模式：地區發展模式（locality development）、社會計畫模式（social planning）以及社會行動模式（social action）。三個工作模式要解決的社區問題並不相同，要採用哪種策略必須是社區問題的特質、目標的擬定和區民的習性來決定。社區長照是以高齡社會的變遷為背景，探討家庭照顧功能式微下，社會工作者與醫護領域相結合如何在社區場域內，透過社區照護模式的建立，以具體回應老人在照顧層面所產生的新興服務與需求。在公正及有效運用資源的前提下，我們亦應考慮長者之間不同的負擔能力，並讓經濟條件較好的長者按個人條件為所接受的服務付款，以達致共同承擔及公平的原則。

表 10-6 社區工作的主要模式

模式	內涵
地區發展	關心的焦點集中在工業化和都市化過程中日益複雜的問題，包括社區關係疏離、缺乏民主參與以及溝通管道等。因此，地區發展模式假定當社區居民廣泛地參與社區事物，共同決定社區目標與行動方案時，社區的問題便可迎刃而解，達到變遷的目的。此主要的工作就是邀集社區中不同年齡、性別、宗教、經濟、社會文化背景的居民，共同討論問題、擬定策略並解決問題。過程中社區居民主要是以市民的立場參與社區工作，專業人員則扮演使能者（empower）的角色。
社會計畫	關心的重點是社區內既有具體問題，社區工作者的策略是透過理性的過程來解決這些問題。福利服務機構在這種模式下是以專家的身分介入社區問題中（例如社區中的兒童保護、青少年犯罪、老人虐待、身心障礙者等問題），透過相關問題的資料蒐集與分析，擬定解決方案，之後動員社區內所有可用的人力、物力資源來執行這項社區方案計畫。整個過程中，社區居民比較是站在消費者或案主的立場，換言之，是福利機構進入社區中為民眾解決問題。
社會行動	社會行動模式假定社區中存在著一群弱勢群體，他們需要被組織起來，甚至與他人結合，依據社會正義或民主的理念，對大社會提出適當的要求，改變他們的現況。在此模式中，地方的菁英或福利服務機構的社工員要擔起組織民眾的責任，透過集體行動，採取非建制的途徑與策略，爭取第三者的支持，藉以伸張居民的權益，獲得權利、地位和資源的合理分配，並在過程中提升社區居民的社群意識，扭轉先前的無助感，達到公平、公義的理想。

（資料來源：作者整理）

　　居家照顧、社區照顧、或機構照顧都是達到在地老化中的一環。以居家照顧而言，居家服務需要三種人，一種是家事服務員，做打掃、煮飯等不碰觸到案主身體的工作。一種是居家服務員，做社會與心理的服務，和案主聊天、做評估、和簡單諮詢服務、翻身、按摩等工作。第三類是醫護人員，到宅醫護。人力不足加上經濟負擔，雖然長期照顧十年計畫有作了一些補充，但大家還沒感受到減輕經濟負擔的效果，所以居家服務需要努力的地方就是增加更多的人力。社區照顧是以社區為基礎的工作方法，及個案、團體工作方法之運用，運用綜融取向來回應服務對象的多元需求，以達增進服務的整合性目標，減少因業務委託、專精分工而帶來服務不連續之困境。妥為援引二○○一年公布施行《志願服務法》，以整合社會人力

資源，將願意投入志願服務工作的公民力量作最有效的運用。為使志願服務體系更趨完整，志工乃指對社會提出志願服務者。志工的工作成效可從兩方面分析：

表 10-7　志工的工作成效

類別	內涵
個人層次	受助者及其家人因志工的服務而得到問題的緩解或心情的改變，志工及家人也因助人而獲益。
團隊層次	不論是家政班、高齡者生活改善班、社區生活服務中心、社區關懷據點都是以團隊的形式進行工作。

（資料來源：作者整理）

　　提供老人參與志願服務有其積極意義，包含化被動的受照顧者為主動的照顧者、化消費性為生產性、從無角色變有角色、助人亦自助。讓老年人可以藉由志工參與，發展他們的社會資本，就微觀而言，增進老人的人際交流網絡；就宏觀而言，高齡者透過擔任志工，達成文化智慧經驗傳承的使命，將使社會更祥和、更美好。

　　從家庭週期的變化檢視，邁入老年階段時亦開始面臨無配偶的狀態，影響老年時期的資產及收入，在依附男性傳統時代中，女性老人更易因配偶離世，導致經濟落入困境與孤立中。社區長期照顧，主要是不要太有移動，太大距離的變動，如果在晚年那段時間，原則上在哪裡居住就在哪裡作老人的準備最吻合變動最小，文化的適應最好，而且同時在資源的使用上會最有利，社區的網絡的連結上有連續性。但是他們並不一定要有家鄉，或一定要有親族。然而我們有加上宗族、親戚，甚至與土地有連結，包括熟悉的社區文化等，以利於親切融入，這是非常重要的。志工經由團隊的運作，發揮凝聚力，共享資源，從而得到個人的成長與養成對團隊的向心力。

參、長期照顧服務法照顧類型

　　要打造一套良好的長照體系，首先需要建立有願景的產業規模，才會有人願意進來提供服務，所以我們無法拒絕產業進入長照體系。現在世界各國，健康與長照體系的制度會是一致的，當政府提供的長照服務不足，民眾傾向僱用外籍看護工，使得長照服務乏人問津，更無法建立完善的制度，長久下來便形成惡性循環。目前長照問題包括：照護人力不足、照護工作環境及條件差、照護專業地位低、社區長照資源不足、長照支持網未能建立等，臺灣現行長期照顧服務體系未臻完善，尚有多項主要問題：

表 10-8　長期照顧服務主要問題

類別	內涵
長照體系分歧	長期照顧制度行政體系和法規分歧，行政體系包括內政部、教育部、衛生福利部、勞動部、國軍退除役官兵輔導委員會，法規散見於各行政體系。
照管體系不一	各縣市照顧管理體系發展不一，服務效率與公平性備受質疑。
合作模式建立	人力資源嚴重不足，跨專業間的團隊合作模式有待建立，需要來自醫學、護理、社工、職能治療、物理治療與營養等專業的服務，以及不同專業等級人力的投入，方能提供完整且連續的照顧服務。
服務方案不足	目前臺灣以機構式服務為最早發展的模式且占大宗的項目，居家服務、日間照顧、居家環境改善及安全看視等項目，雖開始萌芽於一九九〇年代早期，但服務項目及服務量有待提升；而照顧住宅雖有嘉義實驗社區的嘗試，卻因使用意願不高致發展受限。
監督機制不全	服務方案類型少，服務品質監督機制不健全：歐美工業化國家已建置多元化的長期照顧服務設施，主要包括：機構式服務、居家服務、日間照顧、居家環境改善、安全看視（oversight）及照顧住宅（sheltered housing）等項目。
經費負擔沉重	缺乏完善財務制度，長期照顧經費負擔沉重：目前長期照顧所需費用，全民健康保險提供慢性病床及居家照護給付；社政單位針對中、低收入老人提供機構及居家式服務的救助，針對身心障礙者依其經濟狀況提供機構服務的補助；對一般民眾居家服務補助，限定於居家照顧部分。
資訊系統分立	長期照顧資訊系統分立，有待整合：如何整合內政部「照顧服務管理資訊系統」、行政院衛生署「長期照護資訊網」及全民健康保險系統為單一入口網絡，是亟待努力以赴的。

照顧人力不足	照護人力不足問題是所有高齡化國家同樣面對的困境。老化速度世界第一的日本，面臨嚴重的長照問題，已將長照及認知症（失智症）預防及照護視為國家安全層面政策。借鑑日本二〇一五年提出「新經濟方案」，其中的安心社會保障，就是要打造「零介護離職」的長照服務。

（資料來源：作者整理）

　　不論居家服務員、社工師或照護管理專員等服務人力都嚴重不足。本地人力不足，也讓臺灣長照系統依賴近二十五萬的外籍看護工，和原先「長照十年」逐年減少外籍看護的構想相背。短期仍需保障其勞動條件和人權；長期需讓本地服務人力增、外籍人力減。因過去政府未周延規劃薪資標準、工時、人身安全、未建立職業尊嚴，學校或培訓到職場的銜接也沒做好，民眾對職業的未來沒想像、沒期待而卻步，這些需通盤處理。以目前臺灣的長期照護體系而言，主要是由三大系統所組成：

表 10-9　臺灣的長期照護體系

系統	法規
社政	以《老人福利法》、《社會救助法》與《身心障礙者保護法》作為依據。
衛政	為慢性醫療與技術性護理服務之提供，而衛生醫療單位則以《醫療法》和《護理人員法》等相關法規加以規範，同時也有《全民健康保險法》提供護理服務的給付。
退輔會	根據《國軍退除役官兵輔導條例》提供榮民就養服務，設置榮民之家等業務。

（資料來源：作者整理）

　　《長期照顧服務法》於二〇一五年六月公布，自二〇一七年起實施。長照法的立法對於人民應該更為有感。雖然表面上只影響達七十五萬名需要長期照顧的失能、失智者，但事實上每一位失能者的照顧代表一個忍受長期煎熬的家庭。該法通過的內容涵蓋「長照服務內容」、「人員管理」、「機構管理」、「受照護者權益保障」與「服務發展獎勵措施」等五大要素，算是相當周全。目前國內長照機構、人員管理較為多元，且規範不一，例如老人之家等老人福利機構由《老人福利法》、《護理人員法》管理，榮民之

家設置的法律依據則為《國軍退除役官兵輔導條例》等，此次立法整合現行各類長照服務，讓各類型的機構、人員不再依據不同的法源分別由不同機關管理，對於長照管理算是一大進步。另外，此次立法規定中央主管機關為均衡長照資源發展，得劃分長照服務網區，規劃區域資源、建置服務網絡與輸送體系及人力發展計畫，並得於資源過剩區，限制長照機構設立或擴充；於資源不足地區，應獎助辦理健全長照服務體系有關事項。上述規定，對於長照資源的均衡配置，應有相當的幫助。

　　《長期照顧服務法》也將家庭照顧者支持服務入法，包括資訊提供及轉介、長照知識與技能訓練、喘息服務、情緒支持及團體服務轉介等，以利提升家庭照顧者能力與生活品質。此點十分重要，尤其是喘息服務。由於國人對於失能、失智者的照顧，一方面受制於民營照護機構收費昂貴，另一方面對於自己的失能、失智親人不在眼前也不放心，因此家庭照顧仍是長照主流。

表 10-10　我國長期照顧服務法照顧類型

居家式	社區式	機構住宿式	家庭照顧者
1.身體照顧服務	1.身體照顧服務	1.身體照顧服務	1.有關資訊之提供及
2.日常生活照顧服務	2.日常生活照顧服務	2.日常生活照顧服務	轉介
3.家事服務	3.臨時住宿服務	3.餐飲及營養服務	2.長照知識、技能訓練
4.餐飲及營養服務	4.餐飲及營養服務	4.住宿服務	3.喘息服務
5.輔具服務	5.輔具服務	5.醫事照護服務	4.情緒支持及團體服
6.必要之住家設施調	6.心理支持服務	6.輔具服務	務之轉介
整改善服務	7.醫事照護服務	7.心理支持服務	
7.心理支持服務	8.交通接送服務	8.緊急送醫服務	
8.緊急救援服務	9.社會參與服務	9.家屬教育服務	
9.醫事照護服務	10.預防引發其他失	10.社會參與服務	
10.預防引發其他失	能或加重失能之	11.預防引發其他失	
能或加重失能之	服務	能或加重失能之	
服務		服務	

（資料來源：作者整理）

　　觀察世界人口老化明顯的日本社會已鼓勵企業投入機器人開發進入長照市場，提升照護人力待遇等方式，來紓解「隱形照護」、「介護離職」、「介護難民」、「介護殺人」等長期照顧問題，臺灣的長期照顧起步於一九八三年所推動的志工居家服務。一九九二年《就業服務法》通過允許外籍勞工來臺擔任產業外勞與家庭照顧外勞，是為今日臺灣長期照顧依賴外勞的源頭。政府於一九九八年通過「加強老人服務安養方案」。同時，修正「老人福利機構設立標準」降低四十九床以下的小型安養護機構的設置標準，澈底解決未立案老人安養護機構的問題。此後，並啟動為期三年的「建構長期照護體系先導計畫」，從二〇〇〇年執行到二〇〇二年。這也為二〇〇七年「建構長期照顧體系十年計畫」的播種。綜觀臺灣高齡照護系統，可以表述如後：

表 10-11　我國高齡長期照護系統

服務提供	服務對象	服務目標	服務內容	因應方案
生活照顧服務體系	健康長者	健康管理 預防保健 休閒養生	生活協助 健康促進 慢性病管理 就醫服務	健康照顧產業方案 老人安養服務方案
	慢性病患			
長期照護服務體系	長期失能者	居家照顧 社區照顧 機構照顧	失能照顧 家庭支持	長期照顧服務法 十年長照計畫 長期照顧保險
醫療照護服務體系	急性病患出院病患	醫療服務 遠距照護	疾病治療 復健照護	全民健保 社區醫療

（資料來源：作者整理）

　　為什麼社區長照推展這麼重要？臺灣對長照服務的需求有多迫切？根據國發會人口推估，臺灣即將在二〇一八年進入高齡社會，屆時將有百分之十四點六的人口（三百四十四萬人）超過六十五歲。高齡社會將成為社會不得不面對的課題。為改善我國長期照顧人力需求，實賴社會集合力量的努力，包括：教育部的技職教育、勞動部的人才培訓及證照認證授予、

勞動部對國際移工引進及訓練、內政部對國際移工的居留政策、科技部對老人福祉科技的研發、經濟部對照護人力企業的登記管理、衛福部對家庭照護者的培力等，以完竣照顧人力。

肆、學校參與社區長照的實例

「社區照顧」為福利社區化的具體展現，尤其社區照顧是以社區中弱勢者或其家屬為服務對象，而福利社區化所涵蓋的對象則擴及所有社區居民的福利需求。國際經驗證明有效的家居及社區照顧能有效地減少或延遲長者入住院舍，提升長者服務使用者的身體機能，以及減慢他們認知能力衰退。具體來說，體弱長者較易因長期疾病導致入院。如果在出院後有充足的復康支援，或進一步對其家庭照顧者提供支援，部分長者病人或可留在社區居住。因此，不同範疇的醫務社工、醫療專業人員及社區照顧提供者應在設計一個可行的出院計畫時加強協調，確保病人在出院後接受社區照顧及家居照顧服務。

長期照顧是對應於高齡社會的民生工程，關乎深遠，為奏事效，有賴集合社會各界力量，共同謀劃、共襄盛舉，其中學校除專業人才培育外，亦可就其深耕社區，提供有效服務。謹以作者所服務敏惠醫護管理專科學校所參與為例，說明「社區長期照護示範中心的推動」情形。

一、緣起

面對急遽變遷的高齡化社會，老人生活照顧及養護問題已經不是單純的個案問題，乃是整個社會的結構性問題，極有必要予以特別的關注。而在家庭面臨漸次小家庭化，原有全人、全時、全程照護無以為繼的實況下；「老有所養，老有所安」對銀髮族長者頤養與生活照顧更形重要，因此如何幫助高齡者在地老化成為社會關注及政府施政的重點工作。

為謀能善盡社會關懷，提供社區推展借鑑，中華民國社區發展協會謝孟雄理事長、林澄枝理事以多年參與公益服務的熱情，積極結合實踐大學

彰化二水家政中心與衛生福利部彰化醫院謝文淮院長等專業賢達，共同倡議推動「社區長期照護示範中心」，將二〇一七年訂為「中華民國社區發展協會推展社區長照的啟動年」。以期號召社會有識之士共同推展這項別有意義、影響深遠的社會建設活動，落實我國《禮運・大同》篇所揭示「幼有所長，壯有所用，老有所終，鰥寡孤獨廢疾者皆有所養。」使社區成為民眾安居樂業之所。這項深具遠見的規劃活動於二〇一六年四月二十日假實踐大學博雅講堂，由實踐大學董事長謝孟雄講座教授、總統府資政林澄枝教授、衛生福利部彰化醫院謝文淮院長共同主持，並有實踐大學推廣教育部詹益長主任、老人生活保健研究中心李孟芬老師、社會工作學系曾煥裕老師、敏惠醫護專校葉至誠校長等多位學者、專家共同參與規劃事宜。

二、構思

　　社區照顧的出現源於二十世紀五〇年代，是西方國家當時機構式照顧服務所產生的許多問題而醞釀的一個新的發展趨勢。誠如學者森德（Sandel）認為：「社區的結合不只有利於個人目標的達成，或是為了共同的目的。在溝通中具有共同的語彙，且在認知和實踐上，要有一個不言而喻的背景。」社區營造強調是「生活共同體」，是人與人之間的「互助與互賴」，並共同承擔起生活中的責任，是一種從人民自發的意識，而這也正是社區照顧推展的重要價值。

　　隨著高齡化現象日益明顯，社會大眾普遍有建立一個「長者安居樂齡的生活」的期待。政府於二〇一五年通過《長期照顧服務法》的立法工作，期盼展開高齡者關懷照護作為。世界衛生組織（WHO）在「活躍老化：政策架構」報告書中，將健康（health）、參與（participation）和安全（security）視為活躍老化政策架構的三大支柱。如何長期維持活絡的身心機能、樂活養生、過著身心愉悅的老年生活，創造生命的另一個高峰，是高齡者人生重要的課題。

　　彰化醫院謝文淮院長多年關注於「以公醫與資訊角度探討長期照護」主張：在長期照護體系中，需要醫療照護、社會福利、家庭社區以及保養

健康等由不同的面向來協助高齡、失能或失智者以解決其醫療以及生活照護問題。因此服務於長照體系中的各專業領域就包括了照護個管師、照服員、社工員、醫師、藥師、營養師、物理治療師、職能治療師、活動休憩治療師。由於長照本身時常面對的是多重面向的個案或家庭問題又是密集性人力需求，因此照護個管師的介入以及照服員勞力的提供有需求上的必要性，所以龐大的照顧人力必須培植訓練同時照顧品質也將被要求，以期長期照護的推展能把握「建立社區為主，機構為輔模式」；「健康促進為主，醫療照護為輔」；「發揮延長壽命，健康得以增進」等目標，建置完妥周密的長期照護系統。

三、規劃

　　社區照顧發揮「社區福利」的核心價值，是藉由社會福利制度的安排，針對因社會環境或人生發展過程中遭遇特定事故，導致生理、心理或社會條件缺損的居民，透過專業人員及志願工作人員所提供的服務措施，以預防、減緩或解決其所面臨的問題，並獲得符合人性尊嚴的基本生活保障。英國一九八九年的社區照顧白皮書中指出：「社區照顧意即提供適當層次的處遇與支持，促使人們達到最大的獨立及對自己生活的把握。為使此一目標實現，有必要在多元的設施與機構中發展並提供廣大範圍的服務。這些服務包括照顧的範圍，從針對長者在自己家中提供居家支持，至需更密集性的喘息照顧與日間照顧、至庇護性公寓、群聚住宅、旅舍等增加照顧層級之可及性者、至住宿機構、護理之家及長期醫院照護或對長者提供其他形式照顧已形不足者。」

　　在規劃座談會中充分結合相關機構的特質，參酌臺灣社區實況後將著重「發揮特長，攜手合作」的原則，進行了相關的探索及分工規劃如下表：

表 11-12　社區長期照護示範中心

機構	推展事項
二水家政中心	健康學苑，志工延攬，健康托老

彰化醫院	巡迴醫療，照護系統，復健服務
敏惠醫專	專業培訓，青年參與，境外推廣
政府機構	照護系統，照護津貼，示範補助

（資料來源：作者整理）

四、落實

　　社區照顧落實社區主義（communitarianism），意謂著在社區意識之基礎上，社區成員建立共同體的信賴關係，並藉此而創造生命的意義感。需要自主性的社區意識配合，同時應確立以公民參與為前提的溝通與決策。因此，社區長期照護系統必須根植於三種特質：第一，共同分享信仰與價值；第二，建立直接和多元關係；第三，彼此之間有實質上的互惠。爰此，長期照護服務是一項體現「福利社區化，社區福利化」的實施，經由不同的機構互補所長，其目的在促使社區民眾在長期照護的推動中，不僅具有連續性照護的服務，亦是結合醫療、護理與社會服務領域的關懷作為。

表 10-13　福利社區化理念於長期照護系統的推展

特性	意義	內涵	實施
在社區內服務	care in the community	將需要關懷、照顧的民眾留在自己的社區內，給予妥切的關懷與照顧。	希望民眾於家庭或社區能得到專業服務。
由社區來服務	care by the community	經由社區願意付出愛心奉獻的居民，為社區內的民眾提供服務。	希望由社區的民間小型福利設施或服務團體以及案家等，以小型化的服務或社區自助的方式來提供照顧或服務。
為社區而服務	care for the community	建立社區居民休戚與共，相互扶持的生命共同體意識。	進行資源整合或服務整合，使各種機構式、社區式和居家式照顧及服務可以連結起來。

（資料來源：作者整理）

　　為期待能讓老人過著有尊嚴、自主和選擇的「在地老化」，社區長期照護示範中心的作為，將朝向：

第一，發展多層級的照顧模式；

第二，奠基於公民權利的理念；

第三，建立明確的政策為指南；

第四，設計一套照顧服務標準；

第五，統整社區資源發揮效能；

第六，建構資源網絡擴大服務；

第七，引進社區照顧管理機制；

第八，擴大照顧人力資源體系。

表 10-14　推展社區長期照護示範中心的活動規劃

項目	目的	時間	主辦	地點
社區長期照護示範中心推動研討會	匯集產、官、學等專業人士，以集思廣益，裨益長照法二○一七年啓動「社區長照元年」。	二○一六十二月十六日	中華民國社區發展協會	實踐大學臺北校區
二○一六年度健康加油站	將社區長期照護觀念、做法宣導至民間社會，以帶動社區長照的實施。	二○一六年七月一日至二○一六年十二月三十一日	衛生福利部彰化醫院	實踐大學二水家政中心
社區長期照護專業人才培訓	號召有志從事長期照護人員實施系統培訓，並採取分級制度，以利專業養成。	二○一六年七月一日至二○一六年十二月三十一日	衛生福利部彰化醫院及敏惠醫護管理專科學校	衛生福利部彰化醫院及敏惠醫護管理專科學校
社區長期照護示範中心種子師資培育	將臺灣社區長照推動經驗推介至全國及境外，以觀摩方式邀請境外學者蒞臺學習借鑑。	二○一六年十一月十六日至二○一六年十二月十六日	敏惠醫護管理專科學校	敏惠醫護管理專科學校

（資料來源：作者整理）

五、願景

　　二〇〇二年世界衛生組織（WHO）提出「活躍老化」（active ageing）觀念，已成為 WHO、OECD 等國際組織對於老年健康政策擬定的主要參考架構。為了使老化成為正面的經驗，長壽必須具備持續的健康、參與和安全的機會，因此活躍老化的定義即為：「使健康、參與、和安全達到最適化機會的過程，以便促進民眾老年時的生活品質。」此一定義正呼應 WHO 對健康的定義：「身體、心理、社會三面向的安寧美好狀態。」因此，政策或計畫促進心理健康和社會連結，是與促進身體健康同等重要，並且使老年人維持自主與獨立。

　　社區長期照護是提供給老人一個有尊嚴、自主和選擇的生活環境，是老人安養的主要方式，社區長期照護被視為是實現該目標的主要模式。一個社區化的照護服務體系，具有可進性、多元性，又提供連貫性的服務，受照護者才能享有人性化且高品質的專業服務。社區長期照護的發展，是從「機構照護」到「在社區照護」再到「由社區照護」。「社區長期照護示範中心」的推展期盼能達到：「多用保健，少用健保」，「社區安養，安身立命」，「全人照顧，安老敬老」等願景。

結語

　　社區長期照顧結合健康營造工作，強調在既有的保健體系之下，改變傳統上民眾被動接受健康服務的方式，透過社區組織的運作，激發社區民眾由下而上主動參與，關心自身所處的社區健康問題，並結合社區中各團體之力量共同解決問題，促進民眾實踐健康生活，達到促進國民健康之目標。

　　社區工作、社會福利社區化及社區照顧在社會福利的意涵上，彼此相互重疊。雖然它們源起於不同時代背景、因素，但均以「社區」為基礎來推展福利工作，是以「社區長期照顧」並非一創新概念，而是體現社區工作的內涵，在社會福利的推展中展現新作為。

社區長期照顧

第十一章　社區長照政策與立法

前言

　　「人生七十古來稀」只存在於遠古，「人生七十才開始」是未來的常態。隨著高齡化社會的形成，老年人口的安置成為社會的重要議題。老化是一進行式的人類正常身心變化過程，其對老人的行為有很大負面影響。在身體有關的生理上老化，即生物性老化，會因身體的老化而變衰弱，導致各器官功能的退化或喪失。而在精神有關的心理上老化，即是隨著個人的年齡增加或特殊生活環境壓力等原因，而導致心理上變化。由於社會快速工業化、都市化以及家庭結構改變，以往在家庭照顧的老人，現在需自費聘請看護或住進機構照護。面對快速成長的長期照顧機構，如何確保其醫療生活照顧與服務品質，成為家屬、機構管理者及社會大眾重視的議題。

　　世界主要國家的老人照護政策，均以「在地老化」為最高指導原則－以「在地」的服務，滿足「在地」人的照顧需求。「福利社區化」係希望結合社會福利體系與社區發展工作，整合社區內外正式與非正式資源，建立有組織有計畫的福利輸送體系，使社區內需要得到福利服務的民眾，能有效的滿足其需求，以確保福利服務落實於基層的措施。

壹、長期照顧政策的發展

　　政策的建立是引導長期照護體系正常發展的必要條件，在社會發展的過程中，難免會有少數人口族群在生存、生活、生計及健康條件居於弱勢，由此而有照顧、支持與協助的理念與實務需要的萌出。在人口老化帶來普遍性長期照護需求的壓力下，政府的角色不應再以救濟貧窮個人或家庭為目標，而應以個人與集體責任共攤的原則作為政策規劃的原則，由國家扮演制度規劃者、管理者與使能者的角色，使能建構一個以服務需要者導向的長期照護服務體系。二十世紀七、八十年代，福利先進國家曾力推養老院建設，但這些建立在郊外的養老機構不僅親人探訪不方便，生活支出費

用高，而且集中照顧的單調環境缺乏鄰里氛圍，容易使老人覺得被社會遺忘。因此，那種上千張床位的大型養老院模式已不再受到青睞。相較之下，社區照顧由於提供了就近護理、日托、全托以及居家照顧等多功能服務，而且成本低，更受老年人歡迎，應是社會化養老的主流。

　　長期照顧係指針對需長期照顧者提供綜合性與連續性之服務；其內容可以從預防、診斷、治療、復健、支持性、維護性以至社會性之服務；其服務對象不僅需包括病患本身，更應考慮到照顧者的需要。考量一九八○年代前老人占總人口比率低（在百分之四以下），長期照護需求不多，社會大眾基於傳統家庭倫理觀念，認為身心障礙者的照顧是個人與家庭的責任，公共政策極少關懷長期照護服務的提供，家庭一直是最主要的長期照護資源。是以，我國長期照顧政策從一九八○年公布實施的《老人福利法》開始，長期照顧服務對象的選定標準相當有限，國家責任的界定範疇顯然係依據選擇主義（electivism）價值，照顧老人被視為是家庭的責任，政府只有在老人面臨經濟貧困或家庭照護資源缺乏的情況下，才經由資產調查以社會救助系統提供照護資源；如《老人福利法》中扶養機構的服務對象即局限於「無扶養義務之親屬或扶養義務之親屬無扶養能力之老人」；「醫療補助對象亦以老人及其扶養義務之親屬無力負擔者為限」。相關政策主要包含《社會福利政策綱領》（一九九四）、《老人福利法》的修法（一九九七）、「加強老人安養服務方案」（一九九八～二○○一）、「照顧服務福利及產業發展方案」（二○○二～二○○七），以及衛政體系陸續公布的「建立醫療網第三期計畫」（一九九七）、「老人長期照顧三年計畫」（一九九八）及「醫療網第四期計畫」（二○○一～二○○五）、「長期照顧十年計畫」（二○○七起）。這些在照顧服務政策的發展，反映出政府部門對人口老化所衍生的健康及長期照顧問題之重視與發展，也顯示臺灣長期照顧政策中社政與衛政體系的共同參與。隨著我國長期照顧政策積極擴充的社區及居家式服務方案，及多項發展中的家庭支持方案，更突顯照顧服務政策內涵的多重化。

表 11-1　臺灣社區照顧政策的發展

期別	時間	政策	主要內涵
萌芽期	一九六○年至一九九○年	1.一九六五年公布民生主義現階段社會政策。 2.一九六八年行政院頒布社區發展工作綱要。 3.一九六八年臺灣省社區發展八年計畫。 4.一九七二年臺灣省社區發展十年計畫。 5.一九八六年臺灣省社區發展後續第二期五年計畫，計畫重心轉移至整個社區福利服務體系的建立。	1.政府視長期照護等同於療養機構照顧，以發展「濟貧式」的療養機構滿足長期照護的需求，大多用來收容貧困無依的老人，忽略一般老人對家庭外長期照護需求的大量成長，導致未經立案的小型私人療養機構興起。鼓勵地方政府與民間機構推動中央的福利政策，由中央給與預算經費補助，導引民間資源投入社會福利，同時給予監督考核。 2.民生主義現階段社會政策：採社區發展方式，啟發居民自動自治之精神，並配合政府行政措施，改善居民生活，增進居民福利；設立社區服務中心，聘用曾受專業訓練的社工員提供各項服務。 3.社區發展工作綱要：設立社區服務中心，以基礎工程、精神倫理及生產福利建設為主要工作。
形成期	一九九一年至一九九五年	1.一九九一年修訂社區發展工作綱要。 2.一九九二年臺灣省現階段社區發展工作實施方案，明定以社區為中心，落實社會福利服務，建立社會福利服務體系，在老人福利方面，要成立長壽俱樂部、居家服務。 3.一九九三年頒布護理機構設置標準，法定三類長期照護相關的護理機構：護理之家、日間照護、居家照護機構。	1.修訂社區發展工作綱要，賦予社區發展協會法人地位，推動社區福利服務工作。 2.社會福利政策綱領：基本原則為建構以家庭為中心之社會福利政策；而其福利服務措施為加強社區老人安、療養設施，結合社區資源建立居家照顧服務網絡，並協助高齡者盡早建立生涯規劃，培養健康之生活態度。 3.一九九五年公告修正，將醫院

		4.一九九四年臺北市針對老人及身心障礙者推行四個社區照顧的實驗計畫方案。 5.一九九四年社會福利政策綱領納入社區照顧服務項目。	附設護理之家列為優先獎勵設置之範圍。 4.一九九五年全民健保將居家護理服務納入給付範圍,給付技術性護理服務。
實驗期	一九九六年至二○○○年	1.一九九六年內政部通過推動社會福利社區化實施要點,明定落實社區照顧。 2.一九九六年擴大給付護理之家內之專業性醫療護理服務。 3.一九九七年新版老人福利法訂定與長期照護資源關係至鉅的法條:訂定長期照護相關的三類機構為－長期照護機構、養護機構、服務機構(日間照顧、臨時照顧、在宅服務等)。 4.一九九八年核定「加強老人安養服務方案」。 5.一九九八年核定「老人長期照護三年計畫」。五項發展策略: (1)普及機構式照護措施,輔導醫療機構與民間設立護理之家。 (2)增加居家護理服務量。 (3)提供每年一千人的機構式喘息服務。 (4)成立十五家日間照護中心,提供三百人服務。 (5)鼓勵試辦長期照護資源管理中心,推動單一窗口和個案管理制度,統籌社區資源,建立管理式服務模式。	1.推動社會福利社區化實施要點:目的有三,包括: (1)增進有組織、有計畫的福利輸送,迅速有效照顧社區內之兒童、少年、婦女、老人、殘障及低收入者之福利。 (2)強化家庭及社區功能,運用社會福利體系力量,改善受照顧者之生活品質。 (3)結合社會福利體系與社區發展工作,整合社區內、外資源,建立社會福利服務網絡,以確保福利服務落實於社區。 2.一九九八年公布機構設置標準,特別降低四十九床以下小型機構的設置標準,提升小型機構完成立案的可能性。 3.加強推動養護機構、日間照顧、居家服務等資源的發展,明訂於每一鄉鎮、區普設「居家服務支援中心」以提供居家服務。
推動期	二○○一年至今	1.二○○七年核定「我國長期照顧十年計畫」。 2.二○一五年長期照顧服務法。	1.建構完整的長期照顧服務體系,強化長期照顧服務所需各項軟硬體基礎建設,保障老人及身心功能障礙者獲得適切服務,增進獨立生活能力,提升生活品質,以維持尊嚴與自

			主。
			2.各縣市設立的長期照顧管理中心，肩負連結醫療照護與生活照顧二大體系功能，民眾若要使用長照資源，可透過各縣市照管中心提出申請，由具備社工、醫學、護理、職能治療、物理治療、藥學等相關專業背景的照顧管理專員執行個案照顧管理工作，包括個案的資格篩選、需求評估、擬定服務計畫、連結服務、追蹤服務品質。

（資料來源：作者整理）

　　聯合國於一九五五年發表「經由社區發展獲致社會進步」的重要文獻，主要為彌補傳統社會與現代社會的鴻溝、提高開發中國家之生活水準、倡導大眾參與社會事務。老年人口成長急遽，長期照護需求增長，社會、政治、經濟快速發展，家庭照顧功能式微，民眾社會福利意識提升，長期照顧資源供不應求。公共政策受衝擊，重大公共法案陸續推動。政府自一九九九年推動社區健康營造工作，強調在既有的衛生保健體系之下，改變傳統上民眾被動接受健康服務的方式，透過社區組織的運作，激發社區民眾由下而上主動參與，關心自身所處的社區健康問題，並結合社區中各團體之力量共同解決問題，促進民眾實踐健康生活，達到促進國民健康之目標。

長期照顧政策目標：

一、以全人照顧、在地老化、多元連續服務為長期照顧服務原則，加強照顧服務的發展與普及。

二、保障民眾獲得符合個人需求的長期照顧服務，並增進民眾選擇服務的權利。

三、支持家庭照顧能力，分擔家庭照顧責任。

四、建立照顧管理機制，整合各類服務與資源，確保服務提供的效率與效益。

五、透過政府的經費補助，以提升民眾使用長期照顧服務的可負擔性。

六、確保長期照顧財源的永續維持，政府與民眾共同分擔財務責任。

近年來，發達國家力推多功能的社區照顧模式，其中日本的經驗較為成熟。日本為借鑑，採取「介護保險」為因應高齡社會的來臨，於一九九〇年開始實施「老人保健福利推動十年戰略（黃金計畫）」（Gold Plan），一九九四年底重修制定「新黃金計畫」，二〇〇〇年起推動介護保險，提出使用者本位、普遍主義、提供綜合性服務及社區（地域）主義等四大基本理念，俾使任何需要照護服務者都能就近獲得服務以營自立生活。其多功能的照顧服務涵蓋托養服務、日間照料和居家護理，服務內容包括入浴和康復護理、居家療養管理指導、護理用品租賃、短期入住護理和居家住宅改造等，通常是由家庭護理員和社會工作者上門探訪，提供入浴、如廁、飲食等護理以及烹調、洗衣等生活援助。照顧服務很靈活，家人出去旅遊，可以把老人託付在社區托老所。為了讓從事長期照護的子女緩口氣調整一下，多功能服務還可以將失能老人接到托老所住上一段時間再送回去。日間照料和托老所還可定期開車到各家去接老人來所裡洗澡，對臥床不起、活動不便而又無人照顧的老人，每天給他們送餐或接到托老所用餐。

面對急遽變遷的高齡化社會，「老有所終」銀髮族長者之頤養與生活照顧更形重要，因此如何幫助高齡者在地老化成為當政者施政之重點工作。參酌英國為借鑑，以一般稅作為財源，為推動長期照顧社區化，於一九八九年通過「照顧人民」（Caring for People）的社區照顧白皮書。二〇〇一年，政府再通過「老人之全國性服務架構」（National Service Framework for Older People），這是英國第一個特別針對老人照顧的整合型十年計畫，期待透過照顧標準的建立，降低全民健康服務（NHS）之健康及社會服務提供時的差異；計畫目的旨在確保老人能夠獲得公平、高品質，以及整合性的健康和社會服務。社區照顧政策是建構於社區主義哲學概念，亦即與社區一同來照顧（Care with the community）。「社區長期照顧」政策，其核心價值包含三項主要價值觀：

第一，以社區作為政府最基礎的施政單位，強調社區的主體性及自主性。

第二，培養社區自我詮釋之意識及解決問題之能力。

第三，培育社區營造人才，強調培力過程（empowerment）的重要性。

在地老化需要更多配備：第一，需要醫療系統；第二，一定要和老人所居住的地方配合；第三，在地老化需要服務系統；第四，是公共設施。以服務系統而言，包括正式與非正式服務。在地老化是動態的，人是動的，必須有連結的網絡。

貳、長期照顧服務的立法

我國推動的長期照顧制度參酌一九九四年日本「新黃金計畫」為標竿，希望將我國長期照顧所需居家式服務、社區式服務、機構式服務、交通服務、住宅服務、輔具服務，以及長期照顧管理制度建構完成，以因應未來人口快速老化所需的大量社會與健康照顧需求。

一般而言，失能者及其家庭通常面臨複雜問題，為使長期照顧需要者獲致最大的滿足，並使服務提供的品質與效率達到極大化的效果，有必要透過照顧管理制度，以民眾多元需求為導向，由照顧管理者（care manager）擔任需要照顧者與照顧體系間的橋梁，透過需求評量、服務資格核定、照顧計畫擬定、連結服務、監督服務品質以及複評等職責之執行，連結需要照顧者與其所需的服務體系及資源，並強調老人的自主與選擇權，以及與照顧者及服務提供者間夥伴關係，進而發揮提升照顧品質及控制照顧成本的功能，確保照顧資源之有效配置。

一、老人福利法

一九八○年公布《老人福利法》，首次法定我國老人福利機構，在社政體系下設有扶養機構、療養機構、休養機構、服務機構等四類機構。其中療養機構以療養罹患長期慢性病或癱瘓老人為目的，為我國第一個法定的長期照護機構。《老人福利法》中對於長期照顧的相關規定，「老人照顧服務應依全人照顧、在地老化及多元連續服務原則規劃辦理。直轄市、縣（市）

278

主管機關應依前項原則，並針對老人需求，提供居家式、社區式或機構式服務，並建構妥善照顧管理機制辦理之。」

表 11-2 《老人福利法》中對於長期照顧的相關規定

方式	內涵
居家式服務	1.醫護服務。2.復健服務。3.身體照顧。4.家務服務。5.關懷訪視服務。6.電話問安服務。7.餐飲服務。8.緊急救援服務。9.住家環境改善服務。10.其他相關之居家式服務。
社區式服務	1.保健服務。2.醫護服務。3.復健服務。4.輔具服務。5.心理諮商服務。6.日間照顧服務。7.餐飲服務。8.家庭托顧服務。9.教育服務。10.法律服務。11.交通服務。12.退休準備服務。13.休閒服務。14.資訊提供及轉介服務。15.其他相關之社區式服務。
機構式服務	1.住宿服務。2.醫護服務。3.復健服務。4.生活照顧服務。5.膳食服務。6.緊急送醫服務。7.社交活動服務。8.家屬教育服務。9.日間照顧服務。10.其他相關之機構式服務。

（資料來源：作者整理）

二、推動社會福利社區化實施要點

　　政府有感於家庭外長期照護需求不斷擴張，開始展開各種試辦計畫：在社政體系下，臺灣省政府於一九八七年代開始試辦日間托老和老人居家服務；衛政體系試辦居家照護，一九八九年公保試辦居家照護給付，提供居家重度功能障礙病人技術性護理服務。內政部一九九六年十二月十六日核定實施「推動社會福利社區化實施要點」。其實施要領為：

表 11-3 「推動社會福利社區化實施要點」的主要內容

特性	內涵
選定福利社區	省（市）、縣（市）政府原則以社區為核心，以生活共同圈的服務輸送可近性、社區居民參與性、福利資源完整性作為規劃福利社區之範圍，經勘定後實施。
確認福利需求	指定專人協助社區訂定計畫，蒐集資料，了解民眾之問題及需求，掌握福利服務之現況，協調福利資源之運用，據以實施。

加強福利服務	以社區現有之福利工作，繼續加強辦理，進而擴大福利工作項目，充實服務內涵，並結合社區內、外福利服務體系，建立社區服務網絡，提升社區服務品質。
落實社區照顧	推展社區福利機構小型化、社區化，並倡導福利機構開拓外展服務，促使資源有效利用。
配合國宅整建	增設福利設施，便利各項福利設施之使用，達成福利可及性之功能。

（資料來源：作者整理）

　　為促進社區老人身心健康，落實在地老化及社區營造精神，政府於二〇〇五年核定通過「建立社區照顧關懷據點實施計畫」，結合有意願的社會團體參與設置社區照顧關懷據點，由當地民眾擔任志工，提供關懷訪視、電話問安諮詢及轉介服務、餐飲服務、辦理健康促進活動等，以延緩長者老化速度，發揮社區自助互助照顧功能，並建立連續性之照顧體系。「關懷據點」為「六星計畫」的產物，到目前為止推動得還不錯，它讓不少荒廢已久的社區活動中心重新啟用。該計畫是參考臺南市辦理「村里關懷中心」的經驗，結合社區健康營造，有初級預防工作的概念，扮演好健康預防的角色。成功點在於結合了村里長，把社區的媽媽們或年輕的老人找來幫忙，鄉村地區的村里長也扮演了非常重要的角色。

三、長期照顧服務法

　　《長期照顧服務法》於二〇一五年公布，預計二〇一七年後正式上路，《長期照顧服務法》為我國長照發展重要之根本大法，整合攸關失能家庭的各類長照資源，使資源更全面，服務更有品質，失能者得到適當的照護。該法涵蓋長照服務內容、人員管理、機構管理、受照護者權益保障、服務發展獎勵措施等，使相關規範明確且一致，讓有意投入長照服務產業者將有所依循，並可注入民間資源參與居家、社區及機構住宿式服務。另因該法的通過，保障對象不再只限失能者，也將家庭照顧者一併納入，二〇一五年全國失能、失智人口超過七十五萬人，該法將可嘉惠七十餘萬家庭。

在此之前，政府長照服務的對象只限六十五歲以上老人、五十五歲以上山地原住民、五十歲以上身心障礙者，且僅工具性日常生活活動功能（IADLs）失能且獨居者。《長照法》通過後，只要身心持續失能達六個月以上，身心功能部分或全部喪失者，都可申請長照服務，讓長照更普及。此外，家庭照顧者也納入服務範疇，政府必須提供長照知識與技能訓練。臺灣每天新增六十個失能失智患者，以後只會更多。長照的經費、人力、資源分配，挑戰了全民老後的健康與尊嚴。以前照顧（失能失智者）是家庭的問題，現在國家、社會的力量要進來，是很重要的里程碑，為健全長照服務體系之發展，並兼顧服務品質與資源發展，以保障弱勢接受長照服務者之權益。本法內容涵蓋長照服務內容、人員管理、機構管理、受照護者權益保障、服務發展獎勵措施五大要素。

表 11-4　《長期照顧服務法》的主要內容

特性		內涵
立法目的		為健全長期照顧服務體系提供長期照顧服務，確保照顧及支持服務品質，發展普及、多元及可負擔之服務，保障接受服務者與照顧者之尊嚴及權益。
主管機關		在中央為衛生福利部；在直轄市為直轄市政府；在縣（市）為縣（市）政府。
用詞界定	長期照顧	指身心失能持續已達或預期達六個月以上者，依其個人或其照顧者之需要，所提供之生活支持、協助、社會參與、照顧及相關之醫護服務。
	長照人員	經法定之訓練、認證，領有證明得提供長照服務之人員。
	長照機構	以提供長照服務或長照需要之評估服務為目的，依本法規定設立之機構。
	照管中心	由中央主管機關指定以提供長照需要之評估及連結服務為目的之長期照顧管理中心。
	長照體系	指長照人員、長照機構、財務及相關資源之發展、管理、轉介機制等構成之網絡。
長照服務	居家式	到宅提供服務。
	社區式	於社區設置一定場所及設施，提供日間照顧、家庭托顧、臨時住宿、團體家屋、小規模多機能及其他整合性等服務。
	機構住宿式	以受照顧者入住之方式，提供全時照顧或夜間住宿等之服務。

	家庭照顧者支持服務	為家庭照顧者所提供之定點、到宅等支持服務。
居家式長照服務之項目		1.身體照顧服務。2.日常生活照顧服務。3.家事服務。4.餐飲及營養服務。5.輔具服務。6.必要之住家設施調整改善服務。7.心理支持服務。8.緊急救援服務。9.醫事照護服務。10.預防引發其他失能或加重失能之服務。11.其他由中央主管機關認定到宅提供與長照有關之服務。
社區式長照服務之項目		1.身體照顧服務。2.日常生活照顧服務。3.臨時住宿服務。4.餐飲及營養服務。5.輔具服務。6.心理支持服務。7.醫事照護服務。8.交通接送服務。9.社會參與服務。10.預防引發其他失能或加重失能之服務。11.其他由中央主管機關認定以社區為導向所提供與長照有關之服務。
機構住宿式長照服務		1.身體照顧服務。2.日常生活照顧服務。3.餐飲及營養服務。4.住宿服務。5.醫事照護服務。6.輔具服務。7.心理支持服務。8.緊急送醫服務。9.家屬教育服務。10.社會參與服務。11.預防引發其他失能或加重失能之服務。12.其他由中央主管機關認定以入住方式所提供與長照有關之服務。
家庭照顧者支持服務提供		1.有關資訊之提供及轉介。2.長照知識、技能訓練。3.喘息服務。4.情緒支持及團體服務之轉介。5.其他有助於提升家庭照顧者能力及其生活品質之服務。
經費來源		五年內至少一百二十億臺幣,政府預算、菸捐為主。
人力需求		預估照護人員、社工等,仍需近四萬人。
外勞聘僱		機構與個人皆可聘僱外勞之雙軌制。

（資料來源：作者整理）

　　長期照護包含了健康、生活及安全,或是生存、生活與生計等多方面之照顧。各個照顧層面各自具備其照護體系,於是便有不照護體系整合之問題。《長期照顧服務法》內容涵蓋人員管理、機構管理、受照顧者權益保障、服務發展獎勵措施等四大要素,《長照服務法》立法完成,將使我國長照服務體系更為完善,成為健全我國老人照顧體系不可或缺的基礎,同時提供民眾更多元、優質的照護服務選擇,並有助於提升長照服務品質。未來只要身心失能六個月以上,需要生活及醫事長期照顧者,家屬可透過長照機構聘僱受過訓練的長照人員或外籍看護,採取居家式、社區式、機構住宿式或家庭式等得到最佳照顧。

　　《長期照顧服務法》的特色還包括，將外籍看護納入規範。現行外籍看護工都是家屬聘僱，《長照法》提供家屬更多選擇，除了自行聘僱外，也可向居家式長照機構請求服務，機構不但要負責品質，外籍看護若請假或休息，機構也必須派人補替；此外，新法通過後首次受僱的外籍看護，家屬可為其申請接受中央主關機關的補充訓練，加強外籍看護能力與素質。新法施行後五年內，將整合現有護理之家、老人之家、安養院等長照機構，並於期限內完成改制，屆期未取得許可者，不得提供長照服務，以為造福這些失能者及其家庭照顧者。

參、長期照顧的計畫方案

　　確保社會成員的基本生活保障是社會福利的主要宗旨，因此，掌握社會成員結構的變化是建構社會福利政策的基礎，脫離人口結構變遷考量的社會福利政策無疑是架空的、不實的。人類面對社會快速老化，無論是老年人或年輕人，身體自然衰退或發生肢體或心理障礙，如何有系統地提供連續性照顧，維持生活品質與生命的尊嚴，是二十一世紀人類的一大挑戰。近年來，國內人口結構的少子高齡化現象已經逐漸影響到經濟、消費、勞動力、教育、醫療各層面。同樣的，社會福利與社會工作學界也關心社會福利政策如何因應少子高齡化的人口結構變遷加以規劃建構的相關課題。

　　從一九六五年政府頒布「民生主義現階段社會政策」之後開始，確立了「社區發展」的概念為我國社會福利措施七大要項之一，而一九六八年公布施行的《社區發展工作綱要》亦可視為是提倡社區照顧理念的具體表徵。關於長期照顧的實務模式，通常分社會模式（social model）與醫療模式（medical model）兩者，前者指將長期照顧對象視為是「老人」，而提供在宅、社區為主的服務，服務提供者包括家人、鄰里、社區、照顧服務人員、醫護人員、社會工作人員等；後者指將長期照顧對象視為是「病人」，而提供以醫療與照護機構為主的健康照顧，服務提供者以醫護人員為主。社會模式成本低，對老人而言較有尊嚴、自主，且符合「在地老化（aging in place）」的原則。醫療模式成本較高，對老人而言較易產生「疾病化」、「機構化」現象。

表 11-5　臺灣推動與長期照顧有關計畫方案

機構	方案
行政院	「建構長期照護體系先導計畫」（二〇〇〇～二〇〇三） 「照顧服務福利及產業發展方案」（二〇〇二～二〇〇八） 「長期照顧十年計畫」（二〇〇七） 「人口政策白皮書」（二〇〇八）
內政部	「加強老人安養服務方案」（一九九八～二〇〇八） 「友善關懷老人服務方案」（二〇〇九～二〇一二）
衛生福利部	「老人長期照護三年計畫」（一九九八～二〇〇〇） 「醫療網第四期計畫－新世紀健康照護計畫」（二〇〇一～二〇〇四） 「社區老人健康促進」（二〇〇七） 「全人健康照護計畫」（二〇〇五～二〇〇八） 「老人健康促進計畫」（二〇〇九～二〇一二） 「高齡友善城市」（二〇一二）
教育部	「邁向高齡社會老人教育政策白皮書」（二〇〇六）

（資料來源：作者整理）

一、老人長期照護三年計畫

　　一九九八年衛生署推動「老人長期照護三年計畫」，以發展居家及社區式照護為主，機構式照護為輔；該計畫之目的，是強調透過家庭長期照顧知能的增進及醫療衛生、社會資源的結合，使無自我照顧能力的老人能於家庭或就近的社區中得到適當照顧；惟為達成在地老化的政策目標。五項發展策略為：

　　第一，普及機構式照護措施，輔導醫療機構與民間設立護理之家。

　　第二，增加居家護理服務量。

　　第三，提供每年一千人的機構式喘息服務。

　　第四，成立十五家日間照護中心，提供三百人服務。

　　第五，鼓勵試辦長期照護資源管理中心，推動單一窗口和個案管理制度，統籌社區資源，建立管理式服務模式。

　　「老人長期照護三年計畫」，開始開辦「長期照護管理示範中心」，至二〇〇三年底止，已達成各縣市設置一中心，據以作為長期照護資源整合與配置成為單一評核機制的目標；在有效整合下，於二〇〇四年開始將「長期照護管理示範中心」轉型改稱「長期照顧管理中心」，並將「照管中心」列為推展的重點項目，以建構一個符合多元化、社區化、普及化、優質化、可負擔及兼顧性別、城鄉、族群、文化、職業、經濟、健康條件差異之長期照護制度。

二、照顧服務福利及產業發展方案

　　回顧我國長期照顧政策自一九八〇年代發展至今的軌跡，可從社會行政、衛生行政、勞工行政三個主管機關與研究發展等四個面向進行回顧。社會行政體系方面，人口老化政策係以一九八〇年公布實施的《老人福利法》為始點，其後陸續公布《社會福利政策綱領》、「加強老人安養服務方案」重大政策，並修訂《老人福利法》及《社會福利政策綱領》等；衛政體系亦陸續執行「建立醫療網第三期計畫」、「老人長期照護三年計畫」及「醫療網第四期計畫」；行政院勞委會則於一九九二年公告「因應家庭照顧殘障者人力短缺暫行措施」，引進外籍家庭看護工作為長期照顧服務的補充人力。但有鑑於長期照顧業務分屬社會行政與衛生行政主管機關，服務內涵、服務設施設備標準、服務從業人員法令亦分由《老人福利法》、《護理人員法》、《身心障礙者權益保障法》及《就業服務法》規範，致使社政體系服務對象以經濟弱勢者為主，非經濟弱勢者則是選用衛政體系發展的居家護理服務、護理之家機構式服務與勞政體系引進的外籍看護工偏多。

　　一九九七年修訂的《老人福利法》之「福利服務」專章將身心受損致日常生活功能需他人協助之居家老人納為服務對象，不再局限於低收入戶或中低收入老人；更顯著的範例是行政院於二〇〇二年訂頒的「照顧服務福利及產業發展方案」，服務需求者部分即載明「適度補助非低收入失能

者」；內政部配合照顧服務產業發展方案同步開辦「非中低收入失能老人及身心障礙者補助使用居家服務試辦計畫」，將補助對象擴及至一般失能國民。

　　為整合長期照顧相關部會與資源，行政院經建會於二○○二年推行「照顧服務福利及產業發展方案」，目的為建置普及式與多元化之長照服務提供體系，全面開發照顧服務就業人力，透過使用者付費機制，鼓勵非營利團體及民間企業共同投入照顧服務產業，以提高長期照顧服務之規模經濟，提升福利資源的運用效率。首度將照顧服務對象由中低收入失能者擴及一般失能國民，鼓勵非營利團體及民間企業共同投入照顧服務體系，並以全面開發本國籍照顧服務就業人力為目標，期能減少外籍看護工的聘用；但照顧服務總時數增加的幅度有限，外籍看護工人數亦持續成長，未能達成減少僱用外籍看護工改聘本國照顧服務員之預期目標。

　　「照顧服務產業」係以提供照顧服務為目的的產業，使用者付費購買照顧服務，由服務組織僱用足夠人力提供收費的照顧服務，並作具成本效益的營運，以獲取合理的利潤，即可稱之為產業化。這些方案的共同特色為：

　　第一，長期照顧服務以日常生活需要協助的人為對象。

　　第二，服務內容以日常活動的協助為主，常與復健及醫療服務結合。

　　第三，因高齡者處於長期慢性病的風險，造成身體障礙或失智狀態，使長期照顧需求的比率高。

　　第四，長期照顧主要目的在「照顧」需協助者，急性醫療主要目的在「治癒」疾病。

　　高齡化社會、高齡社會的到來，已帶動開發與開發中的國家傾力於建構老人福利政策與制度，特別是人口結構已趨成熟的社會，無不關注後期高齡者的社會照顧問題。社區養老照顧要關注行政、醫療和社區資源的整合，在協調福利資源和市場資源的同時，形成政府、社區和企業多方參與的格局。就政府的責任而言，高質量的公共政策離不開高水準的老齡研究，應當在大學和科研機構建立一批老年研究中心，在多學科研究和老齡產業

開發的結合上下功夫。例如，作為中國社會政策的重要領域，養老服務是中國擴大內需和未來發展的重要投資場所，老齡研究應該加強如何把「包袱」轉化為「紅利」的討論。各級政府要重視養老公共政策之間的協調問題，在推進護理保險制度的同時，加大對從事社區照顧相關業者的政策優惠。例如，對日間照料和托養的服務實施補貼制度。此外，規劃目標如何與實施細則銜接也有大量工作。例如，在接送老人到中心、實施護理及托養服務時如何規避風險、如何根據社區老年人口來規劃多功能照顧的用地和設施等，都亟待制度保障。

肆、落實在地老化的策略

隨著老人人口快速成長，慢性病與功能障礙的盛行率將急遽上升，這些功能障礙者或缺乏自我照顧能力者，除健康與醫療服務外，也需要廣泛的長期照顧服務。臺灣人口結構的老化速度急遽、老人安養的需求未減緩，老人安養及照護方式成為民眾關切的焦點，有待政府、產業及民眾於供給及需求之間取得平衡。根據推估二〇三五年後，每五人當中，就有一人是老人。人口老化衍生出相關社會問題，像就業、醫療、安養、養護、長期照護、居家老化、老人休閒等，社福團體皆強調，建構完善的老人長期照顧系統才是最重要的。因此，我國老人照顧政策上，不管是提供津貼或居家照顧服務，應掌握資源配置及實施績效。此外，以前瞻性的視野，審慎思考家庭、社區及政府之間照顧責任與能力歸屬的根本問題，方能建構符合我國社會需求的老人照顧制度。

政策如要落實需透過立法來實踐，大部分社會福利先進國家在面對人口老化與安、療養需求大幅增加的問題時，大多透過「長期照護制度」來提供必要的服務。而目前與長期照護相關的法規是針對各項長期照護資源配置、機構管理、設施供需、設置標準、服務供給者之資格條件、品質規範與評鑑標準等執行面向之內涵研訂。以達促進長期照護服務體系健全發展，確保服務品質，維護及保障長期照護需要者之尊嚴及權益之目的，並

使長期照護制度具有足備的法源基礎。老人生活安排的變遷歷程,可以發現「在地老化」已是各先進國家的努力方向。日本、瑞典、丹麥等先進國家,都將一九九〇年代提出的「在地老化(aging in place)」作為老人照顧政策目標,為了落實「在地老化」的精神,提供了連續性照顧之措施。所謂在地老化就是盡可能的幫助功能障礙者留住其熟悉的家中或社區中,過獨立自主的生活,因而主張應該儘量減少機構式服務的提供,鼓勵機構式照顧轉而趨向社區化與小型化。我國傳統認為子女應該奉養父母,如果把父母送到機構是不適宜的做法,加上傳統落葉歸根觀念,因此發展在地老化相當符合臺灣社會環境。

人口結構高齡化意謂著老人、慢性疾病照護與長期照護資源的需求日益劇增,國家社會將面臨前所未有的挑戰。因此,有關老人健康照護服務與照護政策等相關議題,是臺灣醫療體系與國家政府亟需關切與討論之重要議題。因此,有關老人健康照護服務與照護政策,皆呼籲應提供「以社區為基礎,家庭為中心的老人照護」,並倡議「在地老化」為二十一世紀長期照護推展的策略,因應策略既合乎人本精神,亦合乎中華文化。

表 11-6　長期照顧資源簡表

類型			內涵
非正式長照資源	家庭照顧		家人,親友照顧。
			本國看護,外籍看護。
正式長照資源	醫療體系	社區式	日間照護,居家照護。
		機構式	慢性病床,護理之家。
	社福體系	社區式	日間照顧,居家服務,老人公寓。
		機構式	養護機構,安養機構,長照機構。
	榮民體系	機構式:榮民之家。	

(資料來源:作者整理)

面對急遽變遷的高齡化社會,老人生活照顧及養護問題已經不是單純的個案問題,乃是整個社會的結構性問題,亟有必要予以特別的關注。在家庭面臨失功能或解組之危機下,「老有所終」銀髮族長者的頤養與生活照

顧更形重要，因此如何幫助高齡者在地老化成為當政者施政之重點工作。在《老人福利法》修法時，強調：「未來長期照顧應以在地老化、多元聯繫、全人照顧為原則。」而這樣的概念落實的政策中就是「社區關懷據點」與「十年長期照顧計畫」。

一、社區照顧關懷據點

　　政府是在二〇〇五年核定「建立社區照顧關懷據點實施計畫」，以社區營造及社區自主參與為基本精神，鼓勵民間團體設置社區照顧關懷據點，提供在地的初級預防照護服務，再連結社區照顧、機構照顧及居家服務等各項照顧措施，以建置社區中連續性之長期照顧服務與落實弱勢者照顧服務社區化計畫。「社區照顧關懷據點」計畫，考量到如何照顧健康的老人，延緩老化，甚至比照顧失能的老人更為重要，在全國設置一千六百個「關懷據點」，推動方式為結合在地民間組織，如宗教、文史單位、農漁會、村里辦公處、社區發展協會、基金會等民間非營利組織。提供初級預防的照顧層面，核心價值在延續在地老化的政策理念，重點是讓老人可以就近獲得服務，讓它的可親性可以達到最高。

　　其目的及做法為：

　　第一，由在地人提供在地服務，建立社區自主運作模式，以貼近居民生活需求，營造永續成長、健康的社區環境。由於關懷中心的服務項目非常明確，因此在年度執行計畫的審核上也非常的制式化，並在年初會給與一個該年度執行計畫範本，供各個村里中心作參考。服務項目包括關懷訪視、電話問安、健康促進活動、舉辦講座等。

　　第二，以長期照顧、社區營造之基本精神，提供老人社區化之預防照護。結合有意願的社會團體參與據點的設置，由當地民眾擔任志工，提供老人關懷訪視、電話問安、諮詢及轉介服務，並視當地需求特性提供餐飲服務或辦理健康促進活動；期透過在地化之社區照顧，使老人留在熟悉的社區中生活，同時亦提供家庭照顧者適當之喘息服務，以預防長期照顧問題惡化，發揮社區自助互助照顧功能。

第三，結合照顧管理中心等相關福利資源，提供關懷訪視、電話問安、諮詢及轉介服務、餐飲服務、健康促進等多元服務，建立連續性之照顧體系。

二、建立社區照顧關懷據點實施計畫

為發展完善的長期照護制度，政府於二〇〇五年核定「建立社區照顧關懷據點實施計畫」，指導單位為內政部，主辦單位為縣市政府，協辦單位為各鄉鎮市公所，承辦單位包括：1.立案之社會團體。2.財團法人社會福利、宗教組織、文教基金會捐助章程中明訂辦理社會福利事項者。3.其他社區團體如社區宗教組織、農漁會、文史團體等非營利組織。成立村里關懷中心，必須具備兩個條件：其一是每個中心至少要有二十名志工；其二是中心場地至少需要二十坪，並且鼓勵為閒置空間的再利用。成立之前，專案辦公室會去現場進行評估與勘查，等到一切就緒後，還會派專家至各中心進行志工訓練，幫助志工了解關懷中心的設置理念以及之後適當的服務方式、道德規範。送餐服務也是關懷中心的服務項目之一，但並不是每個關懷中心都有該項，主要是各中心進行評估後，覺得該區的居民普遍有這個需求後，才會設立，且關懷中心的送餐服務結合了社會福利科本來就有補助的送餐服務，結合的方式有二：一是社會福利科將餐點送到關懷中心後，由關懷中心的志工再將這些便當分送出來。另一是由於很多關懷中心都有廚房設備，很多會烹飪的志工便會到關懷中心製作便當，再分送到無法走出家門的人；而若是還能行走的人，便自行到關懷中心內部共餐。如果是採取第二方式的話，通常便會使用到關懷中心的業務費，雖然比較會花到錢，但是仍有很多關懷中心會採取第二模式，因為雖然社會福利科有補助送餐服務，但是限制非常嚴苛，比方說一定要獨居老人或低收入戶、領有殘障手冊等；若是由關懷中心自行準備的話，則能幫助的村民人數會更多。若是要長期運作的話，還是會採取「使用者付費」的概念模式，向每位使用者酌收二十元，但主要還是要靠政府的補貼。

社區營造及社區自主參與為基本精神，鼓勵民間團體設置社區照顧關懷據點，提供在地的初級預防照護服務，再連結社區照顧、機構照顧及居家服務等各項照顧措施，以社區營造及社區自主參與為基本精神，鼓勵民間團體設置社區照顧關懷據點，提供在地的初級預防照護服務，再連結社區照顧、機構照顧及居家服務等各項照顧措施，以建置社區中連續性之長期照顧服務與落實弱勢者照顧服務社區化計畫。以建置社區中連續性之長期照顧服務與落實弱勢者照顧服務社區化計畫。建構完整長期照顧體系，保障失能老人與身心功能障礙者能獲得適切的服務，增進其獨立生活能力，提升生活品質，以維持尊嚴與自主，達成以下目標：

一、實現在地老化，提供從支持家庭、居家、社區到機構式照顧的多元連續服務，普及照顧服務體系。

二、讓人民獲得符合個人需求的服務，並增進其選擇權。

三、支持家庭照顧能力，分擔家庭照顧責任。

四、培訓足夠的本國長期照顧人力，提升長期照顧品質與創造就業機會。

五、建立照顧管理機制，確保照顧服務資源效率與品質。

六、透過經費補助，提升民眾使用可負擔性服務的意願。

七、確保財源永續穩定，政府與人民共同分擔財務責任。

「社區照顧關懷」工作，為高度勞力密集的服務且需長期持續推動的，現行地方政府實施方式，以結合民間資源（福利團體等）透過契約，或志工愛心服務方式進行，實施良窳因此繫於社會資源豐沛與否，有心推動的長期照顧，宜配合充沛民間社福、宗教團體及志工力量，常較具推展能力。

三、長期照顧十年計畫

二〇〇六年行政院通過二〇一五年經濟發展願景之「大溫暖社會福利套案」，以「在地老化」為概念，走向「社區化」、「居家化」。計畫包括縮小城鄉貧富差距、強化老人安養、因應少子女化、促進國民健康等四大項工作，其中強化老人安養包括「建構長期照顧體系十年計畫」、「推動國民年金制度計畫」、「設立人口、健康及社會保障研究中心計畫」等。長照十

年計畫的基本目標為「建構完整之我國長期照顧體系，保障身心功能障礙者能獲得適切的服務，增進獨立生活能力，提升生活品質，以維持尊嚴與自主。」係以增進民眾選擇服務的權利，落實在地老化，優先發展居家和社區式服務方案，主要提供八項含生活照顧及醫事照護的長期照護服務，包括：1.居家護理、2.居家及社區復健、3.喘息服務、4.照顧服務（居家服務、日間照顧、家庭托顧）、5.輔具購買／租借及居家無障礙環境改善、6.老人營養餐飲服務、7.交通接送、8.長期照顧機構等。在「十年長照」提供的八大項服務中，其中七大項都在提供「社區居家服務」，就是要讓服務輸送到社區、輸送到家，而不是鼓勵到機構去，以建構一個符合多元化、社區化（普及化）、優質化、可負擔及兼顧性別、城鄉、族群、文化、職業、經濟、健康條件差異之長期照顧制度。

長期照顧的服務對象主要是指日常生活功能受損而需要由他人提供照顧服務者，長期照顧十年計畫透過鼓勵民間參與服務提供、政府和民間共同承擔財務責任，發展居家服務、日間照顧、家庭托顧、居家護理、社區及居家復健、輔具購買（租借）及居家無障礙環境改善、營養餐飲、喘息服務、交通接送服務，及長期照顧機構等多元服務，是建立長照制度及服務網絡的先驅性計畫。

二○○七年行政院院會報告，核定為「我國長期照顧十年計畫」，基本目標為「建構完整之我國長期照顧體系，保障身心功能障礙者能獲得適切的服務，增進獨立生活能力，提升生活品質，以維持尊嚴與自主。」長期照顧相關部會推動的政策、法案與相關研究，在在都顯示政府部門對人口老化所衍生的健康及照護問題之重視程度。但考量我國人口老化趨勢之快速性、資源開發的有限性、儘速推動的急迫性，及特殊群體之老化經驗不同，提供實物給付（服務提供）為主，並依民眾失能程度及家庭經濟狀況，提供合理的補助；失能程度愈高者，政府提供的補助額度愈高。目前長照十年計畫的申請，是由各縣市政府成立單一窗口「長期照顧管理中心」（以下簡稱照管中心）負責失能評估，有長照需求的失能者，皆可向縣市政府的照管中心提出申請，由照管中心之照顧管理專員到府進行失能評估，符

合補助之對象，照管專員也將研擬照顧計畫，連結適合失能者的各項服務，提供失能者全面性的服務內容。包含：

表 11-7　長期照顧十年計畫簡述

類別		內容
服務對象		1.六十五歲以上老人。 2.五十五至六十四歲的山地原住民。 3.五十至六十四歲的身心障礙者。 4.僅工具性日常生活活動能力（以下簡稱 IADLs）失能且獨居之老人。
失能程度	輕度失能	一至二項日常生活活動能力（以下簡稱 ADLs）失能者；僅 IADLs 失能之獨居老人。
	中度失能	三至四項 ADLs 失能者。
	重度失能	五項（含）以上 ADLs 失能者。
補助標準	全額	家庭總收入未達社會救助法規定最低生活費用一點五倍者：由政府全額補助。
	部分	家庭總收入符合社會救助法規定最低生活費用一點五倍至二點五倍者：由政府補助百分之九十，民眾自行負擔百分之十。
	一般	由政府補助百分之七十，民眾自行負擔百分之三十。
服務項目	照顧服務	包含居家服務、日間照顧、家庭托顧服務。依個案失能程度補助服務時數：輕度每月補助上限最高為二十五小時；中度每月補助上限最高五十小時；重度每月補助上限最高為九十小時。每小時以一百八十元計算，超過政府補助時數者，由民眾自行負擔。
	居家護理	除現有健保給付二次外，經評估有需求者，每月可再增加二次，每次給付一千三百元。
	社區及居家復健	提供無法透過交通接送服務使用健保復健資源者，使用居家或社區復健服務，每次訪視費一千元，每年給付職能治療及物理治療各六次。
	購買輔具	為增進失能者在家中自主活動的能力，每十年內提供十萬元額度補助購買輔具或環境改善。
	老人營養餐飲服務	協助經濟弱勢（低、中低收入戶）失能老人獲得日常營養之補充，每人每日補助一餐，每餐以五十元計。
	喘息服務	為支持家庭照顧者，輕度及中度失能者，每年提供十四天補助；重度失能者，每年提供二十一天補助，每天補助以一千元計。
	交通接送	為滿足失能者就醫及使用長期照顧服務服務的需求，特補助中度以上失能者使用類似復康巴士之交通接送，每月補助四次。

	機構服務	放寬補助入住機構的對象為未達社會救助法一點五倍之重度失能者，全額補助。而未達社會救助法一點五倍之中度失能者，經評估家庭支持情形確有進住之必要，亦可專案補助。

（資料來源：作者整理）

　　「我國長期照顧十年計畫」涵蓋的照顧服務項目最為廣泛，包括：居家服務、日間照顧、失智症日間照顧、家庭托顧、老人營養餐飲、交通接送、輔具購買及居家無障礙環境改善、長期照顧機構、居家護理、社區及居家復健，與喘息服務等多項服務，顯示實物給付（服務提供）為主要照顧資源提供形式，但服務提供形式盡可能從涵蓋各種服務提供地點（居家、社區及機構式服務），服務內涵亦整合社政與衛政體系（居家服務、居家護理與復健服務），並納入交通接送、輔具購買及居家無障礙環境改善等服務給付形式，協助銜接跨越各服務地點之間的移動障礙，補充服務地點本身的限制，服務給付水準亦依據服務對象所需的照顧服務密集程度設定之。為滿足長期照顧需求的增加，長照十年計畫服務服務原則包括：

　　第一，以提供服務為主，現金給付為輔，並以補助失能者使用各項照顧服務措施為原則。

　　第二，依失能程度及家庭經濟狀況提供合理補助，失能程度愈高，補助額度愈高。

　　第三，失能者需部分負擔服務費用。服務內容以日常生活活動服務為主，包括居家服務、日間照顧、家庭托顧服務。

　　二〇〇七年行政院所核定的「長期照顧十年計畫」，而在這些出現社區照顧重要項目的政策或計畫方案中，有別於上一個時期，這階段將以志願性工具與混合性工具的交互運用，但引入民間力量的程度明顯提高。十年計畫自二〇〇八年正式上路，提供有照顧需求的老人，整合且持續的照顧服務，支持家庭照顧能力，並達成「在地老化」的目標。為有效運用並整合長期照護資源，協助建立地方照顧管理制度，輔導各縣市設置長期照顧管理中心，作為整合社、衛政長期照護服務資源並受理及連結、輸送長期

照顧服務之單一窗口。但因民眾長期照護需求快速增加，故仍有許多失能者尚未接受服務，並有長期照護資源分布不均之情況。長期照顧的工作則仍多由家庭承擔，中途致障的身心障礙者和因老化而致身體功能退化或失能的老人需求不同，需要更多包括身體、心理、生活復建等的支持。此外，失智人口快速增加，但照護服務體系尚未建立，服務類型及量能明顯不足，且資源分布不均。專責失智日照中心及失智專區有待積極建置，並需加強增進各類長期照護專業人員有關失智症照顧之專業知能。上述現況均顯示我國長期照護制度有待儘速發展下一階段普及式的長期照護服務體系。

四、新的長期照顧十年計畫（2.0 版）

自二○○七年實施的長照十年計畫，經檢討服務涵蓋率低，僅有三成五，就是因為「不好用」，服務難進到民眾手中，是因照顧時數不夠、城鄉服務差異過大、經費不足，且長照服務單位各自為政等。為了讓新的長照十年計畫更好用，規劃 A 到 C 的綿密長照網，希望長輩走到巷口，甚至只要在家等車，長照需求就能被滿足，連續、彈性且多元。同時，以小規模多機能服務為重點，不只納入失智症照顧服務、原住民族地區社區整合型服務，也加入預防失能或延緩失能（衛生福利部，二○一六）。

表 11-8　長期照顧 1.0 與 2.0 版本的比較

項目	長期照顧 1.0 版本	長期照顧 2.0 版本
實施期程	二○○七年至二○一六年	二○一七年至二○二六年
服務對象	因老化失能衍生的長照需求者： 1.六十五歲以上老人 2.五十五歲以上山地原住民 3.五十歲以上身障者 4.六十五歲以上僅IADL需協助之獨居老人	除了 1.0 服務對象之外，擴大納入： 1.五十歲以上失智症患者 2.五十五到六十四歲失能平地原住民 3.四十九歲以下失能身障者 4.六十五歲以上衰弱老人
服務項目	1.照顧服務（居家服務、日間照顧及家庭托顧） 2.交通接送 3.餐飲服務	1.失智症照顧服務 2.原民族地區社區整合型服務 3.小規模多機能服務 4.家庭照顧者支持服務據點

	4.輔具購買、租借及居家無障礙環境改善 5.居家護理 6.居家及社區復健 7.喘息服務 8.長期照顧機構服務	5.成立社區整合型服務中心、複合型日間扶助中心與巷弄長照站 6.社區預防性照顧 7.預防失能或延緩失能之服務（如肌力強化運動、功能性復健自主運動等） 8.延伸至出院準備服務 9.居家醫療
服務等級	服務不分等級	確認擴大服務對象，還把長照服務體系劃分 A、B、C 三級，猶如長照旗艦店、長照專賣店和長照柑仔店，號稱長輩只要走到巷口，就能獲得服務，強化社區整體照顧模式，是全新作為。

（資料來源：作者整理）

　　長期照護朝向在地化，並達到初級預防功能，政府設計的長照服務分級模式，從上而下分 A、B、C 三級，鼓勵平時足不出戶的長輩走出來，不僅減輕照顧者負擔，也能讓長輩更融入社會。長照的成敗，除了財源，還要有人，訓練充足的照顧服務員、社會工作、護理、物理治療、職能治療、營養等人力；將外籍配偶與大專院校相關科系學生納入長期照顧人力培育計畫，增加長期照顧服務潛在人力資源。

表 11-9　長期照顧 2.0 版本的服務等級

等級	服務內容	設置數量
A 級整合型服務中心	包括醫院、日照中心等，就像是「長照旗艦店」，不僅提供交通車區域接送，還有日間照顧、居家服務、臨時住宿、輔具服務等至少五項服務。	每一個鄉鎮至少設立一個 A 級社區整合型服務中心，共設置四百六十九處。
B 級複合型日間服務中心	像是地方衛生所，提供日間託老、失能復健等服務。以日間托老所、診所、物理治療所等為主，提供日間托老、居家護理等服務。	每一個國中學區至少設置一處 B 級複合型日間服務中心，共設八百二十九處。
C 級巷弄長照站	像是基金會、樂智據點等，遍布各街頭巷尾，提供臨托、共餐、送餐等預防保健服務。以社區關懷據點、村里辦公處等為主，最好是	每三個村里至少設置一處 C 級巷弄長照站，共計二千五百二十九處。

| | 一樓方便進出，且站內需配置一名照服員，提供社區保健服務，甚至能臨時托顧輕度身心失能障礙者。 | |

（資料來源：作者整理）

　　長期照顧積極推動中，攸關每個人的老後生活。長照個案多因慢性病造成的失能所致，原本的醫療狀況就極其複雜，失能之後，照顧難度更是倍增，純以醫療眼光切入長照絕非好事，但罔顧醫療對於長照的重要性，卻可能犯更大的錯誤。新的長期照顧計畫規劃一舉將臺灣的長期照顧體系，從支持家庭照顧者、到宅服務、居家醫護、日間照顧、短期臨托、餐食服務、交通接送、團體家屋、機構式照顧等基礎建設完成。在新形態的日照發展下，調整出更適合地方居民的照顧模式。

結語

　　政府推展長期照護的政策與規劃中，指出多元化老人照顧系統包含公共衛生預防保健服務、急性醫療服務到復健與後續服務。其分別有國民保健計畫、醫療網計畫與老人長期照護計畫、建構長期照護體系先導計畫與新世紀健康照護計畫涵蓋。服務內涵包括，公共衛生預防保健服務所涉及之健康促進、健康維護、預防保健服務與緊急救援服務；急性醫療服務所涉及之醫學中心、區域醫院、地區醫院、基層醫療機構與衛生所；復健及後續性服務所涉及之慢性醫院與病床、護理之家服務、日間照護、養護機構、安養機構、居家照護、在宅服務與其他社會福利服務。除了考慮政策、服務及資源外，我們亦可能需要檢討現時社會上影響長者照顧情況的主流文化及社會規範。例如，社會上跟家庭相關的規範，包括孝道、居住狀況、家庭結構和功能、家庭整體以及個別成員的責任等，亦為如何妥善分擔照顧長者的責任帶來啟示。此外，社區的鄰里關係及對義務工作的熱誠，亦會影響推動長者社區照顧和建構「方便長者」的社區環境。

　　二十世紀九〇年代後，當我國老人失能比例隨人口老化速度攀升，加上婦女勞動參與率的攀升、父母與子女同住比例下降因素之影響，長期照顧政策開始朝向普遍主義（universalism）方向移動，服務對象逐漸擴及一般戶老人。參酌世界先進國家將老人安養照顧強調的是「在地老化（aging in place）」，政策上規劃老人能盡可能在家頤養天年，以減輕負擔。讓老人在既有生活社區中自然老化，維持老人自主、自尊、隱私的生活品質。「獨立生活」是在地老化的基本條件，就算被照顧者失能，透過居家照護的機制，老人也未必需要離開自己熟悉的環境和親友。在居家照護部分，提供現金給付、實物給付和混合給付，若失能老人是由家人、鄰居或朋友照顧，可由長照保險依照護等級取得現金給付補助，讓具有照護需求的失能老人不需離開他熟悉的家庭與社區。老化就像醫學一樣，除了治療，也需要預防。除了長照機構，在地老化也包含讓老人能在社區活動的托老所、日間照顧中心；只有預防做得好，長者活得健康，才能紓緩長照的壓力。

第十二章　社區長照
的推動願景

前言

我國近年來已面臨人口快速老化及少子化的情形,根據統計,臺灣二〇二五年將進入超高齡社會,屆時六十五歲以上人口約四百七十三萬人,社會福利由於受到全球化的影響,要增加社會發展的需要,社會福利服務遂朝「社區化」、「民營化」與「多元化」方向發展。建立一套以「社區價值」為核心的社區政策,開拓有益於累積「社區能力」的社區夥伴關係,建構「社區聯盟」的實務運作模式,營造各類社會資源並重的「永續社區發展」路徑,方能回應多元化及專業化,發揮健康促進及慢性病照顧為主的社區長照網絡,顯有其必要。

隨著醫學的進步,生化科技的發展,世界衛生組織(WHO)倡議,活躍老化不僅是一種生活態度,也成為一個全球性社會趨勢,也是老人福利政策的核心價值和目標。活躍老化成為臺灣的老人福利方案的軸心,以充權的概念來推展社區老人照顧服務,是我國推展在地安老的重要發展趨勢,也是社會福利嘗試結合社區營造,以推展老人社區照顧的重要方向。積極維護老人尊嚴和自主,形塑友善老人的生活環境,強健老人身體、心理和社會參與的整體照顧,使老人得以享受活力和尊嚴,能夠獨立自主的生活,將有助於實現讓老人在社區中安養生活的理想,並可作為因應高齡化社會的重要參考,實現「公益社會、永續福利」的政策願景。

壹、社區長期照顧實施策略

「社區」代表的是生活領域中民眾對共同的期待與作為,我們所共同面臨的需要與處境,以及我們可能共同分享的資源與能力;而「照顧」則提醒了我們人與人之間相處的本質,我們彼此需要、也相互給與,而在這之中,我們豐富了彼此的生命。「社區照顧的實施」目的是為了讓人們可以住在家中自立生活,提供各種服務,包括預防性健康照護與社會照護服務;

強調不只由公部門提供服務，大部分照顧工作是由非正式網絡提供，及非營利單位參與服務。強調的是人與人之間的「互助與互賴」，並共同承擔起生命中的責任。這也是在倡導社區照顧的政策時相當重要的一點，以提供適當的照顧和支持，協助社區民眾得到高度的獨立自主性，並藉由獲得基本的生活技能，以協助受助者發揮最大的潛能。然而，並非單一的政策提倡就能夠達成，它需要從人民自發的意識，而這也正是社區照顧最重要的價值。當前社區工作面臨的諸多問題包括：民眾參與的資訊與能力不足、基於公益的參與模式陳義過高、社區長期照顧在政策過程中之應用過度偏重政策制訂與執行、政府角色模糊不清、社區的地理範圍概念界定不明等問題，未來在實踐上仍有待進一步突破。

隨著高齡社會的來臨，根據統計：臺灣老人家最後躺在床上時間有七到九年，但進步國家約僅兩週，除了提供長照等規劃外，國人也應該改變傳統觀念，老人不一定代表衰弱，一樣可以對社會有貢獻，推廣活躍老年人口也很重要。以健康照護體系為例，消極方面，除了盡可能地摒除致病因之外，必須緩和病況所帶來身心功能障礙與缺憾所造成的衝擊與影響；積極方面，理想的健康功能狀況必須將身心功能維持在最佳或較佳之狀況，以遂行自我照顧與自主生活。「社區照顧的實施」是為了維持家庭的正常照顧功能，與正式照顧形成一種夥伴式的關係，使被照顧者可以就近留在熟悉的社區，使被照顧者可以經由社區照顧的支持後，有辦法獨立生活，以達到較好的適應。同時，可動員社區資源，相互責任分擔，能提升社會福利服務的可近性，促使社會福利確實落實於基層，建立社區休戚與共、相互扶持的生命共同體意識。

面對高齡化、少子女化及疾病型態轉變的趨勢，未來長期照護的需求只會增加不會減少，臺灣發展長照政策，應從「老人全包式照護（Programs of All-Inclusive Care for the Elders, PACE）」著手，提供日間居家照護與門診服務，照顧多重照護需求的弱勢者，並進一步發展「長者活躍生活計畫（Programs of Active Living for Seniors, PALS）」，從醫療長照整合服務，延伸至活躍健康生活營造。為建構完善的長期照護服務體系，於政策面將作

適當的滾動式管理，適時進行檢討修正，延續過去致力之業務，未來亦將持續積極推展長期照護，讓人人均享有更具可近性及有品質的長期照護服務。社區照顧是動員並聯結正式與非正式的社區資源，去協助需要照顧的人，讓他們能居住在自己的家裡或社區中，一方面得到適切的照顧，同時也達到建立社群連帶的目的。以賦權充能與社區照顧的概念來推展社區老人照顧服務，是我國推展在地安老的重要發展趨勢，也是近年來社會福利嘗試結合社區營造以推展老人社區照顧的重要發展趨勢。老人的賦權充能意義在於使其和其他年齡的成員一樣受到尊重，參與各個體系，得到公平的對待，能實踐公民所享有的權利和義務與自我實現，並在需要時能不受歧視地得到扶助與支持。社區照顧則是透過參與服務提供的設計，讓人們有選擇的自主權，是支持社區長照的重要原則，它讓人們有權為自己的生活作選擇。該觀點有助於實現讓老人在社區中安養生活的理想，並可作為因應高齡化社會的重要參考。積極鼓勵長者參與規劃自己的生活，使自己在晚年時能充分發揮潛能，透過個人或團體，以有組織、有計畫的設計，達成互助共濟的目的。也因此，老人在社區環境中，使老人積極參與及安排自我在社區中的生活，以豐富生活的內涵並使其在晚年能有滿足自我實現的機會。

爰此，將賦權充能引入社區長期照顧實施策略，包括：

第一，培育質優量足的人員投入服務。

第二，積極擴展長期照顧服務的設施。

第三，鼓勵民間能參與長期照顧服務。

第四，政府需要投入適足的專門財源。

第五，政府和民間共同承擔財務責任。

第六，以需求評估結果作為服務依據。

第七，強化照顧管理以提供系統服務。

第八，組成跨部會長期照顧推動小組。

長期照顧（long-term care）是指針對先天或後天喪失日常生活功能的人們，提供長期的健康照顧（health care）、個人照顧（personal care）與社會

服務（social services）。「自助互助，自利利人」是社區照顧的重點，也是它能夠形成的基礎。透過在地化之社區照顧，使老人留在熟悉的環境中生活，同時亦提供家庭照顧者適當的喘息服務，以預防長期照顧問題惡化，發揮社區自助互助功能。隨社會發展檢視福利國家的危機，新右派思潮的崛起到新管理主義的出現，再到福利多元主義的興起，社區照顧的倡導、社區照顧實施與社會工作才能的強調，主要是建立於整體政治與經濟的發展脈絡，以及對傳統專業管理或公共行政的反省。為精進長期照顧服務體系，透過社區服務體系、品質管理、專業人力資源發展、身心障礙者照護等面向來建構。

　　長照制度已成為二十一世紀各國政府及國民須面對處理的重要課題，我國情況亦同；社區照顧的目的是為了讓人們可以住在家中自立生活，故提供各種服務，這些服務包括預防性健康照護與社會照護服務；且強調不只由公部門提供服務，更大部分照顧工作是由非正式網絡提供，也鼓勵非公營單位發展服務。透過設置社區照顧關懷可以讓老人從家裡走到社區，參加精心設計安排的健康促進活動，還可認識社區中其他的老人與熱心的志工，大家閒話家常、分享生活點滴，並參與志工規劃的動靜態活動、團康、健康講座、手工藝等，達到身心健康的效果。許多國家於推展社會福利服務，逐步朝向社區長期照顧，在福利服務方面，社區照顧的實施與照顧管理的運用，以鼓勵非正式部門提供社區照顧的服務外，也可以透過「民營化（privitization）」、「市場化（marketization）」、「競標化（competitive tendering）」以及「購買者與供給者分離（purchaser-provider split）」等經營方式，以減少對公共部門服務的依賴，進而達到，提供符合需求的服務、去機構化、創新、效率、彈性、需求導向、責任、品質等的服務。另，針對平日較少出門或失能的長者，據點亦以主動出擊方式，提供社區老人關懷訪視、電話問安、諮詢及轉介等服務；期透過在地化之社區照顧，使老人留在熟悉的環境中生活。

　　當以老人為生活主體的賦權充能角度來進行社區照顧服務時，不再限於單方面福利服務的提供，而是開始重視老人如何從被照顧者轉變成為在

社區中生活的主體，能與社區居民及在地組織共同經營並豐富其社區生活，進行自我的健康照顧與管理。同時，亦提供家庭照顧者適當之喘息服務，以預防長期照顧問題惡化，發揮社區自助互助功能。藉由參與訓練培力的過程，學習社區老人照顧服務工作，並積極提供老人參與服務規劃的機會。另一方面亦須使老人的家庭與社區有密切的互動與合作，同時要有鼓勵老人參與並作主導的環境，使老人能在自由和平等的環境下參與一切有關自身利益的決定，並漸漸學習決定、參與、並作主導，方能使老人在社區的生活更完善。期間所呈現的特質為：

第一，日常生活的規律運作與經營。推動在地老化除了要廣設據點，更要有軟性設計與管理，使老人獲得良好的生活與照顧服務，達到在地安老的目的。

第二，社區人際互動與社會網絡的建構。使用具體的行動步驟去執行計畫，可以監督社區並使社區變得不一樣。日照和居家服務須並重，讓民眾有選擇；目前全臺社區的小型養護機構採集中管理，讓老人沒有尊嚴，公權力應介入迫其改善，「社區照護必須是小單位，是家的延伸，避免集中營式。」老人才能安心在地老化。

第三，高齡者的成長與學習過程。建立互助與溫暖的居住環境，讓老人能在熟悉的環境，與親人、鄰居、老朋友一起活動、互相關心、分享生命的經驗。社區組織與社區居民共同與老人一起經營在社區內的生活，鼓勵老人積極的安排與豐富他們的日常生活，例如：從辦理電腦班等需求著手。

第四，積極參與健康生活的促進。透過社區居民的自主參與，以建立多元的社區照顧服務型態，營造利於老人居住的健康環境，動員個人和組織去關心有關社區的健康進而發展組織。例如：社區健康營造單位，發展「社區健康銀行存摺」，透過參與社區活動的同時，可累積自己的健康知識，更進一步獲得高額紅利累積點數，累積的點數可以兌換免費健康檢查。

第五，生活所需照顧服務平臺的建構。評估社區最大的區域、資源和人數，以及社區區域內可以提供的服務。社區照顧中有些服務措施是可以

由志願工作者來提供，志工是建構社區照顧服務網絡的重要環節，其可從事一些非專業性的工作，秉持犧牲奉獻的精神，不求報酬，提供居家服務。

第六，多樣照顧服務的提供與應對。計畫目標，先開始創造一個想要的社區版本，然後增加策略和行動步驟去達到此憧憬。例如：對於力行健康生活者的社區住民，我們在徵得他們的同意後，可以多加以表揚，並請其見證發表經驗，這對正向的行為是一種增強，相對的也是對破壞社區健康行為的削弱，至於有關負面的行為，在削弱時應謹慎為之。

第七，健康促進功能的強化與維繫。開發非正式的社會資源，強化社區照顧的能力。以社區營造及社區自主參與之精神，鼓勵更多的民間團體投入關懷服務，提供在地的預防照顧服務。社區可以利用一些集會或活動同時附帶調查，如：在活動報名表上讓民眾勾選日常生活中落實健康行為情形，是否每週運動三次每次三十分鐘等，並讓參與民眾承諾未來日常生活中將落實健康行為。

第八，社區服務的創新與傳承。長期追蹤社區以進行社區健康營造工作，讓人們在自己的家或地方社區中類似家庭的環境中，盡可能地過著正常的生活。例如：訂定社區健康生活公約、社區環境公約等等。

老人服務與社區照顧已是高齡化國家發展社會福利政策的主流，從充權賦能的觀點看社區組織的角色，除了是老人在社區內照顧服務的提供者外，如能成為老人生活的陪伴者，則老人自我抉擇與自我實現的機會便可能增加。社區照顧服務以綜合照顧模式，讓體弱長者在家居及社區接受護理及照顧服務，並為護老者提供支援，以達致加強家庭融和的目標，和促使體弱長者在家安老，實踐「老有所屬」和「持續照顧」的理念。未來社區整體照顧模式，將透過建置「社區整合型服務中心」（A級）、「複合型日間服務中心」（B級）、及「巷弄長照站整合型模式」（C級）等服務據點，建立多元層級及綿密的服務網絡，讓民眾在自家附近巷弄就可獲得服務，要讓民眾「找得到」、「看得到」及「用得到」。

表 12-1　社區長期照顧推展規劃

服務項目	服務內涵
社區整合型服務中心（A 級）	可以是醫院或是護理之家附設 A 級單位，也可以是一個日間中心。規劃約五、六萬人就要設一個 A 級。
複合型日間服務中心（B 級）	提供日間托老、緩和失能服務，提供比 C 級單位更多服務。日照中心就是 B 級，輔導現行日托、衛生所、職能治療所能進一步輔導升級為 B 級，原則上以一個國中學區設一個 B 級單位，規劃要設近九百個 B 級單位。
巷弄長照站整合型模式（C 級）	利用民間團體、基金會、樂智據點、關懷據點、社區發展協會、居服單位、居家護理站等，因遍布各街頭巷尾，只要安全、有空間，就可以提供輕度失能照護、供餐、送餐、輔具、預防保健等服務，原則上以村里為單位，大村里可設一個 C 級，二、三個小村里也可以共同設一個，規劃四年內將設置二千五百處。

（資料來源：作者整理）

　　採用此類介入活動，計畫者必須將誘因和目標群眾的需求以及所想要的期望互相配合，無論如何，這並不容易做到，因為對某人而言可以是誘因，但對另外一人而言很可能反成阻礙因素，因此，此類介入活動在選擇誘因時應考慮每個人的個人特質。面對人口老化問題和社會結構變遷，老人照顧的責任已非家庭子女所能夠完全承擔，需要多元供給部門的協助才能有更完善的服務照顧，由社區提供照顧服務，運用非營利組織的資源投入，協助現代家庭分攤照顧老人的負擔與壓力，為此配合適當的社區實質環境，可使老人在社區內獲得最大的自主生活，支持老人對社區的認同，強化長者家庭與社區組織的互動，以協助建構老人社區內的在地生活。

貳、長照服務輸送規劃目標

　　高齡者擁有的歷練與智慧，是社會的寶貴資產，然而，高齡者的身心健康、醫療、照護、社會福利等課題，也為社會帶來挑戰。例如，在已邁入「超高齡社會」的日本，目前正面臨著因缺乏足夠應付自身日常生活或突發狀況的經濟支持，生活陷入窮困且無人可求助，往往到問題惡化甚至

過世後才被發現的「下流老人」困境，值得我國借鑑。「社區照顧」是指政府提供法定服務，並利用民間部門、家庭、親友、志願人員的資源結合成資源的綜合體。著重的是老年人不是只有把年齡加到他們的生命，也要改良他們的生命品質。一個老年人的健康狀況決定他或者她的能力生活在有生產價值的老年生涯。生理活動、正確的飲食、規律健康生活，有助於避免或者延遲許多生理疾病和心理障礙。老年人除了健康生活外，也必須規劃往後老年生涯，這些包括了解居住環境和長期照顧的選擇；資產保障和退休金與救濟金的認識；並且尋找獨立自由的社會參與及機會，包含就業、志願服務、教育和休閒活動。

　　建立互助與溫暖的居住環境，是我們的共同目標，為了能透過社區居民的自主參與，以建立多元的社區照顧服務型態，讓老人能在熟悉的環境，與親人、鄰居、老朋友一起而做做活動、互相關心、分享生命的經驗，是社區長期照顧積極想營造的共生關係及利於老人居住的健康環境。社區長照服務輸送規劃目標為：社區式服務優先於機構式服務、復健服務優先於照顧服務、整合健康與社會照顧體系與服務；以降低醫院停留、延長就地老化、促使生活正常化為目的。就長期照護的供給面而言，長期照護具有連續性照護的概念，跨越醫療與社會服務領域，因而科技整合的專業團隊服務在提升照護品質上是不可或缺的要素。同時在政策立法、人力技術、服務設施與財務規劃等方面積極的介入，使長期照護能滿足多元化的需求。

　　社區長期照顧的操作有很多方法，但是社區支持活動常常需要耗時與不斷的努力，此類活動對包含整個社會改變的議題有較大的衝擊與影響力，社區可採取多種的介入方法混合運用，介入的對象可於社區中多角度的介入，可以形成社會氛圍，有利於達成社區健康營造的目標。結合社區現有資源，強化原有社會支持系統，並開發新的社會資源，發展契合社區需求之照顧模式，以建構完善之社區照顧支持網絡。透過設置社區長期照顧可以讓老人從家裡走到關懷據點參加精心設計安排的健康促進活動，還可認識社區中其他的老人與熱心的志工，大家閒話家常、分享生活點滴，並可使用據點內的健康器材等，達到身心健康的效果。另針對平日較少出

門或失能的長者，社區長照關懷據點亦可以主動出擊方式，提供社區老人關懷訪視、電話問安、諮詢及轉介等服務；關懷據點的設置，不但是讓長輩在社區中也有一個家，透過各項服務的提供，讓社區的感覺更加溫馨、有人情味。

表 12-2　社區長期照顧活動

項目	特色	內容
教育活動	教育活動通常與正式的教育方法類似，可在社區中以討論或演講的方式進行。	1. 教育活動的內容或方式也可以採取研習班的方式進行，至於研習班的內容則可以考量學員的興趣或是培養就業的技能來進行，當學員的需求滿足時，再跟他們談健康的生活方式，常常會事半功倍。 2. 教育方式的設計必須有延續性及連續性，支離破碎的演講，不能夠達成教育的目標。 3. 與講師先行溝通講課的內容與目標，才不會造成講師對於社區文化習俗未多加了解，而產生言語上的衝突或是文化同理心的不足。 4. 社區中的教學建議儘量運用影像、圖像及實務操作練習加深印象，影像雖容易打動人心，但是每個聽眾看的重點與細節不同，因此在播之前，應先作引導，播後另行歸納，並應針對講述重點另撰寫成文字單張或是圖片加深學習效果。
行為修正		通常經由系統化的步驟來改變某一特殊行為，此過程運用刺激反應理論，強調對於某一特殊行為的增強或是削弱。可運用在改變社區住民的一些不良健康行為。
環境改變		此活動的特性在於改變個體周遭事物，也就是改變可能影響社區自覺、知識、態度、技巧或行為的環境，有時這種改變提供對象一個社區自覺、知識、態度、技巧或行為的環境，有時這種改變提供對象一個「強迫選擇（forced choice）」的狀態，例如設立徒步區，並設立種種機制，社區進行運動的機率將會隨之加大。
改變規範		在於改變或設立規範、法律等等，此種介入活動可能會受到爭議與質疑，因為它要求個體有特定的反應，主要在於強調「共通的適合（common good）」，也就是，將某些社會活動正當化以保護公眾的健康。這種規章性的活動通常要經過社區居民的決議或是立法的程序，在推動上方具有公信力。
社區支持		社區支持活動主要運用於影響社會改變，它是一種過程，也就是讓社區民眾參與制度的擬定及衝擊生活的決策，此種活動使介入活動獲得更多的支持。

組織文化	針對社區中組織文化的介入活動，例如：村民相信運動的重要性，那麼將會促使村長設立社區的運動空間當作重要的施政方向，社區的運動文化將會更容易形成。
地方節慶	透過舉辦主題活動來進行全面性的宣導與呼籲，針對一項特定的健康議題，由全社區的推廣來提升居民對健康議題領域的認識。另外，端午節可辦理健康粽活動、重陽節可辦理老人健康關懷訪視……等。
誘因活動	運用誘因去影響健康結果產生的介入方法，此類介入活動立基於刺激反應理論，誘因可以增強介入活動的知覺價值，它刺激群眾參與活動，提醒計畫參與者行為改變的期望與目標，運用關鍵在於確知何種誘因可以引起何種行為。
健康評估	運用喚起目標群眾對其目前健康狀況擁有更多自覺的介入方法，這些活動包含完成健康危險因子評估，例如整合式篩檢等等，此類介入活動常需配合後續的教育介入方法以及後續追蹤，否則會淪為一般調查而已。
社會介入	運用人際的社會支持來進行介入的一種方式，社會介入活動包括提供支持團體、朋友的支持等等，這些的介入必須先了解個體的社會網絡，方能設計有效的社會支持活動。

（資料來源：作者整理）

　　世界主要國家的老人照護政策，均以「在地老化（aging in place）」為最高指導原則－以「在地」的服務，滿足「在地」人的照顧需求。我國受到傳統孝道文化與養兒防老的觀念根深蒂固，故對於「在地老化」、「居家養老」的社區照顧服務的企盼殷切，如何運用多元資源，結合在地社區力量，以「在地人服務在地人」進行服務規劃，都成了當前老人服務的重要發展方向。以長期照護社區營造的基本精神，關懷社區老人，並運用社區互助支持系統，增進社區關懷意識，提供老人社區化之預防照護服務。讓老人在既有生活社區中自然老化，維持老人自主、自尊、隱私的生活品質，其關鍵在於「促使人們達到最大的獨立及對自己生活的掌控」。

　　依 Kane 的說法，長期照顧為提供缺乏自我照顧能力的健康、個人與社會照顧的服務，通常是持續一段長時間。理想的老人照護，是以社區為基礎、使用者為中心的照護模式；除機構式照護外，更引進多元化的居家與社區服務模式，提供需要者更多選擇機會，增加留住社區的可能性。社區照顧意即提供適當層次的處遇與支持，促使人們達到最大的獨立及對自己生活的掌控。在地老化最大的好處是，讓老人的照顧服務，能回歸到類似

往常大家庭的生活模式,過著頤養老年的生活,每天早晚仍可與小孩、孫子及熟識鄰居等親朋好友一起生活,延長健康在家老化的時間,縮短送進機構的時程,才是真正的自然老化。為使此一目標實現,有必要在多元的設施與機構中發展,並提供至需更密集性的喘息照顧與日間照顧,至住宿機構、護理之家及長期醫院照護或對案主提供其他形式照顧。目前政府推動這項社會福利工作是希望一舉將臺灣的長期照顧體系從支持家庭照顧者、到宅服務、居家醫護、日間照顧、短期臨托、餐食服務、交通接送、團體家屋、機構式照顧等基礎建設完成。同時發展以社區為基礎的健康照護團隊,向前銜接預防保健,向後發展在宅臨終安寧照顧,以期延緩老化,壓縮疾病期間,減少長期照顧壓力。橫向整合衛生、社會福利、退輔、原住民等部門,發展以服務使用者為中心的服務體系。

參、建構長期照顧體系原則

　　邁入二十一世紀,全球邁向人口飛快老化,老人的長期照護問題將嚴重挑戰各國公共政策。能在自己家中安度老年,是絕大部分老人的願望,以社區為基礎的老人家庭服務,提供個人照顧、家庭事務協助、備餐服務等,可以避免、延遲或取代昂貴的機構照顧。認為老人應在其生活的社區中自然老化,以維持老人自主、自尊、隱私的生活品質。社區長期照顧是針對失能或失智者,因其日常生活無法獨立自理而須依賴他人,長時間提供包含醫療與生活上之照護,目標在增進及維持其獨立功能。從發展趨勢可知,世界主要國家的老人照護政策,強調以在地老化(aging in place)為最高指導原則,因此不論國家體制為何,其資源發展、服務提供、組織管理、財務支持等策略,均支持社區長期照顧體系的建構,希望以社區的服務滿足社區人的照顧需求,盡可能延長他們留住社區的時間。在長期照顧過程中,個別性照顧不易發展,在重複例行的團體生活與龐雜的照顧任務中,要維持老人的獨特性,需要投入許多心力才能達到。而上述目標的達

成，不易僅靠機構的工作人員的有限人力，仍需結合社區內的志工及專業團體等資源，透過良好的分工與整合才能落實。

　　機構化照顧之初衷，本是基於為改善收容者的居住環境條件而出發的美意，但它卻也將收容者與他人和社區隔離，及讓他們在沒有隱私與選擇的情況下，幾乎完全依賴機構，因而，有人認為若能將其問題帶至一個社區化的照顧，案主將會覺得較為舒適。居家照顧是避免居住於機構中之最好方式，而長期照顧的病床可以留給最需要、最依賴的老人。「社區照顧」是指運用社區資源來照顧社區內有需要長期照顧的人士，以發揮「在地老化」的特質。在地老化是一種狀態或理想的生活方式，它無法自生，需要有周邊配套，像帳篷一樣要搭起來。以價值、風氣帶動起來。宜針對地區不同的需要，多種不同設施同步帶動。

　　近年日益發展的社區產業，漸漸成為社區照顧是否得以長期發展的關鍵因素。以高齡人口居世界前列的日本為例，日本在二〇一一年長照保險支出是九點六兆日圓，是二〇〇〇年實施長照保險時的二點六一倍。平均每月服務數量已突破八十六萬人。靠自己的力量讓這樣的理想得以繼續下去，而不單只依賴國家或外來資源，成為社區照顧永續經營的關鍵。在面臨資金短缺、財源吃緊的狀況下，日本長期照護政策也隨著調整，自二〇一五年開始，則以重度失能者為優先提供服務的對象，同時提高百分之二十自付比例，並發展以社區為本、在地照顧的小規模、多機能居家照護服務。建構長期照顧體系「整合」策略原則有三：

表 12-3　建構長期照顧體系原則

原則	內涵
單一窗口	建基於整合健康與社會照顧系統，提供有效益及效率的照顧。
系統整合	與醫院照護系統連結，提供出院回家的持續性健康照護，減少急性病房住院率與疾病資源，提供到宅健康照護與到宅復健為誘因，降低機構式照護的使用率與支出。
預防照護	結合健康預防照護系統，轉移過去直接進入急性健康照護，喚起對長期照顧的注意。

（資料來源：作者整理）

一九九六年政府頒訂《推動社會福利社區化實施要點》，當時即將「社區照護」定義為結合正式與非正式社會資源，使需要服務者能在社區內、居家環境中獲得照顧，過著有尊嚴、正常的生活。社區照顧的本質決非單單只是「提供服務」，更不是單純的以金錢換取服務；社區照顧的巧妙之處，就是它是一種相互扶助的關係。非營利部門在購買與供給分離制度中除需聘用專業人員外，均有賴眾多志工的參與，才能維持運作的順暢，因此保持志願服務的特質相當重要。許多臺灣農村的沒落與老化，許多年輕人就業不易而被迫到都市定居就業，此時農村老人照顧必然成為許多家庭共同面臨的問題；此時，仍留在農村的失業年輕人投入社區照顧，不僅可成為一種不必離鄉背井、就可維持生計的工作，更成為一種守護、具體實踐關懷家園的使命與事業。許多非營利部門機構在性質上，因為志工管理專業化與正式化的發展，造成志工被要求接受更專業化的訓練，擴大其社區參與。

針對社區工作的定義，M. G. Ross（1967）提到「社區工作是一種解決問題的方法（method）與過程（process），即社區工作者協助社區經由認定其問題，排定問題的優先順序，發展解決問題的意願與自信，發覺並運用社區內、外資源，然後採取行動解決問題，並培養民眾互助合作的態度。」臺灣長照十年計畫開始積極發展居家式、社區式長期照顧服務；並在政府與民間單位共同合作下推動量能提升計畫，藉由《長照服務法》的通過，發展連續性、完整性的長照服務網。藉由社區組織對老人社區照顧服務的實務參與，與積極的導引老人經營自己的社區生活，是以，在地老化需要更多配備，包括：

第一，需要深根社區。長期照護是可以帶動社區產業轉型的發動機，最為關鍵的思維改變，在於賦予「社區照顧」工作應有的社會角色。社區組織有效的整合了社區內志工、政府社政與衛政等部門、鄰近醫療院所、老人照顧機構的居家服務與日間照顧服務、與學校單位等各種資源。如此一個社區網絡化的照顧體系，具有可近性、多元性，又提供連貫性的服務，受照護者才能享有人性化且高品質的長期照護服務。

　　第二，要和老人所居住的地方配合。在社區組織的整合運作下，社區往往會隨著老人身體與生活變化的狀況而彈性的調整多樣且屬性不同的照顧服務。因此長期照護機構的設立及各種設施的設置均應按照受照護者的社區需求而規劃，才能使受照護者有鄰近的資源可以利用，又有熟悉的生活社交圈作為支持網絡。

　　第三，在地老化需要服務系統。透過「社區共同照護老人」體系的建立，使社區組織能連結整合家庭與社區的資源，以彰顯老人在社區生活內的文化價值，提升老人在社區與家庭中的地位，以使老人能獲得更多的資源協助，進一步獲得完善且健康的社區生活。長期照護不僅能夠脫離營利化機構的架構，也透過社區照護網絡的建立，讓照顧者進入公共領域。

　　第四，發揮服務網絡。以服務系統而言，包括正式與非正式服務。在地老化是動態的，人是動的，必須有連結的網絡。發揮志願服務的人力資源，此外各社區也可以與鄰近的醫院和學校共同合作，提供符合社區民眾需要的服務。對社區照顧的了解，從「與社區共同照顧」的合作型態，我們可以將其推廣到「社區教育」、「社區照護」以及「社區工作」等「社區服務」的模式。

　　臺灣面臨高齡化與疾病慢性化，功能障礙支援與失能者照護比例逐年提高，長期照護需求正大量在增加，因此長期照護的政策規劃與推動措施是刻不容緩。長期照護體系社區化的重要性，人是社會的動物，不能離開他所熟悉的家人、朋友及環境而獨立存活，居家照顧、社區照顧、或機構照顧都是達到在地老化中的一環。其中主要的區隔如表 12-4 所呈現：

表 12-4　照顧服務與照護服務的區隔

類別	內容		特色
照顧服務	社區「照顧」服務的對象多半是疾病狀況穩定，只需要在日常生活上給予協助的社區居民，因為牽涉到	居家照顧	接受服務的案主可能因為行動不便，所以必須由教會派人到案家提供服務。服務的內容除了定期的關懷慰問與支持探訪外，還可包括個人照顧（包括協助洗澡、服藥、購物、寫信聯絡等）、家事服務（包括整理打掃家庭、送餐服

	的醫療專業技術較少，由學校來提供服務。		務、洗衣等）等服務。在進行以上服務時，社區可視服務對象的年齡或服務內容的性質安排適當的志工來提供，例如，可安排定期探訪和慰問老年人，年齡相近對於彼此關係的建立有相當的助益，另外，在家事服務上也可以邀請志工一同參與，至於購物、打掃或聯絡等工作一般社區志工多可協助。
		日間機構照顧	以社區為案主活動的主要場所，由於生活自理與行動能力較好，案主可以住在自己的家中，每天藉由步行或交通工具的接送抵達社區活動中心參與活動。在此，主要提供社會、心理等層面的服務，例如就各年齡層設計不同的團體方案（包括成長團體、自助團體、義工團體等），舉辦各類演講、座談會等，其他還可包括交通接送、個別諮商等服務。此外，也可以接受臨時托老或托育的服務，以分擔社區中長期照顧家庭的壓力。
照護服務	「照護」服務的對象是一些慢性病患，比較需要專業的醫療和護理知識，在此可以邀請具醫護專業知識的醫護人員提供相關協助。	居家照護	社區除了可與社區內醫療院所共同舉辦巡迴醫療服務外，對於意願參與居家照護工作的社區居民，亦可與該醫療單位共同辦理居家照護人員的訓練計畫，以培養更多長期照顧的人員，為社區中需要居家照護的家庭提供服務。與醫院開設老人長期照護人員的培訓班。透過這樣的合作關係，不但增加了婦女的工作機會，同時也紓解了長期照護人員不足的問題。
		機構照護	這類的服務等於是社區式的機構服務，因此，不但必須擁有符合衛生和建管法令的機構，還必須聘請具專業資格的醫護人員，對社區居民提供日間照護或全天候的機構服務。病情嚴重、依賴程度高、或缺乏居家照護資源的案主均為此類服務的主要對象，一般所謂的社區護理之家或教養院即為此類服務。無論在人力或硬體設備上教會既有的資源與該項服務的重疊性最少，因此社區必須重新建構一套服務系統。

（資料來源：作者整理）

　　社區照顧福利服務，是「社會權」概念的具體實踐。「互助」為系統的核心價值，有照顧需求的家庭，透過社區或者照顧幫手，從照顧負荷中稍得喘息，社區照顧的目的是為了讓人們可以住在家中自立生活，故提供各種服務，這些服務包括健康促進與照護服務；且強調不只由公部門提供服務，更大部分照顧工作是由非正式網絡提供，也鼓勵非公營單位發展服務，對大多數人而言，社區照顧可提供最佳的照顧方式。經由社區有意識的導引，使家庭能與社區組織結合來共同協助老人的社區生活，「社區長期照顧」追求的目標有：

　　第一，長照服務在地化與普及化，增強人們的參與、選擇和自主的機會，讓使用者在自己熟悉的地方營造有安全感、有尊嚴、有樂趣的生活。

　　第二，重視社會參與及失能預防，提供了家庭照顧功能不足的彌補。此種由在地社區組織所提供的照顧服務，是有助於家人照顧的銜接，減輕了家人為擔憂白天長輩無人照顧的負擔。

　　第三，有助於老人藉由與他人的溝通學習與自我省思的過程，重新調整自身在家中所扮演的角色，及與家人相處的模式，兼顧照顧者與受照顧者雙方的尊嚴、權益、與生活品質。

　　第四，長照應提早從預防切入，在衰退期階段提供支持性服務，如到宅家務打掃等；在還未真正失能前，甚至可以有微型日照。

　　第五，長照政策須考慮是否具有永續發展的長度、是否有社區化普及公平的廣度、以及是否能夠促進深入情感與專業化的照顧。社區照顧能提供即時、快捷的幫助，且因協助者都是個案日常接觸的熟悉者，更避免正式服務的官僚手續及因之而來的地位低微感覺及烙印效果，所以非正式資源給予的服務，應較易為個案所接受。

　　臺灣人口快速老化，我國於二〇一七年正式面臨「人口懸崖」，六十五歲以上老年人口達到三百一十一萬人，首次超越十五歲以下幼年人口數。老年人口比例，在二〇一八年超過百分之十四，正式進入高齡社會，並於二〇三三年成為全球人口老化最嚴重的國家。當一個國家不再年輕，老後的長照問題刻不容緩，加快腳步因應迫切的長照需求，發展健全的長照環

境，已是全國人民的期待。然而，社區照顧的實施並非一蹴可幾，而是需要許多配合條件，從政策到實踐社區照顧所涉及的層面，不僅包括政府，尚有志願部門或非正式部門的互動。普及以社區為基礎的小規模多機能整合型服務中心，提供在地老化的社區綜合長照服務。並提高服務時數、擴大服務範圍、增加新型服務樣式，滿足人民的長照需求。訓練充足的照顧服務員、社會工作、護理、物理治療、職能治療、營養等人力；將外籍配偶與大專院校相關科系學生納入長期照顧人力培育計畫，增加長期照顧服務潛在人力資源。同時，健全的服務輸送體系，對後續的發展有其絕對的重要性。

肆、社區照顧促進社會參與

「社區內照顧（care in the community）」產生的背景是為了解決服務機構化所帶來的種種問題，故原先的大機構拆散成社區中的小型機構，達到了受助者回歸社區的目的，以發揮妥善地考量與使用社區資源。社區照顧體制所要求的即是提供需求者一種全人性與整合性的長期照顧服務，因為慢性病人隨著其慢性病所帶來的問題往往是身體多功能的變化，甚至是影響到家庭、社交、經濟種種層面，故理想的長期照顧體系所提供的服務應是多元性、多方面的組合、以供受照顧者或家屬選擇滿足他們個別情境所需的服務方式。各種服務之間應有良好的連貫，使受照顧者不會因為在不同機構轉送過程中脫節，導致無法接受到連貫性的服務，社區照顧服務需要的不僅是跨部門和跨組織的整合（如社政與衛政），也需要中央與地方政府與社區、企業（醫療機構、居家護理機構、專業團體等）、以及非營利組織（老人、身心障礙者和長期照護相關的基金會或協會等）之間的協力夥伴關係。

建立社區照顧，使得生活照顧及長期照護服務等工作可以就近社區化，落實社區健康營造。推動健康生活社區化，增進國民運動健身觀念，並激發民眾對健康的關心與認知，自發性參與或結合衛生醫療專業性團

體，藉由社區互助方式，共同營造健康社區。提供在地的初級預防照護服務，再依需要連結各級政府所推動社區照顧、機構照顧及居家服務等各項照顧措施，以建置失能老人連續性之長期照顧服務。在從事社區照顧工作時應該朝向「與社區共同照顧（care with the community）」的方向發展，由政府提供經費補助，並協助機構組織健全發展，透過社區民眾的參與，善用社區現有的設施與場所，這樣也才真正達到福利預算和方案決策權的分散化和社區民眾參與的理想，如何透過一個較具靈活性及多元化的服務模式，加強長者社區照顧服務；以及鼓勵社會企業及私營市場發展相關服務，促進長者儘量居家安老，避免長者過早或不必要的入住機構。國際經驗顯示，有效的社區照顧服務能減低或推遲長者的失能，改善長者服務使用者的生理機能，減低認知能力退化。

　　進入了二十一世紀，全世界的重要國家無不將長期照護列為施政之重點，其中社區化長期照護必然成為重點，但是仍須有機構式之體系為基礎或以其據點來推動外展之照顧服務。長照以生活照顧為主體，但醫療攸關生活品質。長照個案多因慢性病造成的失能所致，原本的醫療狀況就極其複雜，失能之後，照顧難度更是倍增，純以醫療眼光切入長照絕非好事，但罔顧醫療對於長照的重要性，卻可能犯更大的錯誤。唯有整合醫療、長照、保健與復健，充分落實在地安老的目標，避免反覆就醫與住院，又因住院加重失能，造成健保與長照的雙輸。P. Abrams 認為社區照顧是「由非專業的人士在家居或工作環境中提供協助、支援或照顧」。社區長期照顧是一種由外在環境與整體力量結合，強調對老人在社區內生活的重視，亦是激勵與強化老人家庭功能的重要因素，將有助於老人在家中獲得妥適的照顧服務。將老人、家庭與社區居民緊密的結合在一起，也為未來社區生活開啟了另一種功能價值的方式，更有生活參與和共同文化傳承的積極意涵。整體來說，社區照顧服務不再只是老人的專屬，包括非身心障礙者、非老人，如果有實際需求均可以是社區照顧的對象、檢視及借鑑先進國家社區長照的啟發：

表 12-5　社區長期照顧體系的努力方向

項目	內容
支持家庭照顧	從一九八〇年代以後，各國都紛紛成立照顧者協會，政府也在同時編列預算提供照顧者的支持性服務，以促使照顧者有照顧的持續力，從而減少公部門照顧服務的支出，英國更因此推動個案管理的制度，與照顧者合作，以提升照顧者的功能。
建立照管系統	照顧管理的服務基本上是提供一個整合而非片斷的服務系統，如果能夠適當執行便能使資源不致於重疊，服務不致於片斷，需求可以適當供應，這也就是英國的社區照顧政策強調提供社區照顧管理系統的服務作為。
擴大社區照顧	各國針對社區照顧的服務項目，逐年擴大，各類的服務尤其是針對獨居老人因健康障礙所形成的各類事項，都列為服務的項目，使老人可以在自宅中生活自如。
充實財政經費	如果我們從各國的社區照顧發展中來看，大致上都可以看到推動社區照顧政策是要解決財務經費的不足，但是是否能真正解決財務上的問題，反而不是在社區中的照顧（care in the community），而是由家人提供照顧才有可能節省財務的支出。

（資料來源：作者整理）

　　「在地安養，無憂向晚」，「回歸家庭與社區」是國人核心觀念與價值。建構完整的長照體系是超高齡社會的必需，然而，更重要的目標卻是壓縮與減少失能的發生。全世界現今關注的是身心功能衰退的同步預防，這方面也需整合社區力量與醫療專業，更必須扭轉健康促進，從單純的疾病預防修正為兼顧疾病與失能的預防策略，也必須修正醫療體系對於高齡者健康的傳統觀念。社區長期照護期待貼近社區居民生活、在地人提供在地服務、創造在地就業機會、促進在地經濟發展，因此不僅延續原有的社區營造精神，更要深化社區的主體性，使社區組織自主運作、自我診斷，並朝向環境永續及經營獨立的目標邁進，同時提攜新興或發展中的社區成為優質社區，打造健康臺灣的基石。提供適當的照顧和支持，以協助人們得到高度的獨立自主性，並藉由獲得或再獲得基本的生活技能，以協助他們發揮最大的潛能。社區長期照顧由家庭、親友、鄰里及社區內的志願者等提供的照顧和服務。考量長期照護需求多元化的特質，在人力資源的發展上，應擴大專業人員參與的層面，包含醫療、護理、復健、營養、藥事等。同

時在人力資源規劃運用上，為強調多元整合團隊模式的重要性與功能，亦須擴大各類照護人力的培訓，提升人員服務專業度，以健全長期照護人力制度。未來，也將發展認證機制，要求投入長照專業領域人力應接受長照專業課程訓練，以加強人員管理。

急性照護、慢性長期照護及社區健康照護等三大體系的健康照護，為健全長照系統所不可或缺。過往我國的發展係以急性照護為軸心，相較慢性長期及社區導向的健康照護需求付之闕如。不同照護體系各有其不同的理念、思維以及專業知識與技能考量。同時，慢性病況占所有健康問題之絕大多數，在健康功能狀況自然趨往下坡的過程中，各種健康與因應之照護問題便交織而來，對此相關之照護而言，長期照護體系的建構不言而喻。為滿足民眾社區化及多元長照需求，我國《長期照顧服務法》已納入社區式長照服務，明定長照機構依其服務方式區分為居家、社區、機構收住式服務；其定義已廣泛涵蓋社區式長照服務，並非僅機構收住式服務，讓民眾可依其需求選擇不同的服務，且為優先並促進發展社區式及居家式長照服務，社區長期照顧以社區為主的常態性服務提供老人在日常生活中所必需的基本照顧服務，並協助老人安排與經營在社區內的生活，將老人的家人納入照顧服務的體系，與社區組織共同來參與提供對老人的照顧服務，並由其中尋找社區文化傳承的意義與契機。使老人在參與過程中能感受到尊重並且有追求自我實現的機會。此服務模式滿足老人在社區內獲得生活需求上的照顧服務。

表 12-6　社區長期照顧的努力方向

項目	內涵
精進長期照顧十年計畫	隨著「建構長期照顧體系十年計畫」第一期將於二〇一七年告一段落，新的十年計畫將行展開，其內涵宜： 1. 將臺灣的長期照顧體系從支持家庭照顧者、到宅服務、居家醫護、日間照顧、短期臨托、餐食服務、交通接送、團體家屋（group home）、機構式照顧等基礎建設完成。 2. 整合衛生、社會福利、退輔等部門服務，發展以服務使用者為中心的服務體系，排除部門各自為政的弊端。

	3. 積極發展以社區為基礎的小規模多機能整合型服務中心，提供在地老化的社區整體老人、身心障礙者的綜合照顧服務。 4. 提高服務時數、擴大服務範圍、增加新型服務樣式，以滿足失能老人與身心障礙者的長期照顧需求。 5. 推展失智症者照顧服務，應促進國人對失智症的理解，並充實失智症老人照顧設施、積極開創失智症照顧模式、培訓失智症老人照顧所需之人力，以提升失智症患者之照顧品質。
強化社區 健康促進 團隊	強化民眾健康生活，發展社區健康促進團隊： 1. 強化公共醫療體系，將衛生所轉型為「社區健康照護管理中心」，打造在地健康照護網絡，應盤點、轉介與連結在地的健康照護資源，進行社區高齡者的「健康照護管理」，提供預防性健康服務以及在地、即時、便利的醫療服務。 2. 發展以社區為基礎的健康照護團隊，向前銜接預防保健，向後發展在宅臨終安寧照顧，以期壓縮疾病期間，減少長期照顧壓力。 3. 強化各縣市健康照護資源的整合與協調，提供轉診與照護資源的轉介。積極建立縣市各級醫療院所之間的協調合作，進行公開、透明而有效的整合機制，並依照地方條件與需求，發展適合在地的照護網絡。 4. 家庭責任醫師體系應健全化，以保障民眾都可接受到家庭責任醫師所提供之可近、全人與持續性之醫療保健服務。 5. 建立「高齡健康與照護研究中心」，透過地區醫院的轉型，結合醫院、政策與社會科學研究部門，作為創新照護服務模式發展的基地，並以創新的照護模式提供健康照護、教學等。
培育專業 照顧服務 人員	培育質優量足的長期照顧服務人力，並提升其職業價值與尊嚴： 1. 包括訓練照顧服務員、社會工作、護理、物理治療、職能治療、營養等人員。 2. 將照顧管理專員納入專門職業及技術人員考試項目，俾利建立專業照顧管理制度。 3. 將外籍配偶納入長期照顧人力培育計畫,增加長期照顧服務潛在人力資源。 4. 將大專院校老人服務、長期照護等科系所學生納入長期照顧人力一併規劃，期使教、訓、用有效銜接。 5. 提升長期照顧服務的職業價值與社會地位;並保障其勞動條件與人身安全。
兼顧城鄉 朝向全面 發展	縮短長期照顧的城鄉差距，尊重族群多元文化差異： 1. 利用長期照護發展基金，針對資源不足地區展開長期照顧資源補強專案計畫，擴展長期照顧服務設施，縮小城鄉差距。 2. 發展以原住民族文化、地理為特色的族群長期照顧體系，以符合原住民族長者的照顧需求。 3. 偏遠、離島地區的長期照顧服務提供補助標準應考量交通成本，以利普及

	服務提供。
	4. 利用政策工具，鼓勵民間非營利組織參與長期照顧服務的提供。
穩定持衡長期照顧財源	充足穩定的長期照顧財源，漸進式因應需求增加數額，應以穩定、指定、多種稅收為主要財源。漸進式推動長照財源的成長，將會有足夠時間建立照顧服務體系與培養照顧人力。
提升長期照顧服務品質	提升長期照顧服務品質，嘉惠老人與身心障礙者： 1. 非營利、營利、準營利服務單位均應納入管理與監督，政府財源應優先用於擴大非營利組織所提供的長期照顧服務，而不用於補助營利單位擴大服務設施。 2. 發展更精確的需求評估工具，以利實現以需求評估結果作為服務的依據，避免資源浪費。 3. 加強長照服務品質的規範與管理，社區照顧之長照體系應透過民主審議、資訊公開透明之機制，確保優質服務品質。 4. 由中央建置照顧管理資料庫系統，以利整合各縣市資訊系統。
整合中央地方以利發展	整合中央與地方、各相關部會資源，以利政策發展： 1. 由行政院組成跨部會長期照顧推動小組，以利整合各部會長期照顧事務。 2. 迅速且準確收集服務個案有關資料，利於未來研究分析；並整合現有相關研究中心，成立「人口、健康及社會保障研究中心」，作為長期照顧資料建置的基礎建設，俾利政策修正。

（資料來源：作者整理）

　　所有的照護事項，無論是「生活照護」或「健康照護」或「安全照護」，自古以來便一直因其本然的長短期需求而存在著，其滿足與否為人類生活文明進程的指標，含括生命、生活、生計、健康、功能、安適及照護等積極基本人權意涵，還有照護公平化、個別化、人性化、團隊化、品質管控及可近性的考量與必然性。長期照護機構的設立及各種設施的設置均應按照受照護者的社區需求而規劃，才能使受照護者有鄰近的資源可以利用，又有熟悉的生活社交圈作為支持網絡。如此一個社區網絡化的照護體系，具有可進性、多元性，又提供連貫性的服務，受照護者才能享有人性化且高品質的長期照護服務。長期照護服務是社會福利及醫療保健所追求的目標，理想的長期照護體系應具備有人性化的關懷和溫暖，不論受照護者是在家中或住入機構中被照顧，均應得到作為一個人最基本的尊重和尊嚴。社區長期照顧工作除以在地居民為主體外，鼓勵結合區域性及專業性團體

之共同參與及投入，強化社區工作品質與永續推動目標。社區長期照顧的概念導引，配合使能進行在地安老的社區環境，可使老人在社區內獲得自主生活的最大可能，強化老人原有家庭與社區組織的互動與結合，使社區組織成為長期的照顧陪伴，是有助於落實在地老化的目標。

「長期照護」乃為探討人類群體生活主題的廣泛性領域或學門，為社會政策與健康促進延伸之範疇；本質上乃是一種人群健康、生活、安全長期性照護等相關事務，長照應建立社區整體照顧服務，發展符合社區需求的服務類型，提供一套包含長期性醫療、保健、護理、生活、個人與社會支持之照護服務，其目的在維持或增進身心功能，使其遂行自我照顧及獨立自主之生活能力，減少其依賴程度，減輕他人或社會之負擔，並增進其尊嚴。長照的推動也是醫療改革的契機，醫療與長照兩者同處連續性的光譜之中，無法切割也不應切割，唯有兩者共同演奏出和諧的協奏曲，才是全民之福。像提供社區中所有六十五歲以上老人，包含健康與社交促進活動、照顧及家庭支持的到宅服務、提供送餐的社區老人廚房、日間托老、短期住宿等，對重度失能老人則有團體家屋、老人照顧之家等二十四小時服務，不但有助於社區人力發展，更能讓老人以社會互動的方式延緩失能或失智。失能程度輕微的老年人，透過居家護理、老人營養餐飲等長照服務，就可在自己熟悉的社區裡在地老化，這也是因應高齡化社會的最大目標。

結語

二十一世紀由於科學、技術和醫學的發達，促使嬰兒和母親死亡率、傳染和寄生蟲病的降低，職業安全措施的加強以及營養和教育的改善。到二〇五〇年時新興國家六十歲以上的老年人口將占全球老人的百分之八十，由於人的壽命比資產更長，因此如何為人口老化預作準備，對各國政府、企業及個人而言都是一項急迫的任務。現在與許多國家的情況相同，正面臨著相關高齡人口急遽增加的嚴重挑戰。長期照護需求之滿足，必須

是建立在「生活之重建」、「健康之重建」、「社會之重建」等基礎上。二〇
〇二年，在世界老人大會（World Assembly On Aging）通過了「國際老人行
動計畫」，旨在確保世界各地的老人們可有尊嚴地安享天年並可繼續作為當
地公民享有參加其社會活動的所有權利。該計畫中須優先考慮的內容包
括：組織老人參加開發活動、推動老人的保健和福利事業、並確保社會有
一個支持老人的環境使老人有不同的服務選擇。臺灣面對老人照顧大量需
求的增加，大部分的產業發展規劃未來將有必要朝向技術性提升、硬體的
加強之結合，而與人群服務業之整合建構以滿足新興照護需求更為當前極
重要的工作。社區長期照顧的發展正符合了未來新人口結構生活型態之產
業新趨勢。

　　《禮記・禮運・大同》篇：「大道之行也，天下為公，選賢與能，講信
修睦。故人不獨親其親，不獨子其子；使老有所終，壯有所用，幼有所長，
鰥寡孤獨廢疾者皆有所養。……是謂『大同』。」推展社區長照制度其核心
價值為：「以社區作為政府最基礎的施政單位，強調社區的主體性及自主
性；培養社區自我詮釋之意識及解決問題之能力；培育社區營造人才，強
調培力過程的重要性。」以落實尊重每一個可貴的長者生命，以全人全心
照護為理念，社區長期照顧強調「由社區照顧（care by the community）」的
理念，起因於福利國家危機的反省，希望透過社區志願性與非正式人員的
參與以及社區資源的整合使用，達到紓解福利國家財政負擔，增加社區民
眾參與的目標。為社會創造幸福、安定、充滿愛與關懷的社區生活，也在
浩瀚的歷史進程中，創造那光輝的一頁。

參考書目

中文部分

內政部（2005），建立社區照顧關懷據點實施計畫，臺北：內政部。

內政部（2006），《社區關懷據點實務操作手冊》，臺北：內政部。

內政部（2008），〈整體住宅政策及住宅法規草案介紹：高齡化社會與老人住宅之開發實現〉，《社區發展季刊》，121，頁 14-25。

方世雄（2006），《老人照顧社區化之研究：以臺南縣村里關懷中心為例》，中正大學政治學所碩士論文。

行政院衛生署（2004），《長期照護的政策與規劃簡報》，臺北：行政院衛生署。

行政院經濟建設委員會（2008），《中華民國臺灣 97 年至 145 年人口推計報告》，臺北：行政院經濟建設委員會。

呂寶靜（2005），〈支持家庭照顧者的長期照顧政策之構思〉，《國家政策季刊》，4（4），頁 26-40。

吳肖琪（2008），〈長期照護專業人力培育及配置策略〉，《研考雙月刊》，32（6），頁 34-43。

吳淑瓊等（2004），《建構長期照護體系先導計畫第三年計畫》，內政部九十二年度委託研究計畫，臺北：行政院內政部。

周月清（2004），《長期照顧制度服務對象、提供方式、服務項目與照顧管理初步探討》，內政部九十三年委託研究計畫，臺北：行政院內政部。

林萬億（2006），《臺灣的社會福利：歷史經驗與制度分析》，臺北：五南。

林麗嬋（2010），〈無縫式照顧服務的關鍵：亞急性照護〉，《長期照護雜誌》，14（1），頁 1-9。

陳惠姿（2008），〈老人及長期照護人力培育〉，《護理雜誌》，55（4），頁 11-16。

陳玉蒼（2005），〈日本介護保險之介紹〉，《社區發展季刊》，110，頁 351-359。

陳淑芬等（2010），〈臺灣長期照護服務體系的發展〉，《護理雜誌》，57（4），頁 5-10。

莊秀美（2008），《長期照護機構服務變遷發展之研究：單位照顧、團體家屋的實踐理念及前瞻趨勢之分析》，臺北：松慧。

黃源協（2006），《個案管理與照顧管理》，臺北：雙葉書廊。

曾慧姬等（2010），〈臺灣長期照顧管理中心運作現況探討〉，《長期照護雜誌》，14（2），頁 161-176。

楊志良（2010），〈我國長期照護現況與展望〉，《研考雙月刊》，34（3），頁 86-91。

葉至誠（2012），《老人長照政策》，臺北：楊智。

鄧素文（2010），〈淺談我國長期照護機構之評鑑制度〉，《長期照護雜誌》，14（2），頁 117-124。

賴兩陽（2009），《社區工作與社會福利社區化》，臺北：洪葉。

顧燕翎等（2004），〈從社區到機構的服務連續體：臺北市老人照顧服務系統規劃報告〉，《社區發展季刊》，第 106 期，頁 24-37。

英文部分

Brodsky, J., Habib, J., Hirschfeld, M., Siegel, B. and Rockoff, Y. (2003). Choosing overall LTC strategies. in J. Brodsky, J. Habib, and M. Hirschfeld (eds.), *Key Policy Issues in Long-Term Care* (pp.245-270). Geneva: WHO.

Brodsky, J., Habib, J. & Mizrahi, I. (2000). *Long-Term Care Laws in Five Developed Countries: A Review*. Geneva: WHO.

Care Quality Commission. (2010). The state of health care and adult social care in England: Key themes and quality of services in 2009. London: Care Quality Commission.

Federal Ministry of Social Security, Generations and Consumer Protection (2004). *Provision for long-term care in Austria (5th ed.)*. Vienna, Austria: Federal Ministry of Social

Gilbert, N., & Terrell, P. (2010). A Framework of Welfare Policy Analysis Dimensions of Social welfare Policy (7th ed.). Boston: Allyn & Bacon.

Security, Generations and Consumer Protection, Austria.

United Nations. (2007). Research Agenda on Ageing for the 21st Century. Geneva: United Nations.

秀威經典

實踐大學數位出版合作系列
社會科學類　PF0202　健康網 05

社區長期照顧

作　　者 / 葉至誠
統籌策劃 / 葉立誠
文字編輯 / 王雯珊
責任編輯 / 洪仕翰
圖文排版 / 楊家齊
封面設計 / 王嵩賀

出版策劃 / 秀威經典
發 行 人 / 宋政坤
法律顧問 / 毛國樑　律師
印製發行 / 秀威資訊科技股份有限公司
　　　　　114 台北市內湖區瑞光路 76 巷 65 號 1 樓
　　　　　電話：+886-2-2796-3638　傳真：+886-2-2796-1377
　　　　　http://www.showwe.com.tw
劃撥帳號 / 19563868　戶名：秀威資訊科技股份有限公司
　　　　　讀者服務信箱：service@showwe.com.tw
展售門市 / 國家書店（松江門市）
　　　　　104 台北市中山區松江路 209 號 1 樓
　　　　　電話：+886-2-2518-0207　傳真：+886-2-2518-0778
網路訂購 / 秀威網路書店：http://www.bodbooks.com.tw
　　　　　國家網路書店：http://www.govbooks.com.tw

2017 年 2 月　BOD 一版
定價：520 元
版權所有　翻印必究
本書如有缺頁、破損或裝訂錯誤，請寄回更換

國家圖書館出版品預行編目

社區長期照顧 / 葉至誠著. -- 一版. -- 臺北市：
秀威經典, 2017.02
　　面；　公分. -- (實踐大學數位出版合作系
列)(社會科學類；PF0202)(健康網；5)
　　BOD 版
　　ISBN 978-986-94071-3-7(平裝)

　1. 社區式照護服務　2. 長期照護

419.711　　　　　　　　　　　　　　105024563

讀者回函卡

感謝您購買本書，為提升服務品質，請填妥以下資料，將讀者回函卡直接寄回或傳真本公司，收到您的寶貴意見後，我們會收藏記錄及檢討，謝謝！如您需要了解本公司最新出版書目、購書優惠或企劃活動，歡迎您上網查詢或下載相關資料：http:// www.showwe.com.tw

您購買的書名：_____

出生日期：_____年_____月_____日

學歷：□高中 (含) 以下　　□大專　　□研究所 (含) 以上

職業：□製造業　□金融業　□資訊業　□軍警　□傳播業　□自由業
　　　□服務業　□公務員　□教職　　□學生　□家管　　□其它_____

購書地點：□網路書店　□實體書店　□書展　□郵購　□贈閱　□其他

您從何得知本書的消息？

　□網路書店　□實體書店　□網路搜尋　□電子報　□書訊　□雜誌
　□傳播媒體　□親友推薦　□網站推薦　□部落格　□其他_____

您對本書的評價：（請填代號　1.非常滿意　2.滿意　3.尚可　4.再改進）

　封面設計____　版面編排____　內容____　文／譯筆____　價格____

讀完書後您覺得：

　□很有收穫　□有收穫　□收穫不多　□沒收穫

對我們的建議：_____

_____

_____

_____

11466
台北市內湖區瑞光路 76 巷 65 號 1 樓

秀威資訊科技股份有限公司　　　收

BOD 數位出版事業部

....

（請沿線對折寄回，謝謝！）

姓　　名：＿＿＿＿＿＿＿＿＿　年齡：＿＿＿＿　性別：□女　□男

郵遞區號：□□□□□

地　　址：＿＿＿＿＿＿＿＿＿＿＿＿＿＿＿＿＿＿＿＿＿

聯絡電話：(日) ＿＿＿＿＿＿＿＿＿＿　(夜) ＿＿＿＿＿＿＿＿＿＿

E-mail：＿＿＿＿＿＿＿＿＿＿＿＿＿＿＿＿＿＿